金匮要略学习体悟

李　林　主编

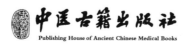
中医古籍出版社
Publishing House of Ancient Chinese Medical Books

图书在版编目（ＣＩＰ）数据

金匮要略学习体悟 / 李林主编． -- 北京 ： 中医古
籍出版社， 2024.9
ISBN 978-7-5152-2208-0

Ⅰ．①金… Ⅱ．①李… Ⅲ．①《金匮要略方论》－研
究 Ⅳ．①R222.39

中国国家版本馆CIP数据核字 (2023) 第045521号

金匮要略学习体悟

李 林 主编

策划编辑　郑　蓉
责任编辑　李美玲
文字编辑　吕　明
封面设计　王　磊
出版发行　中医古籍出版社
社　　址　北京市东城区东直门内南小街 16 号（100700）
电　　话　010-64089446（总编室）010-64002949（发行部）
网　　址　www.zhongyiguji.com.cn
印　　刷　宝蕾元仁浩（天津）印刷有限公司
开　　本　710mm×1000mm　1/16
印　　张　22.5
字　　数　355 千字
版　　次　2024 年 9 月第 1 版　2024 年 9 月第 1 次印刷
书　　号　ISBN 978-7-5152-2208-0
定　　价　88.00 元

编委会

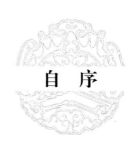

自 序

　　余著《金匮要略学习体悟》一书，想法已久，曾在读大学时对《金匮要略》一书饶有兴趣，苦于当时仅仅泛泛而读，没有深研，留有遗憾。

　　《伤寒论》与《金匮要略》，原为一表一里，如车之两轮，鸟之两翼，相辅为用，缺一不可。且《金匮要略》为医杂病之祖，文深义古，有简略不详者，有异同错综者，有文气不属者，有理路潜通者，较之《伤寒论》，尤为难读，岂可无注？然注家较多，各执一词，理解之处各异，众说纷纭，令后人迷茫。

　　余带研究生以来，一直思考，研究生三载，应该学到什么呢？纵观当今学生，虽在课上学习了经典，但都是浅尝辄止，没有逐字逐句推敲，更没有深研经典之奥义，甚者不明医理，何谈应用于临床，于是决心带领学生再捧经典，读懂弄通经典之奥蕴，不枉三年的时光。

　　光阴荏苒，历经三年，在众弟子的积极响应下，先从《伤寒论》读起，每日精进，每人读一条，并背诵之，且在每周末进行解读串讲，如遇难解之问，集体解答，不能通晓者，下去查找古籍，留在下次解惑，将《伤寒论》一书历经一年余，完成了精读，并在每周的结束时将"释义"整理成文稿，以备著书时用。《金匮要略》的精读也是如此，又历时一年余，大家在《伤寒论》的基础上，理论功底增进，学习劲头十足，又具备了整理文稿的经验，于次年精读完后，便形成了《金匮要略学习体悟》初稿。

适逢学校重点实验室资金的支持，加之疫情留给余更多闲暇时间，于是率弟子对《金匮要略学习体悟》书稿进行修订校对，拟出版发行，旨在对所读经典理解的记忆和记录，也为读者解读其奥义提供帮助。部分条文中加入了古籍和民国时期医籍中的医案，便于读者理解原文，并能指导临床。

由于我们对这部古典著作的专研不够，教学经验不足，无可讳言在内容上还存在一些缺点和纰漏，恳请读者批评指教。

李　林

2020 年 12 月 28 日

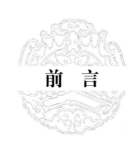

前　言

　　《金匮要略》一书，从《脏腑经络先后病脉证》至《妇人杂病脉证并治》，共22篇，皆仲景原文，内容包括40多种疾病。其中大部分是内科范畴疾病，有部分涉及外科、妇人妊娠、产后及杂病。本书谨遵原文，逐条释义，与《伤寒论》同一体例，严密考据，阐发古义，务求与仲师心法契合无间，直贯全论。

　　本书章节前后照应，皆从释义中说明，一线到底，以便阅读，易于领会，而免多歧。《金匮要略》一书，注家较多，校勘注释者历有卓见，我们在释义中也借鉴了一些注家的评注，如高学山、尤在泾、魏念庭、陈修园等古代医家的选注，也参考了《金匮要略讲义》(五版教材，上海科技出版社)、《医宗金鉴》(人民卫生出版社)、《〈金匮要略〉注评》(中国中医药出版社)、《金匮要略中医教·学经典笔记》(上海科技出版社)、《本草备要》(人民卫生出版社)、《金匮要略诠解》(刘渡舟编著，天津科学技术出版社)、《证治汇补》(人民卫生出版社)、《血证论》(人民卫生出版社)、《黄帝内经·素问》(人民卫生出版社)、《四圣心源》(中国中医药出版社)、《金匮要略心典》(中国中医药出版社)、《金匮要略心传：祝谌予课徒实践录》(人民卫生出版社)、《金匮方论衍义》(中医古籍出版社)等著作，兼收并蓄，为避免混淆，选注的内容没有列入。

　　至于各篇名称和顺序，仍按原书不变，每条均有【释义】，根据需要加入【校勘】【词解】【按语】和【医案】，文后附加"方剂索引"(顺序按首字简体笔画排列）。

　　本书每篇开门见山，直奔原文，【词解】着重对每条原文的难字、疑句进行较为详细的解释。【释义】对每条原文的病机、证候和方药等方面作了较深透的译释。【按语】对原文进行总结和概括，以便广开思路、深入理解。【医案】在辩证唯物主义思想指导下，以批判继承的精神，古为今用，引用古籍和民国时期医籍中的医案，以便后人独立思考，对原文内容进行阐发。为与《金匮要略》及所选【医案】原文保持一致，书中的中药名称和计量未做改动。目录按照原文顺序依次排列，便于查找索引。本书集合文、图、表多种文本形式，文字简练，避免冗杂，以图、表形式归纳总结知识要点，清晰直观，便于学习记忆和知识点之间的横向比较。

　　由于我们水平所限，因此在释义、讨论、文字等各方面，不当之处均在所难免，匆促付印，衷心希望读者多提宝贵意见，以便今后做进一步的修改和提高。

　　　　　　　　　　　　　　　　　　　　　　　　编委会

　　　　　　　　　　　　　　　　　　　　　2023 年 1 月 1 日

目录

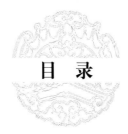

脏腑经络先后病脉证第一

【原文】

1.问曰：上工①治未病，何也？师曰：夫治未病者，见肝之病，知肝传脾，当先实脾②，四季脾旺③不受邪，即勿补之。中工不晓相传，见肝之病，不解实脾，惟治肝也。

夫肝之病，补用酸，助用焦苦，益用甘味之药调之。酸入肝，焦苦入心，甘入脾。脾能伤肾，肾气微弱④，则水不行；水不行，则心火气盛；心火气盛，则伤肺，肺被伤，则金气不行；金气不行，则肝气盛。故实脾，则肝自愈。此治肝补脾之要妙也。肝虚则用此法，实则不在用之。经曰：虚虚实实，补不足，损有余，是其义也。余脏准此。

【词解】

①上工：理论与经验丰富的医生。

②实脾：调补脾脏。

③四季脾旺：四季之末各十八日，为脾土当旺之时。

④肾气微弱：指肾的阴寒水气过胜而为害。

【释义】

"上工"，在战国时期，对医生分等级，对于精通医理、医技高明者，称为"上工"。"治未病"是未病先防、已病防传、已病防变，是防止疾病的发展，如见肝病，肝病最易传脾，在治肝病的同时要注意调补脾胃，使脾气充实，不易受邪。医术差的医生，见到肝病只会治肝病，不会调补脾脏，这是缺乏整体观的。肝病，补用酸，助用焦苦，益用甘味之药，这是治肝虚的方法。肝虚当补之，肝在五味为酸，所以补用酸；焦苦入心，心为肝之子，焦苦可降心火，子令母实，故助肝；甘味药可调和中气，补益脾气，所以益用甘味补脾；脾湿能伤肾，肾气衰微，肾水不行，不能上济于心，则心火亢盛，心火过亢则伤肺金，肺金不能制约肝木，则肝气盛，所以补脾气，肝病可自愈。肝虚当用补益的方法，肝实则不可用也。《内经》云：虚虚实实，虚者补之，实者泻之，补其不足，泻其有余，就是这个道理，其他脏腑也是这个规律，所以说"余脏准此"。

【按语】

临床上见到肝病患者往往会并见脾病症状，治疗时当兼顾脾病，则治疗效果更明显。

【原文】

2. 夫人禀五常①，因风气②而生长，风气虽能生万物，亦能害万物，如水能浮舟，亦能覆舟。若五脏元真③通畅，人即安和，客气邪风，中人多死。千般疢难④，不越三条：一者，经络受邪，入脏腑，为内所因也；二者，四肢九窍，血脉相传，壅塞不通，为外皮肤所中也；三者，房室、金刃、虫兽所伤。以此详之，病由都尽。

若人能养慎，不令邪风干忤经络；适中经络，未流传腑脏，即医治之。四肢才觉重滞，即导引⑤、吐纳⑥、针灸、膏摩⑦，勿令九窍闭塞；更能无犯王法⑧、禽兽、灾伤，房室勿令竭乏，服食节其冷、热、苦、酸、辛、甘，不遗形体有衰，病则无由入其腠理。腠者，是三焦通会元真之处，为血气所注；理者，是皮肤脏腑之纹理也。

【词解】

①五常：五行。

②风气：自然界的气候。

③元真：人体的元气或真气，是维持人体正常生命活动的根本之气。

④疢（chèn）难：疾病。

⑤导引：凡人自摩自捏，伸缩手足，除劳去烦，名为导引；若使别人握搦身体，或摩或捏，即名按摩也。（《一切经音义》）

⑥吐纳：调整呼吸的一种养生祛病方法。

⑦膏摩：用药膏摩擦体表一定部位的外治方法。

⑧无犯王法：遵守国家法律，免受刑伤。

【释义】

本条以人与自然环境是统一整体为中心思想，论述疾病的病因病机。"夫人禀五常，因风气而生长"，人类的生长存活有赖自然界的气候，且五脏之气与天地相应，受五行制化规律影响。自然界的正常气候，能使万物生长；不正常气候，能伤害万物，对人体而言就会成为一种致病因素，和水能浮舟，亦能覆舟是一个道理。"若五脏元真通畅，人即安和，客气邪风，中人多死"，只要五脏的元气充实，营卫通畅，抗病能力强，就能适应反常气候，而不受邪气影响。只有在正气不足的情况下，邪气才能乘虚而入，侵害人的机体，甚至造成死亡。"千般疢难，不越三条"，疾病的种类虽多，究其原因有如下三种：一是正气不足，经络受邪传入脏腑，此为邪气乘虚入内而致病；二是正气尚足，客气邪风中于皮肤，传于血脉，使四肢九窍脉络壅塞不通而致病；三是由于房室过度，内损其精，另外金刃虫兽外伤其形而致病。这样一来，所有的病因就都总结在内了。

如果人能内养正气，使得正气充实，风寒邪气不致侵犯经络，倘一时不慎，外邪中于经络，在其尚未内传脏腑之时，就应当及早施治。比如邪中经络，四肢才觉重滞，即用导引、吐纳、针灸、膏摩等方法治疗，使邪气不能内传，气血通畅，防止九窍闭塞不通而产生疾病；平时更要遵守国法免受刑伤，要避免禽兽攻击，防止灾伤危害，不要房室过度、耗损精液，饮食要寒热适中，不伤脾胃，五味不偏，营养得宜，使身体强壮，则一切致病因素，自然无从侵入腠理。腠理是人体的一种组织，为三焦所住，与皮肤、脏腑关系密切。"腠"，是三焦通会元真之处，是气血流注的地方；"理"，是皮肤脏腑组织纹理。腠理有防御疾病的机能而为人体之外藩。

【按语】

本条通过论述人与自然的关系阐明疾病的致病因素，并通过濡养正气的方法抵御外邪，调理身心。

【原文】

3. 问曰：病人有气色①见于面部，愿闻其说。师曰：鼻头色青，腹中痛，苦冷者死—云腹中冷，苦痛者死。鼻头色微黑者，有水气②；色黄者，胸上有寒③；色白者，亡血也，设微赤，非时者死；其目正圆者，痓，不治。又色青为痛，色黑为劳，色赤为风，色黄者便难，色鲜明者有留饮④。

【词解】

①气色：五脏六腑的精华，藏于内者为气，现于外者为色，故望病人的气色，可以诊断内脏的病变。

②水气：病名，在《水气病脉证并治》将其分为风水、皮水、正水、石水、黄汗。

③寒：谓寒饮，由于脾虚饮停不化所致。

④留饮：指饮邪留于体内不易消散，见于《痰饮咳嗽病脉证并治》。

【释义】

学生问：病人的疾病可通过气色表现于面部，愿听其原委。老师说：鼻头出现青色，可见腹部疼痛。由于鼻为"面王"，内应于脾，故首先以鼻代表面部的望诊。鼻头主脾，五色为黄色，脾对应腹部，青色五行对应于肝，主痛，故鼻头出现青色，则是由肝乘脾导致的腹痛，如见腹中拘急而苦冷，则属脾阳衰败、寒凝水聚的重证，不易治疗，为死症。若鼻部色现微黑者主水气病，水色为黑，故鼻部发黑属肾阳衰弱，寒水凝聚不化，肾水反侮脾土所致，主水气之病。鼻子或身体发黄者，黄为脾色，若面色黄暗，主脾气衰弱，谷精不能四布，水饮停于胸膈之间，不能运化，脾阳不足，所以主胸上有寒。面色白者主亡血，多为亡血之人。面色在冬天而非夏日见微赤者，为阴阳两伤，虚阳外浮之色，故预后不良。两目正圆直视不能转动者，为肝阴内竭，抑或为风邪强盛，五脏精气绝断所致。又青色为血脉运行不畅，故主疼痛；黑色主肾精不足之虚劳；赤色主风邪化火上炎；面黄为脾虚不运，津液不布，不能滋润大肠，故主便难；面色鲜明为患者面目浮肿，呈现出颜面鲜明之感，故为水饮留于体内、溢于四肢所致。

【按语】

本条论述面部望诊的具体方法，通过观察患者面部及鼻部的颜色改变以判断其具体脏腑的病变。

【原文】

4.师曰：病人语声寂然①喜惊呼者，骨节间病；语声喑喑然②不彻者，心膈间病；语声啾啾然③细而长者，头中病—作痛。

【词解】

①语声寂然：语声指说话的声音，寂然指肃静的样子，指病人安静无声。

②喑喑然：喑喑指默默，然指这样、如此。指病人默默的样子，形容声音低微而不清澈。

③啾啾然：原意是形容鸟叫声，在这里指声音细小而长。

【释义】

本条以闻诊来分析证候。老师说：若是病人平时较为安静不爱讲话，有时会突然发出惊呼，这种情况是因为有关节疼痛类疾病；若是病人说话声音低微而不清澈，说明病人病在心膈部位；若是病人说话声音细小而长，说明病人病位在头部。

患者关节有病时，大多病在肝肾，肝主筋，肾主骨生髓，若患者为筋髓感受寒湿之邪时可用附子汤，《伤寒论》第305条中说"少阴病，身体痛，手足寒，骨节痛，脉沉者，附子汤主之"；病在心时，患者有痛楚感，往往会出现不自主的呻吟声；病在肺时，气道往往会有痰浊阻塞，故患者说话声音低微；头痛的患者不敢大声高语，否则震动头部，感觉疼痛更甚，但此时患者气道并无病变发生，所以语声清长，啾啾然状。

【按语】

本条论述四诊中的闻诊在临床诊断中的运用。

- 语声
  - 寂寂然喜惊呼
    - 病位——骨节间
    - 病机——病属肝肾不足，感受外邪，流于骨节，所以不动则痛微而声寂然，动则痛剧而声惊呼
  - 喑喑然不彻
    - 病位——心膈间
    - 病机——胸膈有停饮伏痰，气道阻滞，所以语声低而不能畅达，如声在瓮中之状
  - 啾啾然细而长
    - 病位——头中
    - 病机——因头痛不敢高声，高声则头痛更剧，所以语声啾啾然细而长

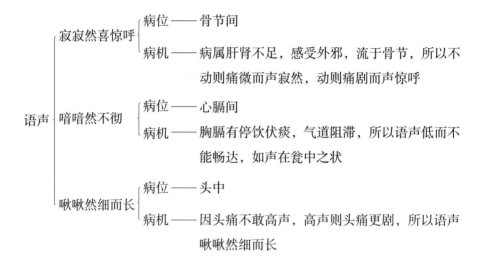

【原文】

5. 师曰：息[①]摇肩[②]者，心中坚；息引胸中上气者，咳；息张口短气者，肺痿唾沫。

【词解】

①息：一呼一吸为一息。

②摇肩：抬肩。

【释义】

本条论述了从呼吸形态的变化来诊察疾病的方法。“息”总指呼吸，呼吸而

"摇肩"，是呼吸发生困难，故有抬肩举胁的状态。"心中坚"，指心胸有邪气壅满而坚实，故使人喘也；若呼吸引胸中之气上逆而为咳病，乃因邪气阻肺；若呼吸有张口短气的状态，乃上焦有热，肺叶枯萎，肺气不足，肺痿则津液不行，所以常吐涎沫。

【按语】

本条是以望诊与闻诊相结合，从听呼吸音和观察呼吸动态相结合作为辨证要点，这是中医在诊断学上的技术特点，是前人与疾病斗争中的经验积累。

【原文】

6. 师曰：吸而微数①，其病在中焦，实也，当下之即愈；虚者不治。在上焦者，其吸促②，在下焦者，其吸远③，此皆难治。呼吸动摇振振④者，不治。

【词解】

①吸而微数：吸气短促。

②吸促：吸气浅而短。

③吸远：吸气深而长。

④呼吸动摇振振：呼吸时全身振摇。

【释义】

本条论述通过望呼吸形态的不同来辨别病位并判断病势轻重及预后凶吉。老师说：吸而微数，是吸气短促，多由中焦实邪引起，因气机阻滞中焦，使肺气不得降，故吸而微数，致病之因在中焦，治法当下其实，实去之后，气机通利，呼吸自然能恢复常态，所以说"当下之即愈"；若吸气短促不因中焦实邪而是属虚证者，是由于正气不足，肺肾虚衰，肾不纳气，为游息无根，则属难治。"在上焦者，其吸促"，指病在上焦心肺，气不得入则吸气浅而短。"在下焦者，其吸远"，指病在下焦肝肾，元气衰竭，肾不纳气，气欲归而不及，则吸气长而远。上焦吸促与下焦吸远均为正气不支之象，皆属难治的证候。如果在呼吸时，全身动摇振振，为久病正气虚衰，形衰气弱，形气不能相保的危重证候。

【原文】

7. 师曰：寸口脉①动者，因其旺时而动，假令肝旺色青，四时各随其色②。肝色青而反色白，非其时色脉，皆当病。

【词解】

①寸口脉：指两手桡动脉，包括两手的寸、关、尺三部脉。

②四时各随其色：指春青、夏赤、秋白、冬黑。

【释义】

本条论述脉象与四时五色相结合的诊病方法。四时季节改变，脉象和色泽也随之发生变动，但有正常与异常的不同。寸口脉波动较旺，这是在四季气血旺时的脉象表现；如春季肝旺，脉弦，色青为常，四时各随其色，如春青、夏赤、秋白、冬黑。但假如此时肝色反白，是为非其时而有其色脉，属不正常脉象，而易发生病变。

【按语】

色脉应四时，证明了中医人与自然相统一的理论，是中医所说的天人合一，内外环境相统一的整体理论。

【原文】

8. 问曰：有未至而至①，有至而不至，有至而不去，有至而太过，何谓也？师曰：冬至之后②，甲子夜半少阳③起，少阳之时，阳始生，天得温和。以未得甲子，天因温和，此为未至而至也；以得甲子，而天未温和，为至而不至也；以得甲子，而天大寒不解，此为至而不去也；以得甲子而天温如盛夏五六月时，此为至而太过也。

【词解】

①未至而至：前一个"至"是指时令到，后一个"至"是指相应时令的气候已到。

②冬至之后，甲子夜半：冬至之后第六十日的夜半时间，此时正当雨水节气。

③少阳：以一年分成三阴三阳六个阶段，始于少阳，终于厥阴，每个阶段六十天。

【释义】

本条论述季节与气候失常对疾病产生的影响，太过或不及都会引起疾病的发生。学生问：未至而至，至而不至，至而不去，至而太过分别是什么意思？老师答："甲子夜半"是冬至之后第六十日的夜半时间，此时正当雨水节气，是少阳当令的时候，此时阳气开始生长，气候逐渐转为温和，这是正常的规律。如果还没有到六十日，天气就已经开始温暖，是未至而至，时未到而气已生；如果到了第六十日，天气没有转暖，是至而不至，时已到而气未生；如果到了第六十日，天气依旧寒冷，是至而不去，时已到而阴寒之气不退；如果到了第六十日，天气温暖如五六月盛夏之时，这是至而太过，时已到而阳气生发太过。

【按语】

本条论述气候与时令的关系，应当时时注意气候的变化，凡先至、不至、不去、太过，都属于异常气候，都会使人生病，在用药治疗时应当注意因时制宜。

【原文】

9.师曰：病人脉浮者在前①，其病在表；浮者在后②，其病在里，腰痛背强不能行，必短气而极也。

【词解】

①前：关脉前，即寸脉。

②后：关脉后，即尺脉。

【释义】

师者说：病人脉浮，浮在寸口，为太阳表证，这是正气向外，抗病于表的现象。脉浮在尺部，属于少阴之脉，这是肾阴不足，虚阳外浮的现象。此时脉象必浮而无力。肾主骨生髓，肾精不足故而腰疼背强，两足痿弱不用，肾气虚损，肾不纳气故而呼吸气短而甚。脉浮为气血向上向外之势，有外感表证和内伤虚证的不同，必须确认浮脉的部位、强弱及其他症状，才能认识疾病的本质。

《金匮要略心典》（以下简称《心典》）："前，谓关前，后，谓关后，关前为阳，关后为阴；关前脉浮者，以阳居阳，故病在表；关后脉浮者，以阳居阴，故病在里；然虽在里而系阳脉，则为表之里，而非里之里，故其病不在肠肾，而在腰背膝胫，而及其至，则必短气而极。所以然者，形伤不去，穷必及气，表病不除，久必归里也。"对此条做出了详细的注解。

《素问·阴阳应象大论》曰："左右者，阴阳之道路也。"即左为阳，右为阴。用于脉诊时，则左手为阳，右手为阴。《脉经·两手六脉所主五脏六腑阴阳逆顺》记载《脉法赞》云："肝心出左，脾肺出右，肾与命门，俱出尺部。"心肝为阳脏，配于左手；肺脾为阴脏，配于右手。肾为阴阳水火同居之脏，根据其体阳、体阴分别位于左手、右手。

可根据肾阴虚和肾阳虚的不同表现结合脉象进行判断：肾阴虚证是指由于肾阴亏损，失于滋养，虚热内生所表现的证候。多因虚劳久病，耗损肾阴，或温热病后期，消灼肾阴，或房事不节，情欲妄动，阴精内损，皆可导致肾阴虚损。本证表现以腰膝酸痛，眩晕耳鸣，男子遗精为主。肾阳虚证是指由于肾阳虚衰，温煦失职，气化失权所表现的一类虚寒证候。多因素体阳虚，或年高命门火衰，或久病伤阳，他脏累及于肾，或因房事太过，日久损及肾阳所致。本证以性与生殖机能减退，二便失司，伴见形寒肢冷，腰膝酸冷等虚寒之象为审证要点。

许跃远《大医脉神》中指出，浮脉的三部分属现代临床意义：

（1）寸脉浮：头、颈、胸各组织及气管、支气管病毒细菌性感染的早期脉象。颈淋巴结、肺部恶性肿瘤晚期脉象。

（2）关脉浮：女子月经前后的乳房胀痛，胆囊炎、胆道炎、胃部胀满、消化不良，低钾血症，眼睛不适，肿瘤等病。

（3）尺脉浮：泌尿、生殖、盆腔、乙状结肠、直肠有菌性炎症的早中期脉象，下肢及臀部无菌性炎症脉象。

总之，浮脉所主疾病以外感见多，内患为略，久病多凶。

【按语】

本条对寸脉浮与尺脉浮的不同进行了探讨，本条举例说明同一脉象，出现的位置不同，主病也就不同。

【原文】

10. 问曰：经云①："厥阳②独行"，何谓也？师曰：此为有阳无阴，故称厥阳。

【词解】

①经云：经，指古代医经。

②厥阳：厥，上逆之意，气由下而上逆。厥阳是阳气偏盛，阳无阴涵，而为孤阳，有升无降，独行于上。

【释义】

有人问：古代医经上说的"厥阳独行"是什么意思？老师说：这是只有孤阳厥逆自行，没有阴来维系，所以称之为"厥阳"。厥阳指孤阳上逆之意。阴阳调和则人体健壮，而若阴阳失调，假如阴气衰时，阳失去抑制，有升无降，形成有阳无阴的"厥阳独行"。临床上当病人肝肾阴血枯竭时，往往会导致阳偏盛的情况，就是本条文的体现。

【按语】

厥阳独行在临床上表现为：①虚火上炎的面赤咽痛；②产后阴虚阳越的汗出；③高年阳亢等。

【原文】

11.问曰：寸脉沉大而滑，沉则为实，滑则为气。实气相搏，血气入脏即死，入腑即愈，此为卒厥①。何谓也？师曰：唇口青，身冷，为入脏即死；如身和，汗自出，为入腑即愈。

【词解】

①卒厥：卒通猝，是突然昏倒的一种病证。

【释义】

本条举"卒厥"证为例，说明疾病传变的规律，判断疾病发展的方法。两手的寸部脉沉大而滑，沉大为里实，滑为痰气郁滞。若邪随血气内入于心，血瘀气滞，而不流通，则神去机息，故唇口青，身冷，忽然昏倒而死，若邪气入腑，则传而不藏，气还血行，阳气外达，则身和，汗自出，故愈。

【按语】

判断疾病预后吉凶。

【原文】

12.问曰：脉脱①入脏即死，入腑即愈，何谓也？师曰：非为一病，百病皆然。譬如浸淫疮②，从口起流向四肢者，可治；从四肢流来入口者，不可治；病在外者可治，入里者即死。

【词解】

①脉脱：指脉乍伏不见，是危险证候。

②浸淫疮：皮肤病的一种，从局部遍及全身。

【释义】

脉脱，指一时性的脉象乍伏不见，脉绝似脱，并非真正脉绝或脉脱，多由正邪相争，邪气阻遏正气，脉中气血一时失去通利所致。如邪气深入难出，气血一时不易通畅，脉道运行难以恢复正常，脉乍伏不见，提示疾病深重，所以说"入脏即死"；若邪未深入，病位较浅，容易外泄，气血迅即通利，脉道运行恢复正常，则预后较好，所以说"入腑即愈"。说明病邪轻而病位浅者，易治；病邪重而病位深者，难治。学生问：如果因邪气阻滞导致正气郁遏不通，出现厥逆之证，脉绝似脱，邪气传入脏则死，入腑可愈是什么原因？师者答：并非只是厥逆一病，所有病的发展都存在这样的规律。比如浸淫疮，从口流向四肢是邪气由内出外，病可治；如果是从四肢流入口中，是邪气由外入内，病不可治。腑为阳，脏为阴，病在外者、在腑属阳的容易治疗，病在里者、在脏属阴的难治。同理推之，伤寒三阳病易治，而三阴病难治。

【按语】

举例说明无论皮肤疾病还是内脏卒厥，其病势向外者为轻浅可治，向内者为病重难治，以此作为判断疾病预后吉凶的基本依据。

【原文】

13. 问曰：阳病①十八，何谓也？师曰：头痛、项、腰、脊、臂、脚掣痛。阴病②十八，何谓也？师曰：咳、上气、喘、哕、咽、肠鸣、胀满、心痛、拘急。五脏病各有十八，合为九十病，人又有六微，微有十八病，合为一百八病。五劳③、七伤④、六极⑤、妇人三十六病⑥，不在其中。

清邪居上，浊邪居下，大邪中表，小邪中里。䅃饪⑦之邪，从口入者，宿食也。五邪中人，各有法度，风中于前，寒中于暮，湿伤于下，雾伤于上，风令脉浮，寒令脉急，雾伤皮腠，湿流关节，食伤脾胃，极寒伤经，极热伤络。

【词解】

①阳病：外表经络的病证。

②阴病：内部脏腑的病证。

③五劳：为五脏劳伤之病，久视伤血，久卧伤气，久坐伤肉，久立伤骨，久行伤筋为五劳所伤。

④七伤：大饱伤脾，大怒气逆伤肝，强力举重、久坐湿地伤肾，形寒饮冷伤肺，忧愁思虑伤心，风雨寒湿伤形，大恐惧不节伤志为七伤。

⑤六极：气极、血极、筋极、骨极、肌极、精极，极是极度劳损的意思。

⑥妇人三十六病：据《备急千金要方》（以下简称《千金》）所载，为十二癥、九痛、七害、五伤、三痼等，均是妇科杂病。

⑦䅃饪（gǔ rèn）：指饮食。

【释义】

本条论述病证的分类方法及五邪中人的变化。第一段是古代医家的疾病分类和计数方法。学生问：十八种阳病是指什么？老师答："阳病"是指外表经络的病证，包括头、项、腰、脊、臂、脚等六个部位掣痛，每个部位又有营病、卫病、营卫交病三种，三乘六得一十八，故曰阳病十八。学生问：十八种阴病指什么？老师答："阴病"是指内部脏腑的病证，包括咳、上气、喘、哕、咽、肠鸣、胀满、心痛、拘急等九种病，每个病又分虚病、实病两种，二乘九得十八，故曰阴病十八。"五脏病"各有十八，谓五脏受风寒暑湿燥火六淫之邪而为病，有在气分、血分、气血兼病三者之别，三乘六为五脏各有十八病，十八乘五为九十病，故合为九十病。"六微"指六腑病，腑病较脏病为轻，所以称为六微，有六淫之邪中于六腑，又有气分、血分以及气血兼病三者之别，三乘六为六微各有十八病，六腑共六个十八，合为一百零八病。五劳七伤六极，妇人三十六病这些不是六气外感，不包括在内，所以说"不在其中"。"五劳"，为五脏劳伤之病，如久视伤血，久卧伤气，久坐伤肉，久立伤骨，久行伤筋为五劳所伤。"七伤"，大饱伤脾，大怒气逆伤肝，强力举重、久坐湿地伤肾，形寒饮冷伤肺，忧愁思虑伤心，风雨寒湿伤形，大恐惧不节伤志为七伤。"六极"，即气极、血极、筋极、骨极、肌极、精极，极是极度劳损的意思。妇人三十六病，据《千金》所载，为十二瘕、九痛、七害、五伤、三痼等，均是妇科杂病。

关于五邪伤人的变化，"五邪中人，各有法度"，谓所伤之部位，受伤时间，所表现之脉证，都有一定的规律可循。"清邪居上""雾伤于上""雾伤皮腠"，是指雾露为轻清之邪，故居于上，易伤于上部及皮肤腠理。"浊邪居下"，"湿伤于下""湿流关节"，指水湿为重浊之邪，故居于下，容易伤于下部而流入关节。"大邪中表，小邪中里"，大邪为风邪，其性散漫，多中肤表；小邪为寒邪，其性紧束，常中经络之里。"𪎭饪之邪，从口入者，宿食也""食伤脾胃"，谓饮食不节，从口而入，易损伤脾胃，引起腹痛胀满等证。"风中于前""风令脉浮"谓风为阳邪，易于午前伤人，引起伤风，脉浮缓等表证。"寒中于暮""寒冷脉急"，谓寒为阴邪，易于旦暮伤人，引起寒邪外中，脉紧急等表证。"极寒伤经"，谓寒邪归于阴经而主静，引起经脉不通，疼痛等证。"极热伤络"，谓热邪入于脉络主动，引起脉络血奔、出血等证。

【原文】

14. 问曰：病有急当救①里救表者，何谓也？师曰：病，医下之，续得下利清谷②不止，身体疼痛者，急当救里；后身体疼痛，清便自调者，急当救表也。

【词解】

①救：急先救治，紧急救治。
②清谷：大便完谷不化，大便带有未消化的食物。

【释义】

学生问：表里同病时，先急于治疗表证还是急救里证？老师说：病人患有表证，但医生误用下法，导致寒凉之药损伤脾胃，出现里虚寒之证，出现下利清谷，即排出清稀大便伴有未消化之食物。此时虽有身体疼痛等表证未解，但要急当救里。如服药后，大便调和，脾胃功能恢复正常，此时则应急当救表，以免表邪传里。前者先救里，在于护正为急；后者急救表，则在于祛邪以杜其传也。救里宜四逆汤，救表宜桂枝汤。

【按语】

本条论述表里同病，应判断其缓急，先治疗急症的原则。

【原文】

15.夫病痼疾①加以卒病②，当先治其卒病，后乃治其痼疾也。

【词解】

①痼（gù）疾：指经久难治愈的病。

②卒病：两层含义，指突然发病，也称"暴病"；指新得的病，也称新病。在本条文中指新感病。

【释义】

此条文论述的是新病久病同发病时的治疗原则。当病人有难治的久病时又添加了新病，这新病为猝然而来，在治疗时应该先治疗新病，而后治疗久病。久病为难治之病且病程长，非旦夕可以取效。若新病未及时治疗将会发生变化，医者要在其入里或传化前给予治疗。此为急者先治，缓者后治。有些患者新感疾病会导致旧病加重，在治疗用药时需要做到新病与旧病兼顾用药。

【按语】

先治新病，后治旧病。这种治疗原则在临床中需要灵活变通，要结合实际，不能一成不变。

【原文】

16.师曰：五脏病各有所得①者愈，五脏病各有所恶②，各随其所不喜者为病。病者素不应食，而反暴思之，必发热也。

【词解】

①所得：指适合病人的饮食居处。
②所恶：指病人所厌恶的饮食居处。

【释义】

本条论述根据五脏的喜恶进行护理的办法。由于五脏的生理特性不同，故五脏病的性质不同，所以对应的治疗方法也不同。如果五脏表现出其所恶的性质，那么就是五脏发生了病变。病人如果突然想吃平素不喜欢的食物，这是脏气被邪气所改变的表现，食后可能助长邪气，应当注意调理。

【按语】

本条说明对证治疗的药物固然重要，病人的饮食居所同样也很重要，要根据疾病的特点进行护理，否则会有加重疾病的风险。

【原文】

17.夫诸病在脏①，欲攻②之，当随其所得③而攻之，如渴者，与猪苓汤。余皆仿此。

【词解】

①在脏：泛指在里的疾病。

②攻：作治解。

③所得：指病邪相合。

【释义】

本条论述五脏病的治疗应给予适当的方法，病邪在里，痼疾不解，往往体内有痰、水、瘀血、宿食等，医者应攻之，当施以恰当的方法治疗。如渴而小便不利者，应给予猪苓汤，滋阴利水，则热去渴止。其他病证亦可以此类推。

痉湿暍病脉证治第二

【原文】

1.太阳病，发热无汗，反恶寒者，名曰刚痉①。

【词解】

①痉：《说文解字》（以下简称《说文》）云"强急也"。《素问·至真要大论》云"诸痉项强，皆属于湿"，方书以中寒湿发热恶寒，颈项强急，身反张如中风状，或瘈纵口张为痉。

【释义】

太阳主表，太阳病，即为病邪在表，风寒外束，阳气奋起抗邪，故发热，寒性收引，寒胜则腠理密闭，故恶寒而无汗，津液不足，筋脉失养，故颈项强急，称为刚痉。

【按语】

此为太阳中风，重感于寒，外邪客于太阳经脉，风寒侵袭肌表，客于太阳经脉，化燥生风，损及津液，筋脉失养，故应出现项背强急，口噤不开等现象。刚痉与柔痉区别主要体现在一者为表实无汗，一者为表虚有汗。刚痉与太阳伤寒区别主要体现在有无项背强急，口噤不开等肌肉失和之象。

【原文】

2. 太阳病，发热汗出，而不恶寒，名曰柔痉①。

【词解】

①柔痉：一般症状和刚痉相似，但以发热、汗出、不恶寒之表虚证为其特征。

【释义】

太阳主表，太阳病指病邪在表，风性开泄，发散，风邪偏盛，腠理疏松，则不恶寒而汗出，属表虚，为柔痉。

【原文】

3. 太阳病，发热，脉沉而细者，名曰痉，为难治。

【释义】

本条从脉象论述痉病的预后。太阳病发热，为病在表，脉应浮，但此时见脉象不浮反见沉而细，是太阳证而见少阴之脉，说明体内正气已伤，无力抗病，预后大都不良，故为难治，此证若发散在表之邪气，则损伤少阴精血；若补养精血之虚，又恐碍太阳之表，而有留邪之弊。

【按语】

脉沉细是由于少阴阳虚所致，同时痉病多津液不足，会导致阴虚，同时出现阴阳两虚，故为难治。

【原文】

4. 太阳病，发汗太多，因致痉。

【释义】

太阳病多为感受风邪所导致的疾病，属于表证，应发汗解表，以微似汗出者为得法。若太阳病发汗太多，必耗气伤血，阴血先虚，筋脉失去濡养，则可发生项背强直的痉病。

【按语】

本条论述误汗导致的痉病。

【原文】

5. 夫风病①，下之则痉，复发汗，必拘急。

【词解】

①风病：有两种不同的说法，一是指"太阳中风"，另一种指"风温病"，其中以第一种说法较多。

【释义】

本条为太阳中风误下、误汗后引起的痉病。当病人患风病时，使用了泻下的药，会导致痉病，在这种情况下再用汗法，病人必会出现拘急的状况。此为误治而成为痉病的情况。太阳中风证的患者本就有自汗出的症状，会使患者的津液耗伤。而此时医生误用了下法，使患者津伤太过，从而筋脉失养，导致痉病发生。而津液亏乏是痉病发生的主要病因。这种情况本已津液亏乏，医者应补其津液，但却又一次误用了汗法，伤津更甚，筋脉失养更甚，必然会出现拘急的现象。

【按语】

太阳中风证由外感引发，由于误用汗法、下法，伤阴津太过，出现拘急状。

【原文】

6.疮家①虽身疼痛，不可发汗，汗出则痉。

【词解】

①疮家：指患疮疡或金刃所伤者。

【释义】

疮家初起，毒热未成，法当汗散。已经溃后，血气被伤，虽有身痛表证，亦不可发汗，恐汗出血液愈竭，筋失所养，因而成痉，或邪风乘之，亦令痉。

【按语】

疮家亦有不经发汗而成痉者，是疮口感受风邪深入所引起的，现代医学称为破伤风，十分凶险。

【原文】

7.病者身热足寒，颈项强急，恶寒，时头热，面赤，目赤，独头动摇，卒①口噤②，背反张者，痉病也。若发其汗者，寒湿相得，其表益虚，即恶寒甚。发其汗已，其脉如蛇—云其脉浛。

【词解】

①卒：通猝，突然。
②噤：《说文》云"口闭也，从口禁声"。

【释义】

本条论述外感痉病的主证。痉病不离表，故身热恶寒，寒邪搏结卫中，阳气不下故足寒。风为阳邪，伤于上，故头热，面赤，目赤。风气上行而主动，故独头动摇。外邪客于太阳经脉，筋脉失于濡养，故卒口噤，背反张。此证若发汗，汗沾衣被变化为湿，又与外邪寒气搏结，则卫阳因汗出而更加虚损，且寒气得湿而转增，故恶寒甚。刚痉之脉本应伏而坚直，若发其汗，致风去而湿存，则脉曲曲如蛇行。

【按语】

此为表邪入里化热，伤津动风所致，与太阳、阳明两经有着密切的联系。

【原文】

8. 暴腹胀大者，为欲解。脉如故，反伏弦者，痉。

【释义】

在痉病的过程中，如果突然出现腹部胀大，则说明病邪有外出的可能，可以预测病邪消退，正气渐复，是向愈之兆。但脉亦必转为柔和之象，如果脉象不见好转，仍然紧而弦或更加伏弦，说明痉病未解。

【原文】

9. 夫痉脉，按之紧如弦，直上下行①—作筑筑而弦。

【词解】

①直上下行：形容脉象自寸至尺，上下三部，皆见强直而弦之脉。

【释义】

本条论述痉病的主脉。痉病是重感风寒湿邪，邪气外束，筋脉强急，气血由内向外而抵抗有力，故见脉弦紧劲急，直上下行。

【原文】

10.痉病有灸疮①，难治。

【词解】

①灸疮：患者进行艾灸治疗所致的疮疡。

【释义】

病人灸后形成疮疡，疮疡溃破后脓液排出体外，此时患者津血已经亏损，若再患痉病，则血枯津伤，转增风燥，若用发汗解表，恐热伤阴血，更助风邪。若用泻下实热之法，更内伤阴液，攻邪易伤正，扶正又碍邪，故汗、下皆不可为，难治。

【按语】

本条论述病人患有灸疮的预后情况。

【原文】

11.太阳病，其证备，身体强，几几然，脉反沉迟，此为痉，瓜蒌桂枝汤主之。

瓜蒌桂枝汤方

瓜蒌根二两　桂枝三两　芍药三两　甘草二两　生姜三两　大枣十二枚

上六味，以水九升，煮取三升，分温三服，取微汗。汗不出，食顷，啜热粥发之。

【校勘】

《金匮玉函经》（以下简称《玉函》）无"反"字。瓜蒌根二两，一本作三两。

【释义】

这条讨论的是柔痉的证治。太阳病的病证具备，有头强项痛、身热汗出、恶风等表证。患者身体强直，颈项强急，俯仰不能自如。脉反而沉迟，这是痉证。主要用瓜蒌桂枝汤治疗。沉迟脉是津液不足使荣卫不利，筋脉失于濡润所致。太阳病汗出而恶风，脉象本应浮缓，但却见脉沉迟，这是由于津液不足，不能濡养筋脉，而使荣卫不利。脉沉迟为痉病的典型脉象。瓜蒌根清热生津，滋养筋脉，合桂枝汤调和荣卫，解太阳卫分之邪，且芍药养血调经，共达生津解表邪之功。

【按语】

痉病治法：表证—太阳病，身体强，几几然，脉反沉迟—瓜蒌桂枝汤。解表兼滋津液。

【医案】

柔痉，患者丁某某，男，半岁，初夏，症状：身热、汗出、口渴、目斜、项强、角弓反张、手足搐搦、指尖发冷、指纹浮紫，舌苔薄黄。诊断：伤湿兼风，袭入太阳卫分，表虚液竭，筋脉失荣。疗法：拟用调和阴阳，滋养营液法，以瓜蒌桂枝汤主之。瓜蒌根二钱，桂枝一钱，白芍一钱，甘草八分，生姜二片，红枣二枚，水煎服。三剂各症减轻，改投：当归一钱，生地二钱，白芍二钱，瓜蒌根二钱，川贝一钱，秦艽一钱，忍冬藤二钱，水煎服，四剂而愈。（摘自《蒲园医案》）

【原文】

12.太阳病，无汗而小便反少，气上冲胸，口噤不得语，欲做刚痉，葛根汤主之。

葛根汤方

葛根四两　麻黄三两（去节）桂枝二两（去皮）芍药二两　甘草

二两（炙）　生姜三两　大枣十二枚

上七味，㕮咀，以水一斗，先煮麻黄、葛根，减二升，去沫，内诸药，煮取三升。去滓，温服一升，覆取微似汗，不须啜粥，余如桂枝汤法将息及禁忌。

【释义】

太阳病无汗为表实，是由于汗束肌表，卫气闭塞所致。一般来说，有汗小便少，无汗小便多，今无汗而小便反少，是在里之津液已伤。无汗，邪不达外，小便少，邪不下行，势必气上冲胸。口噤不得语，是津液不足，筋脉拘挛所致，这些都是发痉的前兆，用葛根汤来治疗。

【按语】

太阳痉病，病的重心在表，故治疗以解表为主。除解表外，应当注意照顾津液，以免劫夺。

【医案】

痉病，素体强壮多痰，已巳二月二十二日，晨起感冒，即头痛发热，头痛如劈不能俯，角弓反张，两足痉挛，苔白滑，脉弦迟，瞳神弛纵，项强颈直，确系风邪挟湿，侵犯项背督脉经道，急以葛根汤先解其项背之邪。

葛根四钱（先煎），麻黄三钱（先煎），桂枝二钱，白芍二钱，生姜三钱，红枣六枚，炙甘草二钱，服葛根汤后，周身得汗，头痛减轻，项强瘥，拟下方以减背部压力，采大承气汤：枳实三钱，炙厚朴三钱，大黄三钱，元明粉三钱，服大承气汤，得下三次，足挛得展，背痉亦松。（摘自《金匮要略译释》）

【原文】

13. 痉为病—本痉字上有刚字，胸满，口噤，卧不着席，脚挛急，必齘齿①，可与大承气汤。

大承气汤方

大黄四两（酒洗）　厚朴半斤（炙，去皮）　枳实五枚（炙）　芒硝三合

上四味，以水一斗，先煮二物，取五升，去滓，内大黄，煮取二升，去滓，内芒硝，更上火微一二沸，分温再服，得下止服。

【校勘】

《玉函》《脉经》条首有"刚"字，"必"上有"其人"二字。

【词解】

①龂齿：牙齿相磨切。

【释义】

本条论述痉病病邪传入阳明的证治。病邪内入阳明，里热壅盛，故胸满，热甚耗灼津液更甚，筋脉强急，故口噤，卧不着席，角弓反张，龂齿为口噤之甚，是上下齿紧切作声的现象，卧不着席为角弓反张之甚，是指仰卧时头部、四肢着席，整个腰背部不着席现象，均为热甚之象，此时可与大承气汤通腑泄热，急下存阴。方中大黄苦寒，泻热通便，芒硝咸寒，软坚通便，厚朴苦温，破气散满，枳实辛苦微寒，消痞散结，二药助大黄、芒硝泻下积滞。四药相合，能除阳明胃肠之内燥、实、痞、满，起到荡涤肠胃，攻下热结的作用，实热燥结伤阴损液者，又可达到釜底抽薪，急下存阴之效。

【按语】

卧不着席为角弓反张之甚，龂齿为口噤之甚，此时津液耗损越发严重，故用大承气汤通腑泄热，急下存阴，非攻阳明之实。

【医案】

里海辛村潘塾师之女，八九岁，发热面赤，角弓反张，谵语，以为鬼物。符箓无灵，乃延余诊。见以鱼网蒙面，白刃拍桌，而患童无惧容。予曰：此痉病也，非魅！切勿以此相恐，否则重添惊疾矣。投以大承气汤，一服，即下两

三次，病遂霍然。(摘自《黎庇留医案》)

【原文】

14. 太阳病，关节疼痛而烦①，脉沉而细—作缓者，此名湿痹②《玉函》云中湿。湿痹之侯，小便不利，大便反快，但当利其小便。

【校勘】

《玉函》《脉经》《千金翼方》(以下简称《千金翼》)"细"作"缓"，"此名湿痹"作"为中湿"。

【词解】

①烦：因疼痛而烦扰不宁。

②湿痹：湿流关节，痹塞不通而疼痛的一种病症。

【释义】

本条由于内外合邪，故除关节疼痛而烦外，又见小便不利，大便反快等症，此为内湿招致外湿所致。湿胜则濡泄，故大便反快，湿阻于中，阳气不化，故小便不利，治当利其小便，小便得利，则里湿去，阳气通，湿邪亦除。

【按语】

指出湿痹的证候及治疗方法。

【原文】

15. 湿家①之为病，一身尽疼—云疼烦，发热，身色如熏黄②也。

【校勘】

"尽疼",《玉函》作"尽疼烦"。《脉经》无"如"字。《伤寒论》"如"下有"似"字。

【词解】

①湿家：久患湿病的人。
②熏黄：色黄如烟熏状。

【释义】

本条论述湿病发黄的证候。患湿病的人，由于感受湿邪日久，伤及脾胃，以致运化失司，水湿停滞，阻滞气机。湿盛于外，则一身尽疼；阳郁于内，湿热郁于肌肉之间，郁久则必发热；湿热郁蒸不解，则身色如烟之熏黄而带黑。"熏黄"是黄而晦暗，如烟熏之状，属于湿重于热的现象。

【按语】

平素患有湿病的人，体内气机被湿邪阻滞，使得肝胆气机不得升发，胆汁外溢于皮肤，而出现皮肤色黄。

【原文】

16. 湿家，其人但头汗出，背强，欲得被覆向火。若下之早则哕①，或胸满，小便不利—云利，舌上如胎②者，以丹田③有热，胸上有寒，渴欲得饮而不能饮，则口燥烦也。

【校勘】

"若下之早"，古本作"若下之太早"。"不利"，《玉函》《脉经》作"利"。《脉经》细注：一云不利。《脉经》《千金翼》"渴欲"下无"得"字，"口燥"下无"烦"字。《伤寒论》"胸上"作"胸中"，"得饮"作"得水"。《脉经》"湿家"下有"之为病"三字,"背强"上有"而"字。庞氏《伤寒总病论》"烦"作"故"。

【词解】

①哕:音郁,即呃逆。

②如胎:胎通苔。如胎,指舌上湿润白滑,似苔非苔。

③丹田:穴名,在脐下三寸,这里是泛指下焦,与胸上对举。

【释义】

平素患有湿病的患者多有湿邪留滞于机体,若感受外来寒邪而使经脉闭阻,使阳气不能外达,反逆而上出导致头部出汗,湿邪困阻背部经脉,阳气不达,背部恶寒,项背强而不舒,欲盖被、烤火,此时当予温经发汗,以逐寒湿,使阳气得以舒展。若此证误以为是阳气亢盛上越之头汗,而采用下法治疗,则湿从寒化,中阳虚而胃寒气逆而致哕。胸阳虚而阴寒上乘则胸满,阳虚气化失常则小便不利。寒湿不化,舌苔白滑而润,不当下而下,是为误下,乃误下而热陷于下,寒聚于上之故。误下之后,湿遏热伏,产生上热下寒之证,故胸中有寒邪闭阻阳气,阳气不能温消水液,则不欲饮,寒饮聚于上而下焦之热难解,则渴欲得饮而不能饮。

【按语】

本条论述湿家误下的变证。

【原文】

17. 湿家下之,额上汗出,微喘,小便利—云不利者死;若下利不止者,亦死。

【释义】

本条主要论述湿病误下而出现的坏证。素有湿病的人，若误用了下法，出现了额头上有汗出、微喘、小便利的现象，此时患者的病情危急；若误用下法，出现了下利不止的症状，同样容易导致患者病情危急。湿为阴邪，易损伤阳气，如果医者误下，则里阳更伤，阴盛阳虚。虚阳上越，阳气不足导致肾不纳气，使患者出现额上汗出微喘的症状。若同时伴有小便利，证明已出现肾气不固的症状，此时患者阳气上越阴津下脱，病情危恶。若误下且下利不止者，是真阳失守，阴津下脱，阴阳交脱，故死。

【按语】

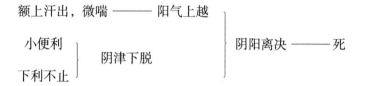

【原文】

18.风湿相搏，一身尽疼痛，法当汗出而解，值天阴雨不止，医云此可发汗，汗之病不愈者，何也？盖发其汗，汗大出者，但风气去，湿气在，是故不愈也。若治风湿者，发其汗，但微微似欲出汗者，风湿俱去也。

【校勘】

《玉函》《脉经》《千金翼》条首有"问曰"二字，"医"作"师"，"盖"作"答曰"二字。《玉函》《千金翼》"雨"下有"溜"字。

【释义】

本条讲治疗风湿病的原则和注意点。风湿都属六淫之邪，但两者性质有别，风属阳邪，伤人致病甚速，但亦容易解散；湿属阴邪，伤人致病较缓，但亦较难祛除，往往留恋不尽。今风与湿合，相互搏结于肌肉筋脉之间，因致周身皆痛，法当治以发汗，以祛邪外出。但是必须注意，发汗不可太过，只应微似汗出，才能有效；否则，就难收到预期的效果。所谓"但风气去，湿气在"，即是对大汗出而病不愈机理的说明。此外，阴雨不止，则湿病亦难治愈，表明疾病与自然环境的关系，也是应该注意的。

【按语】

风湿病因气候潮湿，病情加重，发汗可使病情缓解，但应微发汗，不可过汗，且湿为阴邪，最易伤阳，汗出太多，可导致亡阳。

【原文】

19.湿家病身疼发热，面黄而喘，头痛鼻塞而烦，其脉大，自能饮食，腹中和无病，病在头中寒湿，故鼻塞，内药鼻中则愈。《脉经》云：病人喘，而无湿家病以下至而喘十一字。

【校勘】

《脉经》《千金翼》"湿家病至喘"十一字，作"病人喘"三字。"身疼"，《伤寒论》作"身上疼痛"。两"塞"字，《千金翼》均作"窒"。

【释义】

本条论述寒湿在头的证治。湿家本应关节烦疼，此处为身疼，是因湿邪不流关节而外客肌表。本应发热身似熏黄，此处为发热面黄而喘，是因湿不干于脾而薄于上焦。寒湿在上，清阳被郁，故头痛鼻塞而烦。病邪在上，故脉大。寒湿未传变入里，故自能饮食，腹中和无病，只需内药鼻中，宣泄上焦寒湿，使肺气通利而病愈，不必服药伤其和。

【按语】

内药鼻中是为宣泄上焦寒湿，通利肺气，治疗当选用辛散利湿之品，历代多采用瓜蒂散或鹅不食草治疗。

【原文】

20. 湿家身烦疼，可与麻黄加术汤发其汗为宜，慎不可以火攻之。

麻黄加术汤方

麻黄三两（去节） 桂枝二两（去皮） 甘草一两（炙） 杏仁七十个（去皮尖） 白术四两

上五味，以水九升，先煮麻黄，减二升，去上沫，内诸药，煮取二升半，去滓，温服八合，覆取微似汗。

【释义】

本条论述寒湿在表的证治与禁忌。素患湿病之人，今见全身疼痛剧烈，烦扰不宁，必是感受寒湿，留滞肌肉所致；用麻黄加术汤，可知本证有风寒之邪，有发热恶寒无汗等表证。表证当从汗解，而湿邪又不宜过汗，故用麻黄加术汤，如用火攻发汗，则大汗淋漓，风去湿存，病必不除，且火热与湿相合，可引起发黄等病变，故宜慎之。

【医案】

陈左，发热恶寒，一身尽烦疼，脉浮紧者，此为风湿，麻黄加术汤主之。

生麻黄三钱，川桂枝二钱，光杏仁二钱，炙甘草一钱，生白术三钱。服前汤已，诸恙均瘥，惟日晡当剧，当小其制。生麻黄一钱，杏仁泥二钱，生薏米二钱，炙甘草一钱。（摘自《金匮要略译释》）

【原文】

21. 病者一身尽疼，发热，日晡所①剧者，名风湿。此病伤于汗出当风，或久伤取冷所致也。可与麻黄杏仁薏苡甘草汤。

麻黄杏仁薏苡甘草汤方

麻黄（去节）半两（汤泡） 甘草一两（炙） 薏苡仁半两 杏仁十个（去皮尖，炒）

上锉麻豆大，每服四钱匕，水盏半，煮八分，去滓，温服，有微汗，避风。

【校勘】

《玉函》《脉经》"日晡"下，无"所"字，有"即"字；《脉经》"名"作"此为"；"风湿"下，作"汗出所致也"五字，无"此病"以下二十七字。

【词解】

①日晡：傍晚时分，大约下午 3 点到 5 点的时候。

【释义】

本条论述风湿在表的证治和成因。患者周身疼痛，发热傍晚时分加剧，是风湿。多为汗出当风或劳作后贪凉所致，可以用麻黄杏仁薏苡甘草汤来治疗。风湿在表，故一身尽疼。风湿相合，日久化热，在傍晚之时，阳明之气最旺盛，湿邪阻遏，正邪相搏，故发热加剧，这是风湿病的特点。本病主要成因是汗出当风，汗随风复入皮腠而为风湿，或经常贪凉湿从外侵所致。可用麻黄杏仁薏苡甘草汤以轻清宣化，解表祛湿。其中，麻黄、杏仁宣肺祛风，薏苡仁利气祛湿，甘草和中。

【原文】

22. 风湿，脉浮、身重，汗出恶风者，防己黄芪汤主之。

防己黄芪汤方

防己一两　甘草半两（炒）　白术七钱半　黄芪一两一分（去芦）

上剉麻豆大，每抄五钱匕，生姜四片，大枣一枚，水盏半，煎八分，去滓温服，良久再服。喘者加麻黄半两，胃中不和者加芍药三分，气上冲者加桂枝三分，下有陈寒者加细辛三分。服后当如虫行皮中，从腰下如冰，后坐被上，又以一被绕腰下，温令微汗，差。

【释义】

风湿伤于肌表，故脉浮身重，卫阳素虚，而不固表，故汗出恶风。治以防己黄芪汤，益卫气以祛湿邪。方中防己宣肺散风，通行经络，驱散湿滞；黄芪甘温扶虚，固卫阳以止汗；白术、甘草健脾化湿，扶正祛邪；生姜、大枣调和营卫，以胜湿邪。方后自注有风湿闭塞肺气而喘者，加麻黄宣散风湿之邪；湿邪困脾，脾胃不和者，加芍药和脾气，利血脉止痛；水湿聚于下焦而又气上冲者，加桂枝下气，温化水湿之邪；寒湿凝聚而痹不通者，加细辛以散陈寒，使阴经阴寒之邪外达。服后如虫行皮中，此为卫阳振奋，风湿欲解的表现。

【按语】

本条论述风湿表虚的辨证论治。

【原文】

23. 伤寒八九日，风湿相搏，身体疼烦，不能自转侧，不呕不渴，脉虚浮而涩者，桂枝附子汤主之；若大便坚，小便自利者，去桂加白术汤主之。

桂枝附子汤方

桂枝四两（去皮）　生姜三两（切）　附子三枚（炮，去皮，破八片）甘草二两（炙）　大枣十二枚（擘）

上五味，以水六升，煮取二升，去滓，分温三服。

白术附子汤方

白术二两　附子一枚半（炮，去皮）　甘草一两（炙）　生姜一两半（切）大枣六枚

上五味，以水三升，煮取一升，去滓，分温三服。一服觉身痹，半日许再服，三服都尽，其人如冒状，勿怪，即术、附并走皮中，逐水气，未得除故耳。

【释义】

本条论述风湿表阳虚的证治。伤寒八九日，患者未见好转，是因不但有寒邪还有风、湿之邪抟聚于体内。患者身体烦疼不能自行转侧，没有呕吐的症状，同时未感到口渴，脉象虚浮且涩，用桂枝附子汤治疗。若患者大便坚硬，小便正常，则用去桂加白术汤治疗。风寒湿三邪相搏困于肌表，使经脉运行不利，导致患者身体烦疼不能自转侧，此时湿邪并未传里犯胃，亦未郁而化热，故不呕不渴。脉虚浮而涩，这是风湿困于肌表并伴见表阳虚的脉象。桂枝附子汤可温散风湿，使其从表而解。方中桂枝散风寒，温通经络，温化湿邪；附子温阳化湿，温经通痹；生姜散风寒湿邪；甘草、大枣补脾胃，而调和营卫。服桂枝附子汤后，阳气通达，祛风化湿。当患者大便坚实，小便通利时，宜用白术附子汤。即桂枝附子汤去桂枝加白术，去桂枝，是由于大便坚实，小便自利，不欲其发汗，再夺津液。加白术，因身重着，湿在肌表，用以佐附子逐水气于皮中。共奏温经复阳，行化表湿之功。

【按语】

本条文争议较大，大概分为两种情况。第一种认为：风湿并见表阳虚。另一种认为：表有风湿而里虚变成阴证。第一种见解较为可信，里虚而为阴证即为脾阳虚而阴盛，仅为伤寒八九日，出现此种情况较为特殊。

【医案】

病者张某某，年32岁，现任开平县长，住广东五华城北门外。病名：伤寒变痹。原因：贵胄之子，素因多湿，偶感风寒。症侯：发热恶寒，一身手足尽

痛，不能自转侧。诊断：脉浮大而紧。风为阳邪，故脉浮大主病进，紧主寒凝。脉证合参，风寒湿三气合而成痹。疗法：桂枝附子汤主之。方中，桂、附辛热散寒，草、枣奠安中土，生姜利诸气，宣通十二经络，使风寒湿着于肌表而作痛者，一并廓清矣。处方：桂枝四钱，附子钱半，甘草二钱，大枣六枚，生姜三钱。效果：一日二服，三日举动如常。继服平调之剂痹愈。廉按：伤寒变痹，必挟风湿，长沙《伤寒论》曰：伤寒八九日，风湿相搏，身体疼烦，不能自转侧，不呕不渴，脉浮虚而涩者，桂枝附子汤主之，今有是证，则用是药，确得仲景之心法。（摘自《全国名医验案类编》）

病者余某某，37 岁，业商，原因：素体阳虚，肥胖多湿，春夏之交，淫雨缠绵，适感冷风而发病。证候：头痛恶风，寒热身重，肌肉烦疼，肢冷溺涩，脉弦而迟，舌苔白腻兼黑。诊断：此风湿相搏之候，其湿胜于风者，盖阳虚则湿胜。疗法：汗利兼行以和解之，用桂枝附子汤辛甘发散为君，五苓散辛淡渗泄为佐，仿仲景徐徐微汗例，以徐则风湿俱去，骤则风去湿不去耳。川桂枝一钱，云茯苓六钱，泗安苍术一钱，炙甘草四分，淡附片八分，福泽泻一钱半，酒炒秦艽一钱半，鲜生姜一钱，红枣二枚。效果：一剂微微汗出而痛除，再剂肢温不恶风，寒热亦住，继用平胃散加木香、砂仁，温调中气而痊。（摘自《全国名医验案类编》）

【原文】

24. 风湿相搏，骨节疼烦掣痛，不得屈伸，近之则痛剧，汗出短气，小便不利，恶风不欲去衣，或身微肿者，甘草附子汤主之。

甘草附子汤方

甘草二两（炙）　白术二两　附子二枚（炮，去皮）　桂枝四两（去皮）

上四味，以水六升，煮取三升，去滓。温服一升，日三服，初服得微汗则解，能食，汗出复烦者，服五合。恐一升多者，取六七合为妙。

【释义】

本条论述风湿表里阳气俱虚的诊治。风湿之邪相互搏结，侵袭人体，出现骨节疼烦掣痛，不能屈伸，触及患部则疼痛加剧，是因在肌表之湿邪已侵入关节，留滞于经脉之故。而"汗出短气，小便不利"乃里阳虚之证，"恶风不欲去衣"为表阳虚之证。阳虚不能化湿，湿邪溢于肌表，则"身微肿"。此为表里阳气皆虚，湿邪较重之证，用甘草附子汤助阳温经以除风湿，达到表里同治的目的，故用甘草附子汤主之。

【按语】

桂枝附子汤、白术附子汤、甘草附子汤三方均治阳虚不能化湿的风湿相搏证，但主治证候各有不同，桂枝附子汤主治风气偏盛，白术附子汤主治湿偏重，甘草附子汤治风湿两盛。前两者仅是表阳虚，后者则是表里之阳俱虚。

【医案】

高某某得风湿病，遍身骨节疼痛，手不可触，近之则痛甚，微汗自出，小水不利，时当初夏，自汉返舟求治，见其身面手足俱有微肿，且天气颇热，尚重裘不脱，脉象颇大，而气不相续。其戚友满座，问是何症？予曰：此风湿为病。渠曰：凡驱风利湿之药，服之多矣，不惟无益，而反增重。答曰：夫风本外邪，当从表治，尊体表虚，何敢发汗！又湿本内邪，须从里治，而尊体里虚，岂敢利水乎！当遵仲景法处甘草附子汤。一剂如神，服至三剂，诸款悉愈，可见古人之法，用之得当，灵应若此，学者可不求诸古哉。（注：所用甘草附子汤乃全方药味，惟缺剂量）（摘自《谢映庐医案》）

【原文】

25.太阳中暍①，发热恶寒，身重而疼痛，其脉弦细芤迟。小便已，洒洒然毛耸②，手足逆冷，小有劳，身即热，口开，前板齿③燥。若发其汗，则恶寒甚；加温针，则发热甚；数下之，则淋甚。

【校勘】

"则恶寒甚",《脉经》作"恶寒则甚";"发热"下,有"益"字;"则淋甚",作"淋复甚"。

【词解】

①暍:《说文》云"暍,伤暑也。从日,曷声"。

②洒洒然毛耸:形容小便后洒淅寒战的样子。

③板齿:门牙。

【释义】

本条论述中暍的脉证及其误治的变症。暍,伤暑也,太阳之脉,主一身之表,为一身之卫外,六气之感,无不由太阳而入,暑邪侵入太阳,故发热恶寒,暑多挟湿,故身重而疼痛。暑月天气炎热,易于汗出,故伤暑多见气阴两伤之证,人身之阳以汗而外泄,人身之阴以热而内耗,阴阳俱不足。细脉主虚劳诸损,弦脉主阴虚阳亢,芤脉主伤阴,迟脉主实寒或阳气虚,故可见脉弦细芤迟。太阳内合膀胱,外应皮毛,小便之后,热随尿去,阳气虚损,故形寒毛耸。阳气内郁而不能外温四肢,故手足逆冷。劳动后,因阳气外浮而身热,口开气喘,故小有劳,身即热,口开。阴津因伤暑而内耗,失于濡润,故前板齿燥。本证属寒热错杂,如因见有表证而贸然发汗,便会因损伤阳气而使恶寒加重。如仅注意寒象而使用温针,则会更助暑邪,耗伤阴津而使发热加重。如误认为口开、前板齿燥为内热而使用攻下治法,则会更伤阴津,津液内竭,膀胱受暑,而致小便淋涩。

【按语】

一般来说,热证见浮大数脉较为常见,中暍初期,反而出现弦细芤迟的虚脉,此为暑邪耗气伤津所致,可相鉴别。

【原文】

26. 太阳中热①者，暍是也。汗出恶寒，身热而渴，白虎加人参汤主之。

白虎加人参汤方

知母六两　石膏一斤（碎）　甘草二两　粳米六合　人参三两

上五味，以水一斗，煮米熟汤成，去滓，温服一升，日三服。

【校勘】

《玉函》《脉经》无"加人参"三字。

【词解】

①太阳中热：指感受暑热而引起的太阳证。

【释义】

暑为阳邪，其性升散，故伤人之后，皮肤开泄，则多汗，肌腠开泄，气虚则恶寒，暑热盛则身体发热，津液灼伤则口渴。对此暑热内盛，气阴两虚之中暍，可用清热益气生津的白虎加人参汤进行治疗。

【按语】

中暍恶寒，伤寒亦恶寒，但二者的病机不同，中暍恶寒是汗出过多，腠理开泄所致，伤寒恶寒是卫阳被遏所致。

【原文】

27. 太阳中暍，身热疼重，而脉微弱，此以夏月伤冷水，水行皮中所致也。一物瓜蒂汤主之。

一物瓜蒂汤方

瓜蒂二十个

上剉，以水一升，煮取五合，去滓，顿服。

【校勘】

宋本《伤寒论》并无"一物瓜蒂汤主之"七字，桂林古本作"猪苓加人参汤主之一，一物瓜蒂汤亦主之。"

【释义】

本条论述暑病挟湿的辨证论治。患者中暑，发热，身体困重疼痛，脉微弱，出现这种症状主要是夏月贪凉冷饮，或汗出入水，使水行皮中，阳气被遏所致。其中，身热是病人中于暑热，邪在太阳之表导致，又因挟湿所以肢体困重疼痛。暑性升散易耗伤阳气，扰神伤津耗气所以脉微弱。使用瓜蒂散，可利湿退黄，消散在皮肤中的水气，水气去则暑无所依。

【按语】

中暑后，暑邪侵袭太阳肌表，故身热，夏月伤于冷水，水邪湿滞皮中而身体疼重，津伤气虚而脉微弱。此证为中暑后又遇水湿，因此仅去暑热不行，故用瓜蒂清暑热，祛湿邪。

【医案】

仲师于《金匮》出一物瓜蒂汤，历来注家，不知其效用。予治新北门永兴隆板箱店顾五郎亲试之。时甲子六月也，予甫临病者卧塌，病者默默不语，身重不能自转侧，诊其脉则微弱，证情略同太阳中暍，独多一呕吐，考其病因，始则饮高粱酒大醉，醉后口渴，继以井水浸香瓜五六枚，卒然晕倒。因念酒性外发，遇以凉水浸瓜，凉气内薄，湿乃并入肌腠，此与伤冷水水行皮中正复相似。予乃使店友向市中取香瓜蒂四十余枚，煎汤进之，入口不吐. 须臾尽一瓯，再索再进，病者即沉沉睡，遍身微汗，迨醒而诸恙悉愈矣。（摘自《伤寒发微》）

百合狐惑阴阳毒病脉证治第三

【原文】

1.论曰：百合病①者，百脉一宗②，悉致其病③也。意欲食，复不能食，常默默，欲卧不能卧，欲行不能行，欲饮食，或有美时，或有不用闻食臭时，如寒无寒，如热无热，口苦，小便赤，诸药不能治，得药则剧吐利，如有神灵者，身形如和，其脉微数。每溺④时头痛者，六十日乃愈；若溺时头不痛，淅然⑤者，四十日愈；若溺快然，但头眩者，二十日愈。其证或未病而预见，或病四五日而出，或病二十日，或一月微见者，各随证治之。

【校勘】

"默默"《金匮要略浅注补正》（以下简称《补正》）作"默然"。"快"《金匮要略方论本义》作"快"。"微见"《诸病源候论》作"复见"，《千金》作"后见"。《医统》（《古今医统正脉全书》简称《医统》）本"饮食"上，无"欲"字。

【词解】

①百合病：古病名。由于本病以心肺为其主要病位，心主血脉，肺朝百脉，从而百脉合病而症状百出，治疗方中均以百合一味为主，所以称之为百合病。

②百脉一宗：百脉，指全身所有的经脉，分之则为百脉，合之则为一宗。就是说人体百脉是同出一源的，主要是心肺。

③悉致其病：指百合病不分哪一经，由于心肺功能失常，影响到整体，似

乎是无所不病。

④溺：小便。

⑤淅然：形容怕风，寒战之意。

【释义】

本条论述百合病的病因、病机、症状和预后。百合病是由心血肺阴两虚，阴虚内热所引起的疾病。是因热病之后，阴血未复，余热未尽，耗伤津液；或因平素思虑伤心，情志不遂，郁结化火，耗津烁液，使心血肺阴两伤，阴虚内热，则百脉俱累，以致百脉不和，症状百出，故曰"百脉一宗，悉致其病也"。而本文百合病的命名有以下两点原因：一则，魏念庭云"因百合一味而瘳此疾"，因此得名。二则，《心典》云"分之则为百脉，合之则为一宗"，因其百脉一宗，故名百合病。

百合病是心肺阴虚为主的病变，它的证候可表现为两个方面：一是由于阴血不足而影响神明，时而出现神志忧惚不定，语言、行动、饮食和感觉等失调现象，症状表现为：常默默不言，欲卧不能卧，欲行不能行，想进饮食，但不能食，有时胃纳甚佳，有时又厌恶饮食，如寒无寒，如热无热，用各种药品治疗，效果都不显著，甚至服药后常见呕吐或下利，但从形体上观察则一如常人，并没有显著的病态。二是由于阴虚生内热，出现口苦、小便赤、脉微数的现象。根据上述两方面的病情，即可诊断为百合病。

其治疗原则，应着眼于心肺阴虚内热，养阴清热为法，切不可妄用汗、吐、下，以免更伤阴液。肺有通调水道、下输膀胱的作用，而膀胱又外应皮毛，其脉上行至头部，入络脑，故小便时有头痛或恶风或头眩的症状产生。在临诊时，可作为判断疾病轻重或痊愈时间的参考。其所记载的六十日、四十日、二十日，可作诊断病情的轻重浅深，并非定数，不可拘泥。

本病多发生于热病之后，为心肺阴液被热耗损，情志不遂，日久郁结化火，消烁阴液而成。应根据具体情况，随证施治。

【按语】

指出百合病的命名、症状、发病情况及预后。

【原文】

2. 百合病发汗后者，百合知母汤主之。

百合知母汤方

百合七枚（擘） 知母三两（切）

上先以水洗百合，渍一宿，当白沫出，去其水，更以泉水二升，煎取一升，去滓；别以泉水二升煎知母，取一升，去滓；后合和，煎取一升五合，分温再服。

【校勘】

《千金》作"治百合病已经发汗之后更发者"。《外台秘要》（以下简称《外台》）作"发汗已更发者"。

【释义】

本条论述百合病误用汗法后的治法。百合病病机为心肺阴血亏虚，若将"如寒无寒""如热无热"的现象误认为是太阳表证，而用发汗之法，必然阴伤更重，虚热内生，此时治疗应使用百合知母汤，方用百合滋阴润燥，知母清热除烦，泉水下热利尿。

【按语】

本条论述百合病误用汗法后使阴液亏伤太过。

【原文】

3. 百合病下之后者，滑石代赭汤主之。

滑石代赭汤方

百合七枚（擘） 滑石三两（碎，绵裹） 代赭石如弹丸大一枚（碎，绵裹）

上先以水洗百合，渍一宿，当白沫出，去其水，更以泉水二升，煎取一升，去滓；别以泉水二升煎滑石、代赭，取一升，去滓；后合和重煎，取一升五合，分温服。

【校勘】

《千金》作"治百合病已经下之后更发者，百合滑石汤主之"。《外台》作"又下之已更发者，百合滑石代赭汤主之方"。

【释义】

本条论述百合病误下后的治法。百合病本为虚热在里，不能下。经过下之后，既伤津液，内热更重，使小便短赤而涩；误下胃气受损，又可引起呃逆，所以用百合润肺养阴为主，辅以滑石清热而利窍，代赭石降逆以止呕。之所以在百合地黄汤中易去生地，是因生地有滑肠之功，不宜用于误下者。用百合滑石代赭汤，百合清润心肺，滑石、泉水利小便，代赭石降逆和胃，使心肺得养，胃气得降，则小便清，大便调，呕秽除。

【按语】

滑石代赭石汤，养阴清热，通便利尿。

【医案】

李某某，女，来诊时步履艰难，必以他人背负，自述胸痛、胸闷、心悸、气短、头晕，乃按胸痹治之。投以瓜蒌薤白半夏汤之类，久治不效。细审之，该患者每于发病时除上述症外，尚喜悲、欲哭、嗳气，善太息，便于前方中配以百合、地黄、旋覆花、代赭石之类治之，药后其症渐消。(摘自《赵锡武医疗经验》)

【原文】

4.百合病，吐之后者，用后方主之。

百合鸡子汤方

百合七枚（擘） 鸡子黄一枚

上先以水洗百合，渍一宿，当白沫出，去其水，更以泉水二升，煎取一升，去滓，内鸡子黄，搅匀，煎五分，温服。

【校勘】

《千金》作"治百合病已经吐之后，更发者，百合鸡子方。"《外台》作"又吐之已更发者，百合鸡子汤主之方。"

【释义】

本条论述百合病误吐之后的治法。百合病本已阴津耗伤，不能使用吐法，如因"饮食或有美时，或有不用闻食臭时"而误诊为宿食、痰饮停滞而用吐法，则更伤阴津，使燥热甚，引起虚烦不安，胃中不和等证。用百合鸡子汤治之，方中百合滋养肺胃之阴，清热除烦，鸡子黄乃血肉有情之品，滋阴养血，和胃安神，与百合为伍，而成养阴清热，和胃润燥，安神宁心之效。

【原文】

5.百合病，不经吐、下、发汗，病形如初者，百合地黄汤主之。

百合地黄汤方

百合七枚（擘） 生地黄汁一升

上以水洗百合，渍一宿，当白沫出，去其水，更以泉水二升，煎取一升，去滓，内地黄汁，煎取一升五合，分温再服。中病，勿更服[①]。大便当如漆。

【校勘】

《千金》"百合病"下有"始"字，"吐下发汗"作"发汗吐下"。《外台》"不经吐下发汗"作"不吐不下不发汗"，"如初"下无"者"字。

【词解】

① 中病，勿更服：为中病后应该守方，不要更换方药。

【释义】

本条论述百合病的正治法，百合病未经吐、下、发汗等错误治法，日久而病情如初，仍如首条所述症状，用百合地黄汤来治疗。方中生地黄益心营、清血热，泉水下热气，利小便，用以煎百合，共成润养心肺，清热凉血之剂，阴复热退，百脉调和，病可自愈。服药后大便色黑，为地黄本色，停药后可消失。

【按语】

百合病未经误治的治法。

【医案】

一人病昏昏默默，如热无热，如寒无寒，欲卧不能卧，欲行不能行，虚烦不耐，若有神灵，莫可名状，此病名百合。虽在脉，实在心肺两经，以心合血脉，肺朝百脉故也。盖心藏神，肺藏魄，神魄失守，故见此症。良由伤寒邪热，失于汗下和解，致热伏血脉而成。用百合一两，生地汁半钟，煎成两次服，必俟大便如漆乃瘥。（摘自《续名医类案》）

【原文】

6. 百合病一月不解，变成渴者，百合洗方主之。

百合洗方

上以百合一升，以水一斗，渍之一宿，以洗身。洗已，食煮饼，勿以盐豉也。

【校勘】

《千金》"一月"作"经月"。

【释义】

本条论述百合病日久不解兼见口渴的治法。百合病本无口渴症状，一月未愈，出现口渴，说明患者心肺阴虚内热日久，阴津亏损，虚火亢盛，只用百合地黄汤恐药力不足，需要配用百合洗方，以百合渍水洗身。皮表之气通肺，外洗以清肺热。内服外洗，共收养阴清热的功效。食以小麦粉制成的煮饼，有益气养津，清热止渴之效。勿以盐豉佐食，恐其味咸伤血，耗津增热而变渴。

【原文】

7. 百合病，渴不差者，用后方主之。
瓜蒌牡蛎散方
瓜蒌根　牡蛎（熬）等分
上为细末，饮服方寸匕①，日三服。

【校勘】

"用后方"，《医统》本为"瓜蒌牡蛎散"。

【词解】

①方寸匕：匕是量药器，其容积为汉制一寸正方，量药时用匕抄满药，以不下落为标准。

【释义】

上述之百合病，若服百合地黄汤及百合洗方，而其渴仍不解者，此为热伤津液之所致。百合病阴虚内热，日久热甚，耗伤阴津，邪热留聚于肺，故致口渴，可用瓜蒌牡蛎散治疗。

瓜蒌牡蛎散方，有生津止渴，清热潜阳的作用。方中瓜蒌根气凉性润，启发脾阴，上承津液，而止口渴；牡蛎则敛摄在上之阳热，引热下行，开散凝滞之水饮。以上二味，一升一降，使阴阳调和，口渴自解。

《金匮要略论注》云："渴不差，是虽百合汤洗而无益矣。明是内之阴气未复，阴气未复，由于阳亢也，故以瓜蒌根清胸中之热，牡蛎清下焦之热，与上平阳以救阴同法，但此从其内治耳，故不用百合而作散。"

【按语】

本条论述百合病阴虚内热导致渴而不瘥的治法。

【原文】

8. 百合病变发热者一作发寒热，百合滑石散主之。

百合滑石散方

百合一两（炙①）　滑石三两

上为散，饮服方寸匕，日三服。当微利者，止服，热则除。

【词解】

①炙：今意为蜜炙，此处为炒、烘、晒，使药焦燥易于研末用。

【释义】

本条论述百合病日久不解变为阴虚发热的证治。百合病而发热者，使用百合滑石散治疗。百合病"如热而无热"，若转变为真正发热，必然是阴液亏虚、虚火内生所致，治疗以百合滑石散为主，其中百合滋阴润燥，滑石清热而不伤阴液。方中滑石剂量三倍于百合，百合以润燥，滑石以清热，石质重滞，引热下行，但使服后微利，其热当除。所以用散者，亦因病久正虚，不宜汤剂也。

【按语】

本条为百合病的变证，当发热时宜用百合滑石散。

【原文】

9.百合病见于阴者，以阳法救之；现于阳者，以阴法救之。见阳攻阴，复发其汗，此为逆；见阴攻阳，乃复下之，此亦为逆。

【校勘】

《脉经》两处"为逆"下，均有"其病难治"四字。《千金》此条作"论曰：百合病，见在于阴而功其阳，则阴不得解也，复发其汗，为逆也；见在于阳而攻其阴，则阳不得解也，复下之，其病不愈。"

【释义】

本条论述百合病的治疗原则，百合病的病机主要是阴虚内热，治当补阴，以调整阳之偏盛。若病见于阳，不以养阴，而反攻其阴，则阴更伤，复发其汗，并伤其阳，是错误的，病见于阴，不予扶阳，而反攻其阳，则阳更伤，乃复下之，并伤其阴，也同样是错误的。

【按语】

本条指出调和阴阳是治疗百合病的原则。

【原文】

10.狐惑之为病，状如伤寒，默默欲眠，目不得闭，卧起不安，蚀①于喉为惑，蚀于阴②为狐，不欲饮食，恶闻食臭，其面目乍赤、乍黑、乍白。蚀于上部③则声喝④—作嗄⑤，甘草泻心汤主之。

甘草泻心汤方

甘草四两　黄芩三两　人参三两　干姜三两　黄连一两　大枣十二枚
半夏半升

上七味，水一斗，煮取六升，去滓再煎，温服一升，日三服。

【词解】

①蚀：《古今韵会举要》云"凡物侵蠹皆曰蚀"。

②阴：指前后二阴。

③上部：指喉部。

④喝：声音嘶哑、噎塞。

⑤嗄：嗓音嘶哑。

【释义】

本条论述狐惑病的证治。狐惑病由湿热虫毒引起，在疾病发展过程中，湿热内郁，故会发生类似伤寒的发热症状，由于湿热内盛，扰乱心神，导致失眠、烦躁，故出现默默欲眠却目不得闭，卧起不安。湿热内蕴日久，蒸腐气血，久而生瘀，瘀久而腐，腐而生虫，故生虫毒。如虫毒蚀于喉咙，则喉咙腐蚀，如果虫毒蚀于二阴，则前阴或者后阴溃疡。湿热既盛，阴火伤胃或由虫扰胃中，故出现不欲饮食，恶闻食臭。虫毒在内聚散扰乱，胃热上冲熏蒸面目，体内气血与之相应，故热邪偏盛则乍赤，湿邪偏盛则乍黑，病邪起伏则乍白。上部声门被蚀，则发音嘶哑。方中甘草扶正解毒，黄芩、黄连清热而燥湿，干姜、半夏辛燥行气以化湿，人参、大枣补中健运，以运湿邪。诸药相合，调中焦阴阳，使脾气健运，湿毒自化，其证可解。

【医案】

郭某，女，36岁，口腔及外阴溃疡半年，在某院确诊为口、眼、生殖器综合征，曾激素治疗，效果不好。据其脉证，诊为狐惑病。采用甘草泻心汤加味，方用：生甘草30克，党参18克，生姜6克，干姜3克，半夏12克，黄连6克，黄芩9克，大枣7枚，生地30克，水煎服十二剂。另用生甘草12克，苦参12

克，四剂煎水，外洗阴部。复诊时口腔及外阴溃疡已基本愈合。仍按前方再服十四剂，外洗方四剂，患者未再复诊。（摘自《赵锡武医疗经验》）

【原文】

11.蚀于下部①则咽干，苦参汤洗之。

【校勘】

"苦参汤洗之"后，赵刻本阙，徐、沈、尤、《医宗金鉴》（以下简称《金鉴》）注本有"苦参汤方：苦参一升，以水一斗，煎取七升，去滓。熏洗，日三服。"宜从。

【词解】

①下部：本条指前阴。

【释义】

狐惑病，乃湿热郁蒸，化腐生虫，虫毒腐蚀口腔、咽喉、眼部、二阴等所致，本条讨论的是狐惑病前阴蚀烂的治疗。前阴腐蚀溃烂，可用苦参汤局部熏洗以除湿热。由于足厥阴肝经循行部位绕阴器，通喉咙，故热毒循经上冲，导致热炎于上，出现咽干的症状。可用苦参汤杀虫解毒化湿以治其本，则咽干自愈。狐惑病也可咽喉与二阴同时溃疡，它的病因是湿热，病位在脾与肝。苦参，归心、肝、胃、大肠、膀胱经，具有清热燥湿杀虫利尿的功效，常用于治疗热痢，阴肿阴痒，湿疹湿疮，皮肤瘙痒，外治滴虫性阴道炎。

【医案】

梁某某，女，35岁，患白带下注三年之久，近一年来加重，并发外阴瘙痒难忍，经妇科检查，诊断为"滴虫性阴道炎"。经用"灭滴灵"等治疗两个疗程，效果不明显，后用苦参汤熏，每晚熏一小时，兼服清热利湿之中药，两周后，带净痒止。又经妇科数次检查，阴道未见滴虫，而且炎症也愈。（摘自《经

方发挥》）

【原文】

12. 蚀于肛者，雄黄熏之。

雄黄熏方

雄黄

上一味为末，筒瓦二枚合之，烧，向肛熏之。《脉经》云：病人或从呼吸上蚀其咽，或从下焦蚀其肛阴，蚀上为惑，蚀下为狐，狐惑病者，猪苓散主之。

【释义】

本条论述狐惑病后阴蚀烂的治法。狐惑病，肛门腐蚀溃烂，可以用雄黄局部熏治。雄黄生山之阳，是丹之雄，虫为阴物，故以纯阳胜之，雄黄其性苦寒，善除湿热，《神农本草经》称之能治恶疮疽痔，便知后阴用之为宜。后阴为浊道，用烟外熏，取气轻而清者，以透入其内。一洗一熏前后夹攻，可将虫毒彻底消灭。

【原文】

13. 病者脉数，无热①，微烦，默默但欲卧，汗出，初得之三四日，目赤如鸠眼②；七八日，目四眦—本此有黄字③黑；若能食者，脓已成也，赤豆当归散主之。

赤豆当归散方

赤小豆三升（浸令芽出，曝干）　当归三两

上二味，杵为散，浆水④服方寸匕，日三服。

【校勘】

据《千金》，当归作"三两"。《金匮要略今释》据宋本及俞桥本，当归作"十两"。

【词解】

①无热：指无寒热，是无表证的互词。

②鸠眼：鸠，俗称斑鸠，其目为赤色。

③四眦：是指两眼的内外眦。

④浆水：《本草纲目》称之为酸浆。

【释义】

本条论述狐惑病酿脓的证治。患者脉数，为体内有热，凡脉数则发热而烦，此热在血，不在荣卫，故不发热，但微烦也。无热则体表热势不甚，表示病不在表。由于热内扰于心，故脉数，热扰心神，则微烦；以血病不与卫和，血病则恶烦，故欲默。卫不和则阳陷，故欲卧。湿热外蒸，腠理开泄，故汗出，病三四日时，湿热留滞于血分，湿毒不化，久而循肝经上注于目，则目赤如鸠眼，患病七八日时，湿毒日久不解，瘀血内积而成脓，故四眦皆黑。若此时病人能食则表明湿热之脓毒皆聚于局部，对脾胃影响较轻。

治以赤小豆当归散，清热解毒，活血化脓。方中赤小豆去湿消热，解毒排脓；当归活血养血，去腐生新；浆水清凉解热。三药同用，脓除毒解，其病可愈。

【按语】

化脓与否的诊断
- 望诊
  - 三四日，目赤如鸠眼—湿热郁于血分—未成脓
  - 七八日，目四眦黑—湿热内郁，气血已变质—已化
- 问饮食
  - 不欲饮食—湿热之邪散于胃—未成脓
  - 七八日能食者—湿热在肠，胃部不受影响—已化脓

【原文】

14. 阳毒之为病，面赤斑斑如锦纹，咽喉痛，唾脓血，五日可治，七日不可治，升麻鳖甲汤主之。

升麻鳖甲汤方

升麻二两　当归一两　蜀椒（炒去汗）一两　甘草二两　雄黄半两（研）　鳖甲手指大一片（炙）

上六味，以水四升，煮取一升，顿服之，老小再服，取汗。

【释义】

本条论述阳毒的证治。阳毒病颜面红赤，有斑点犹如锦缎的花纹，咽喉疼痛，唾液混杂脓血。发病五日内可治，七日以上不可治。此为升麻鳖甲汤主治之证。阳毒是感受火热之毒，火毒内蕴，扰营血，血热妄行于头面，出现面赤斑斑如锦纹，火热之毒上灼咽喉，则咽喉疼痛，熏蒸于胸膈部位，使血肉腐败故唾脓血，本证病势凶险，应在邪未盛而正气未衰时治。若时日长久，邪盛正衰较难治。方中当归、鳖甲有散瘀排脓，清热养阴之功；重用生甘草既可解毒和中又可清热生津；雄黄、蜀椒的辛温之性既助升麻、甘草解毒之力，又可助当归、鳖甲散瘀排脓之功。此方共奏解毒清热之功。

【按语】

本条存在争议问题点：一、唾脓血。唾液中带有脓血，出血部位为肺和气管的可能性更大。二、蜀椒和雄黄的使用。蜀椒与雄黄均为辛温药，本病为阳毒即体内热邪较盛，为何在阳毒病时选用大热之性的药物？对于该疑问点各医家存在较大争议。首先蜀椒与雄黄均有解毒的功效。但为何不用解毒且性味辛凉的药物？尤怡等人的想法"以阳从阳，欲其速散也"，解释得并不清楚。黄元御认为泻湿热，可阳毒本身即为热邪盛，且病人表现并未看出体内有湿。曹颖甫的病虫理论是从以方论证推导而出，但从现代医学角度来看却有所不同。沈明宗认为两药的温热药性可助汗出，从而使病邪从汗出，这种说法更为有依据。陈修园认为雄黄苦寒，与中药药性辛温相佐。刘渡舟《金匮要略诠解》说：雄黄辛温，散瘀解毒，蜀椒温中止痛，雄黄、蜀椒均为温热之品，可助升麻、甘草解毒之力，又能助鳖甲、当归散瘀排脓之功。胡希恕《胡希恕金匮要略讲座》说：蜀椒辛温，是热药，使人发汗，故本病在表，雄黄，治痈脓，本病唾脓血，故用雄黄。刘渡舟与胡希恕的解释也不全面。现在国内有学者认为阳毒当用升麻鳖甲汤去雄黄、蜀椒主之，而阴毒当用升麻鳖甲汤。综合各医家讨论，病邪从汗出而和更为恰当。若阴阳毒所用方药对换则阴毒时加入辛温的大热药而在阳毒时去之，理解起来更加通畅。

【原文】

15. 阴毒之为病，面目青，身痛如被杖，咽喉痛。五日可治，七日不可治，升麻鳖甲汤去雄黄、蜀椒主之。

【释义】

阴毒之为病，邪气侵袭人体，使人体出现一派阴性的症状表现。面色青属阴，由于阴性的外邪侵袭人体的血脉导致瘀血凝滞，阻塞不通故出现了面色青黑，由于体内瘀血凝滞，不通则痛，故全身疼痛如被杖。疫毒结于咽喉，故作痛。本处五日可治并非严格意义上的五天，是一个时间跨度，意为时间短，病情浅，病邪未完全入里，可治；七日不可治是时间久，病情迁延，病邪入里，病位加深，药物不可到达或治疗效果差，是以不可治。此处用升麻鳖甲汤去雄黄、蜀椒治疗。关于是否去这两味药多有争论，有医家认为蜀椒、雄黄性味温热，去之可防止损伤病人阴气，也有医家认为不去可因势利导驱邪外出。前者较为恰当，因为阴毒，阳毒指的并非寒热表里，而是以证候进行区分，有着明显的症状表现。此处的阴毒并非单一的邪气而是一系列病性属阴的时行疫毒的综合，更多和季节气候有直接关系，区别十分明显。

疟病脉证并治第四

【原文】

1. 师曰：疟脉自弦，弦数者多热；弦迟者多寒。弦小紧者下之差，弦迟者可温之，弦紧者可发汗、针灸也，浮大者可吐之，弦数者风发①也，以饮食消息止之①。

【校勘】

"消息止之"，《外台》作"消息之"。

【词解】

①风发：感受风邪而发作。

②以饮食消息止之：指适当的饮食调理。

【释义】

本条从脉象论述疟病的病机和治则。疟病为邪客于荣卫之间，与卫气相合而发热恶寒，病位属少阳半表半里，弦者属东方甲木之气，经属少阳，故疟脉自弦。疟病虽属半表半里，但据其病情变化，亦有偏表偏里，偏上偏下，偏寒偏热的不同。数脉主热证，故弦数者多热，迟脉主寒证，故弦迟者多寒。脉象弦小而紧，则为寒积于内，可用下法。迟脉主寒证偏于里，可用温法，故弦迟者可温之。紧脉主寒证偏于表，可用汗法，或针灸治疗，故弦紧者可发汗、针灸也。浮大脉为病邪偏上，高者越之，可用吐法，故浮大者可吐之。数脉主热证，脉象弦数，为感受风邪而发热，可用饮食调理的方法治疗。故弦数者风发也，以饮食消息止之。

【按语】

弦数者多热，可用清法治疗；弦迟者多寒，可用温法治疗；弦小紧者偏于里，可用下法治疗；弦紧者偏于表，可用发汗、针灸的方法治疗；浮大者病位在上，可用吐法治疗。风邪善行数变，易于引起发热的症状，此处饮食消息止之是指以梨汁、蔗浆等甘寒生津之属止其炽热。

【原文】

2.病虐以月一日发，当以十五日愈^①；设不差，当月尽解^②；如其不差，当云何？师曰：此结为癥瘕^③，名曰疟母^④，急治之，宜鳖甲煎丸。

鳖甲煎丸方

鳖甲十二分（炙）　乌扇三分（烧）　黄芩三分　柴胡六分　鼠妇三分（熬）　干姜三分　大黄三分　芍药五分　桂枝三分　葶苈一分（熬）　石韦三分（去毛）　厚朴三分　牡丹五分（去心）　瞿麦二分　紫葳三分　半夏一分　人参一分　䗪虫五分（熬）　阿胶三分（炙）　蜂窝四分（炙）　赤硝十二分　蜣螂六分（熬）　桃仁二分

上二十三味，为末，取锻灶下灰一斗，清酒一斛五斗，浸灰，候酒尽一半，着鳖甲于中，煮令泛烂如胶漆，取汁，内诸药，煎为丸，如梧子大，空心服七丸，日三服。

【词解】

①十五日愈：古历以五日为一候，三候为一气，即十五日，人体气化与节气相应，天气更移，人身之气也随之更移。如果正气渐强，则正胜邪却，病也就自然而然好了。

②当月尽解：指十五日不愈，等再换一气，即再过十五日，正气渐强，疟病也就好了。两气整是一个月，所以说当月尽解。

③癥（zhēng）瘕：腹部有形和无形的积块，形坚不变的叫癥，或聚或散的

叫瘕。

④疟母：病名，指疟病日久不愈，左胁下积有积块者。

【释义】

本条论述疟母的形成和治法。根据人与自然相统一的观点，古人认为患疟之后，人体的功能活动仍和平时一样随自然界气候的变换而发生相应的变化。自然界的节气是十五日一换，人体正气也随之渐强，有正复邪衰的可能，所以"当以十五日愈"。如果没有痊愈，可以再等下次节气的更换，疟病即愈，也就是所谓的"当月尽解"。如果还不好又是为什么呢？这是疟病日久，气滞血瘀，结为癥瘕，居于左胁下，病名叫"疟母"。疟母不消，则疟疾终不能愈，所以要急治，用鳖甲煎丸。药用鳖甲煎者，鳖甲入肝，除邪养正，合煅灶下灰所浸酒去瘕，故以为君。小柴胡、桂枝汤、大承气为三阳主药，故以为臣；但甘草嫌柔缓而减药力，枳实嫌破气而直下，故去之。外加干姜、阿胶，助人参、白术养正为佐。瘕必假血依痰，故以四虫、桃仁合半夏消血化痰。凡积必由气结，气利则积消，故以射干（别名乌扇）、葶苈子利肺气，合石膏、瞿麦清气热，而化气散结。血因邪聚则热，故以牡丹、紫葳去血中伏火、膈中实热为使。《千金》去鼠妇、赤硝，而加海藻、大戟，以软坚化水更妙。

【按语】

鳖甲煎丸不独治疟母一病，由于其他原因引起的癥瘕，凡属于正虚邪久不除的，均可使用。

【原文】

3.师曰：阴气孤绝①，阳气独发②，则热而少气烦冤③，手足热而欲呕，名曰瘅疟，若但热不寒者，邪气内藏于心，外舍分肉之间，令人消铄脱肉。

【校勘】

"脱肉"《医统》本作"肌肉"。

【词解】

①阴气孤绝：津液极度亏虚。

②阳气独发：热邪亢盛。

③烦冤：心中有烦闷不舒的感觉。

【释义】

本条论述瘅疟的病机和症状。瘅疟的病机，为"阴气孤绝，阳气独发"。这里的"阴气"，指人体津液；"阳气"指热邪。由于津液极度亏虚，阳热过盛，故出现短气，心中烦闷不舒，手足热、欲呕等症状为瘅疟。其中少气是因热盛伤气；心中烦闷不舒和手足热是因热盛伤阴，导致五心烦热而出现的症状；热伤胃阴，使胃气上逆故欲作呕吐。瘅疟患者表现为但热不寒，是因热邪内藏于心，外藏于肌肉之间，内外邪热亢盛，同时邪热伤胃而出现胃热炽盛，消谷善饥，耗伤津液，而致肉脱。

【原文】

4. 温疟者，其脉如平，身无寒但热，骨节疼烦，时呕，白虎加桂枝汤主之。

白虎加桂枝汤方

知母六两　甘草二两（炙）　石膏一斤　粳米二合　桂枝（去皮）三两

上剉，每五钱，水一盏半，煎至八分，去滓，温服，汗出愈。

【校勘】

《脉经》《千金》"呕"下有"朝发暮解，暮发朝解，名曰温疟"。

【释义】

温疟者，其脉如平，指温疟之脉如平人一般，不甚弦。亦有说法认为温疟的脉像如平常疟疾的主脉一样，即指温疟之脉为弦数脉。患者身无寒而但热，为温热内蕴，热盛于里之表现，并非无寒而只有发热。热邪内蒸，腠理不固，复感外寒，而留于关节，故关节疼烦。邪热犯胃，其气上逆，则时时作呕。从患者表现来看，本证为疟热内盛，兼见表寒，为热多寒少之温疟。治以白虎加桂枝汤，内则清热生津，外则解表散寒。内热清则呕止，表寒散则骨节疼烦愈。

【按语】

由于各医家对"其脉如平"有不同的理解，故临床应根据患者总体表现进行判断。温疟的身无寒但热，是白虎汤所主，骨节疼烦为表有寒，所以另加桂枝。

【医案】

友人裴某之第三女患疟，某医投以柴胡剂两帖，不愈，余诊其脉洪滑，询之月经正常，未怀孕，每日下午发作时，热多寒少，汗大出，恶风，烦渴喜饮，思此是"温疟"。脉洪滑，烦渴喜饮，是白虎汤证；汗出恶风，是桂枝汤证，即书白虎加桂枝汤。生石膏48克，知母18克，炙甘草6克，粳米18克，桂枝9克，清水四盅，煮米熟，汤成，温服。一剂病愈大半，二剂疟不复作。足见迷信柴胡或其他疟疾特效药而不知灵活以掌握之者，殊有失中医辨证施治的规律。（摘自《岳美中医案集》）

【原文】

5. 疟多寒者，名曰牝①疟，蜀漆散主之。

蜀漆散方

蜀漆（洗去腥） 云母（烧二日夜） 龙骨等分

上三味，杵为散，未发前以浆水服半钱。温疟加蜀漆半分，临发时服一钱匕。

【校勘】

牝疟，原文作牡疟。"牡"字误，今据《外台》引《伤寒论》原文，作"牝疟"改正。

【词解】

①牝：牝乃雌，为阴为寒。

【释义】

本条论治牝疟的证治。疟疾病其恶寒程度重者称为牝疟，为蜀漆散主治之证。疟疾多见寒热往来，疟多寒者，即表现为寒多热少。牝疟为寒疟而并非真寒。疟邪入侵，寒湿内盛，素体阳虚而复感疟邪，阳气不足则胆气虚，不足以化湿，则体内寒湿内盛，而胆虚气机不利亦不能疏通湿邪，湿邪郁遏中阳，阳气不能外达肌表，故致热少寒多，或但寒不热。寒邪挟湿，阻遏阳气，故见头痛身楚、口不渴、胸胁满闷、神倦乏力。寒湿内困，脾胃失于健运，气机不畅，故致胸闷脘痞。苔白腻。脉弦，为寒湿内阻之象。患者胆气虚则可表现出心动、心悸、恐惧等表现。或是素有痰饮，无形之寒气挟有形之痰饮伏于心间，阳气不能外透于肌表，故表现出的寒症较多。但为何认为痰饮伏于心间？本条文叙述较简单，从用药中可以推测出患者应有心惊、恐惧、心动、心悸这些症状。《药材学》中说云母有"镇怯，治心悸"的作用。而龙骨可镇静安神，《名医别录》载可疗"夜卧自惊……养精神，安五脏"。蜀漆散方中共三味药而其中两味为镇惊之药，可推知有痰饮凌于心。而心主神明可以推测出有心惊、恐惧、心动、心悸这些症状。蜀漆散为祛痰截疟，助阳扶正之方。蜀漆用作截疟剂，于发热前顿服，有催吐作用。蜀漆祛痰截疟，涌吐痰浊而发越阳气，蜀漆祛痰祛饮，通过涌吐去痰饮，使心阳不受于寒饮的遏制，心阳不受遏而寒邪同时也可散除，为治疟主药；龙骨镇惊安神，收敛津液，以制蜀漆上越之猛；云母性温，又可祛痰化湿；浆水和胃，又助蜀漆以吐顽痰。诸药相因，驱逐阴邪，宣发阳气，则牝疟可愈。沈明宗的《张仲景金匮要略》中写道："蜀漆乃常山苗也，常山善吐，此不用常山而用蜀漆者，取其苗性轻扬，以入重阳之界，引拔其邪，合之龙骨，镇心宁神，蠲除伏气。《本草备要》谓'云母甘平属金，色白，入肺'，而肺金得补则阴水自生，卫阳之邪不得入阴，反从上出，牝疟愈矣。"更全面地解释了蜀漆散的作用。

【附方】

附《外台秘要》方

牡蛎汤：治牝疟。

牡蛎四两（熬）　麻黄四两（去节）　甘草二两　蜀漆三两

上四味，以水八升，先煮蜀漆、麻黄，去上沫，得六升，内诸药，煮取二升，温服一升。若吐，则勿更①服。

【校勘】

《外台》载于第五卷牝疟门，引仲景《伤寒论》云：牝疟，多寒者，名牝疟，牡蛎汤主之方。其方甘草用三两炙，蜀漆三两。下注云：若无，用常山代之；右四味下有"以水先洗蜀漆三遍，去腥"十字。末有"忌海藻菘菜"五字，余同。

【词解】

①更（gèng）：再、又。

【释义】

牡蛎汤和蜀漆散同治牝疟，但用药用量均有所不同。牡蛎汤没有用龙骨而用牡蛎，两药功用相似均为镇静药。牡蛎咸，微寒。归肝、胆、肾经。平肝潜阳，重镇安神，软坚散结，收敛固涩。龙骨甘、涩，平。归心、肝、肾经。镇惊安神，平肝潜阳，收敛固涩。

【附方】

柴胡去半夏加瓜蒌根汤：治疟病发渴者，亦治劳疟①。

柴胡八两 人参 黄芩 甘草各三两 瓜蒌根四两 生姜二两 大枣十二枚

上七味，以水一斗二升，煮取六升，去滓，再煎，取三升，温服一升，日二服。

【校勘】

《外台》云：张仲景《伤寒论》疟发渴者，与小柴胡去半夏加瓜蒌汤。《经心录》疗劳疟，出第十五卷中。

【词解】

①劳疟：久疟不愈，反复发作，以致气血虚弱，故称为劳疟。

【释义】

疟病有往来寒热，与少阳证的主证相似，故用小柴胡汤和解少阳，使寒热减轻。柴胡去半夏加瓜蒌根汤就是小柴胡汤去半夏加瓜蒌根。半夏：燥湿化痰，和胃止呕。瓜蒌根：生津，止渴，降火，润燥，排脓，消肿。疟病发渴者就是小柴胡汤证，不呕而渴，故去半夏，劳疟为虚证，口渴可知津液亏虚，从而加瓜蒌根生津止渴。

【附方】

柴胡桂姜汤：治疟寒多微有热，或但寒不热服一剂如神。

柴胡半斤 桂枝三两（去皮） 干姜二两 瓜蒌根四两 黄芩三两 牡蛎三两（熬） 甘草二两（炙）

上七味，以水一斗二升，煮取六升，去滓，再煎，取三升，温服一升，日三服。初服微烦，复服汗出便愈。

【释义】

处方来源：《伤寒论》第 147 条，为少阳太阴合病病证。

功效：和解少阳，兼化痰饮。

主治：伤寒四五日，身热恶风，颈项强，胸胁满微结，渴而不呕，但头汗出，往来寒热，及牝疟、劳疟、疟久不愈者。

少阳表里未解，故以柴胡桂枝合剂而主，即为小柴胡汤的变法。去人参，因其正气不虚；减半夏，以其不呕，恐助燥也（半夏燥湿化痰）。加瓜蒌根，以其能止渴兼生津液也；倍柴胡加桂枝，以主少阳之表，而从主治可以看出患者有但头汗出之症，此为少阳枢机不利，邪热内郁不能宣达于外而上蒸。柴胡疏少阳之郁，同时桂枝解身体之表邪；加牡蛎，以软少阳之结（开微饮之结）。干姜佐桂枝，以散往来之寒，同时干姜为治太阴之症；黄芩佐柴胡，以除往来之热，且可制干姜不益心烦也。诸药寒温不一，须用甘草以和之。初服微烦，药力未及；复服汗出即愈者，可知此证非汗出不解也。

中风历节病脉证并治第五

【原文】

1.夫风之为病，当半身不遂，或但臂不遂者，此为痹。脉微而数，中风使然。

【释义】

本条论述中风病与痹证的鉴别。中风病常见半身不遂，此为气血亏虚，风邪侵袭机体经络，经脉不通，以致气血运行不畅，筋脉失于濡养所致。若见仅一侧上肢活动不利，此为痹证，是风寒湿夹杂侵袭机体，凝涩荣卫，经脉不行所致。微为气血不足，数为风邪侵袭而生热。这里说明中风是由气血不足，风邪乘里所致，故中风使然。

【按语】

从条文所述症状看，可知中风重，痹症轻，且中风多见肢体麻木不仁、口眼㖞斜，而痹症则疼痛较为明显。

【原文】

2.寸口脉浮而紧，紧则为寒，浮则为虚；寒虚相搏，邪在皮肤。浮者血虚，络脉空虚，贼邪不泻①，或左或右；邪气反缓，正气即急，正气引邪，㖞僻②不遂。邪在于络，肌肤不仁；邪在于经，即重不胜③；邪入于腑，即不识人；邪入于脏，舌即难言，口吐涎。

【词解】

①贼邪不泻：贼邪，谓贼风、邪气，这里指中风的致病因素。不泻，谓邪气留滞于体内，不能外泄。

②㖞僻：口眼歪斜。

③重不胜：肢体重滞，不易举动。

【释义】

"寸口脉浮而紧，紧则为寒，浮则为虚"，紧脉一般主寒，但有时亦可见于虚证，如《血痹虚劳病脉证并治》指出阴阳两虚证亦可见微紧之脉。浮主表证，在杂病则为里虚，即"脉浮者，里虚也"之意。此处用脉象说明中风病的病因病机，是外中风寒与里虚相结合，首先侵犯皮肤，即"为外皮肤所中也"之候，所以说"寒虚相搏，邪在皮肤"。以下进一步阐述中风病的病机。浮脉主里虚是对一般杂病而言，这里主要是血气虚，血气本虚，更因外邪侵袭经脉，痹阻不畅，络脉濡养更不足，形成"络脉空虚"；卫外不固，风寒之类外邪乘虚侵袭，由于里虚不能抗邪，外邪深入停留于虚处，不得向外宣泄。此时受邪的一侧经络瘀阻更甚，营气不能畅通，经络缓而不用，故见经脉肌肉松弛；无病的一侧，气血运行如常，相比之下，反显紧张拘急。缓者为急者所牵引，于是口眼歪斜，此即"邪气反缓，正气即急，正气引邪"之意，故中风病所见的口眼歪斜，向左者邪反在右，向右者邪反在左。《灵枢·脉度》云："经脉为里，支而横者为络，络之别者为孙。"络脉浅而经脉深，络脉小而经脉大。在气血虚弱、络脉空虚的情况下，病邪侵入，首犯络脉，则营气不能运行于肌表，故肌肤麻木不仁；病邪侵犯了经脉，营血运行不畅，失去濡养肢体的作用，故肢体沉重，活动不灵。如病势进一步加重，邪气深入脏腑，影响脏腑功能，故出现不识人，不能言语，口吐涎等神志不清的严重证候。

【按语】

从脉象上阐述中风的病因及病理机制。

【原文】

3.寸口脉迟而缓，迟则为寒，缓则为虚。营缓①则为亡血，卫缓②则为中风。邪气中经，则身痒而瘾疹③；心气不足④，邪气入中⑤，则胸满而短气。

【词解】

①营缓：脉沉缓，说明营不足。
②卫缓：脉浮缓，表示卫虚中风。
③瘾疹：皮肤上出现的瘙痒性风团。
④心气不足：胸中阳气不足。
⑤邪气入中：邪气趁虚内传。

【释义】

本条论述中风与瘾疹的发病机制。寸口脉迟而缓是由于感受了风邪，脉迟属寒，脉缓属虚。迟是由于卫气不足，导致风寒之邪侵袭，使阳气虚，阴寒气盛，所以气血凝滞，运行迟缓；缓是由于营血不足，风邪侵袭使脉至无力，脉缓分为两种情况：一、沉取脉缓，由于营血虚，则为亡血；二、浮取脉虚，由于卫气不足，则为中风。如果邪气中于皮肤经络属于表，可发生瘾疹，而身体奇痒。若胸中阳气不足，邪气乘虚内传侵犯心肺，入里化热，充斥胸中出现胸胁胀满，里热阻滞气机而出现短气。

【原文】

风引汤：除热瘫痫。

大黄　干姜　龙骨各四两　桂枝三两　甘草　牡蛎各二两　寒水石　滑石　赤石脂　白石脂　紫石英　石膏各六两

上十二味，杵，粗筛，以韦囊盛之，取三指撮，井花水三升，煮三沸，温服一升。

【释义】

本方治疗的病机是肝阳亢盛，风邪内动，故用风引汤重镇潜阳，清热熄风。由于风热内侵，或盛怒不止，脏气亢甚，血热进心，上逆于头，故出现面红、目赤、神志昏迷等症状；阳气亢盛使气血不能流于四肢，故瘫痪不能运动；热伤阴血，不能滋养筋脉，故抽搐；热盛则炼液成痰，故见惊风癫痫。凡是五脏火热炽盛，血热上升，引起中风瘫痪、癫痫、小儿惊风等病，皆可用风引汤，清热降火，镇惊息风。方中大黄、桂枝泻血分实热，引血下行，通行血脉，为除热瘫痫的主药；滑石、石膏、寒水石、紫石英、赤石脂、白石脂潜阳下行，清金伐木，利湿解热，龙骨、牡蛎镇惊安神，固敛肝肾；干姜、甘草温暖脾胃，和中益气，且佐诸石之寒。

【原文】

防己地黄汤：治病如狂状，妄行，独语不休，无寒热，其脉浮。

防己一钱　桂枝三钱　防风三钱　甘草二钱

上四味，以酒一杯，浸之一宿，绞取汁，生地黄二斤，吹咀，蒸之如斗米饭久，以铜器盛其汁，更绞地黄汁，和，分再服。

【释义】

病者如狂，妄行，独语，如身热脉数，则为阳明热盛，若无寒热，脉浮，则为血虚生热，外邪趁虚侵袭，热扰心神所致。由于心肝阴血亏损，不能滋潜风阳，形成肝风上扰，而心火炽盛。风热上扰，神识错乱，故病如狂状。又因风升而气涌，气涌而痰逆，痰浊上聚于心，则精神昏乱，故独语不休。治用防己地黄汤，滋阴降火，养血息风，透表通络。方中生地黄汁用量最大，补阴血，益五脏，养血息风，滋阴降火；桂枝、防风、防己透表散热，通络去滞；甘草益阴泻火。若无外感风邪，即无脉浮而见狂妄谵语者，此方当禁用。方中用铜器盛其汁，因生地忌铁，宜用铜器。

【原文】

头风摩散方

大附子一枚（炮） 盐等分

上二味为散，沐了，以方寸匕，已摩疾上，令药力行。

【释义】

风邪侵袭头面，经络拘急，凝塞不通所致的头痛。先用温水清洗患部，再用方药涂搽患部，方法较为便捷。其中附子为大辛大热之品，可以疏散经络寒邪，盐具有消肿止痛之功，又可渗经透里，入血分去皮肤的风毒，二药合用共成疏风散寒止痛之功。

【原文】

4.寸口脉沉而弱，沉即主骨，弱即主筋，沉即为肾，弱即为肝，汗出入水中。如水伤心①，历节黄汗②出，故曰历节。

【词解】

①如水伤心：水湿伤及血脉。

②黄汗：这里指历节病中的并发症，是关节痛处溢出黄水，与黄汗病的汗出色黄，遍及全身者不同。

【释义】

本条论述肝肾不足，寒湿内侵的历节病机。寸口脉沉而弱，沉为病在里，主肾气不足，肾主骨，故曰"沉即主骨""沉即为肾"；弱为肝血不足，肝主筋，故曰"弱即主筋""弱即为肝"。肝肾气血不足，是历节致病的内在因素。由于肝肾气血不足，汗出腠理开泄，更因汗出入水，寒湿乘虚内侵，郁为湿热，伤及血脉，浸淫筋骨，流入关节，影响血气运行，故关节屈伸不利，再加湿热之邪流注于关节，可见黄汗溢出，这就是历节。

历节与黄汗的鉴别：相同点：① 均为汗出入水，水从汗孔侵入人体机体；② 均有黄汗。不同点：① 历节为寒湿之邪侵袭血脉及关节，外水内火，郁而化热，故汗液呈微黄色，黄汗为寒邪侵袭膜腠膏油之间，并不伤及血分，营郁而化热，湿热交蒸，故发热汗出色黄；② 历节之汗仅见于关节，黄汗之汗可见于全身；③ 历节可见关节部疼痛，黄汗未见关节疼痛。

【按语】

本条说明历节的病机，肝肾先虚为病之本，寒湿外侵为病之机，治疗时应分轻重缓急。

【原文】

5. 趺阳脉①浮而滑，滑则谷气实，浮则汗自出。

【词解】

①趺阳脉：胃脉，在足背上五寸骨间动脉处，即足阳明经的冲阳穴。

【释义】

本条论述胃有蕴热、外感风湿的历节病。足背动脉的搏动出现浮而滑，滑则意味着胃肠机能的充实，浮则表示汗自然而出。滑脉主痰饮、食滞、实热、妊娠等，脉滑则谷气实，可知是酒谷宿食不下，内结成湿热实邪。浮脉是气血游行于外所致。浮脉有三种情况，一种为平脉，一种为邪袭脉浮，一种为热盛脉浮（六气化火，五志化火，或气血痰食日久化热，热盛外淫，搏激气血外达肌表，脉亦可浮，此种脉浮均属实证）。内热外蒸而腠理开泄，故脉又见浮。脉浮主热，胃热则汗自出。若汗出入水中，或汗出当风，寒湿内侵，郁为湿热，可以成为历节病。

【按语】

"趺阳脉浮而滑"，浮为外感风邪，而滑为谷气盛。由于谷气充盛，所以虽然感受风邪，但能够通过汗出而排除，可以不病。尤在泾说："趺阳脉浮者，风也；脉滑者，谷气盛也。汗出于谷，而风性善泄，故汗自出。"但也有注家谓本节亦是主病之脉，如程云来说："亦历节之脉。"究竟是否主病，还需与症状结合。

【原文】

6.少阴脉①浮而弱，弱则血不足，浮则为风，风血相搏，即疼痛如掣。

【词解】

①少阴脉：即足少阴肾经之脉，即左尺脉。

【释义】

本条论述血虚历节的病机证候。少阴脉弱是由于肾血不足，肾脉本沉，无故而浮，是由于风邪侵袭。血主营养筋脉关节，若阴血不足，风邪侵袭，邪正相争则阴血耗损更甚，而不能濡养筋脉关节，导致经脉痹阻，筋骨失养，不通则痛，所以表现为关节掣痛，活动不利。

【按语】

本条治法当以养血为主，兼以祛风，即治风先治血，血行风自灭之意。消风散之生地、火麻仁、当归，大秦艽汤之地黄、当归、芍药即有此意。

【原文】

7.盛人①脉涩小，短气，自汗出，历节痛，不可屈伸，此皆饮酒汗出当风所致。

【词解】

①盛人：身体肥胖的人。

【释义】

盛人是身体肥胖之人，脉涩小，提示体内湿盛血虚，短气是因体内蕴有水气，湿邪中浊，阻遏清气运行，则出现呼吸不畅的短气。湿邪日久郁而化热，里热蒸腾则自汗。饮酒后汗出贪凉当风，则风邪内犯，风湿热搏结，流注于关节则出现关节痛，不可屈伸。

【原文】

8.诸肢节疼痛，身体魁羸①，脚肿如脱②，头眩短气，温温③欲吐，桂枝芍药知母汤主之。

桂枝芍药知母汤方

桂枝四两　芍药三两　甘草二两　麻黄二两　生姜五两　白术五两知母四两　防风四两　附子二枚（炮）

上九味，以水七升，煮取二升，温服七合，日三服。

【词解】

①魁羸：形容关节肿大。
②脚肿如脱：形容两脚肿胀，且麻木不仁，要与身体脱离一般。
③温温：形容心中郁结不舒。

【释义】

本条论述风湿历节的证治。风寒湿流注于关节筋脉，导致阳气痹阻，使气血通行不畅，所以出现肢节疼痛肿大；痛久不解会导致正气日渐衰退，而邪气日渐亢盛，同时湿阻中焦，会导致脾胃运化不利，所以出现身体逐渐消瘦；体内湿注下焦而出现两脚肿胀且麻木不仁，似乎要和身体脱离一样；湿邪阻滞清阳不升而头眩，气机升降不畅而短气；湿邪阻滞中焦而出现心中不舒且欲吐。这时可以用桂枝芍药知母汤治疗。方中桂枝、麻黄祛风通阳，发散风寒之邪，附子温经散寒止痛，白术、防风祛风除湿，知母、芍药清热养阴（湿邪日久化热）或润燥滋阴（防止诸燥热之药伤阴），生姜、甘草和胃调中。

【按语】

头目眩晕短气原因有三：①风邪上犯出现头晕目黑，湿阻中焦而短气；②湿热之邪侵袭头目所致；③湿邪在体内日久化热，湿热之邪上蒸耗气伤阴，而致气虚头眩气短。

【医案】

周奠章，年甫二旬，远行汗出，跌入水中，风湿遂袭筋骨而不觉，始则两足酸麻，继而足膝肿大，屈伸不能，兼之两手战抖，时而遗精，体亦羸瘦，疗治三年罔效，几成废人。左手脉沉弱，右手脉浮濡，脉症合参，此鹤膝风症也。由其汗出入水，汗为水所阻，聚而成湿，湿成则善流关节。关节者骨之所凑，筋之所束，又招外风入伤筋骨，风湿相搏，故脚膝肿大而成为鹤膝风。前医见病者手战遗精，误认为虚，徒用温补，势濒于危。岂知手战者，系风湿入于肝，肝主筋而筋不为我用，遗精者系风湿入于肾，肾藏精而精不为我摄。溯其致病之由，要皆风湿之厉也，设非驱风去湿，其病终无已时。

疗法：择用仲景桂枝芍药知母汤，桂枝、芍药、甘草调和营卫，麻黄、防风祛风通阳，白术补土去湿，知母利溺散肿，附子通阳开痹，重用生姜以通脉络。间服芍药甘草汤，补阴以柔筋，外用麻黄、松节、芥子包患处，开毛窍以祛风湿。

处方：川桂枝四钱，生白芍三钱，白知母四钱，白术四钱，附子四钱（先煮），麻黄二钱，防风四钱，炙甘草二钱，生姜五钱。

次方：生白芍六钱，清炙草三钱。

三方：麻黄一两，松节一两，芥子一两。研匀，用酒和调，布包患处。

效果：服前方半日许，间服次方一剂，其脚稍伸，仍照前法再服半月，其脚能立，又服一月，渐渐能行。后守服半月，手不战，精不遗，两足行走如常，今已二十余年矣。（摘自《全国名医验案类编》）

【原文】

9.味酸则伤筋，筋伤则缓，名曰泄①。咸则伤骨，骨伤则痿，名曰枯②。枯泄相搏，名曰断泄③。营气不通，卫不独行，营卫俱微，三焦无所御④，四属⑤断绝，身体羸瘦，独足肿大，黄汗出，胫冷，假令发热，便为历节也。

【词解】

①泄：肝主筋，主藏血，多吃酸则伤肝，肝病则筋缓不收，肝气不敛，易于外泄，所以叫作泄。

②枯：肾主骨藏精。多吃咸则伤肾，肾病不能生精髓，营养骨髓，骨中必然干枯而痿软不任，所以叫做枯。

③断泄：肝不能收敛，肾不能生髓，人体生气日衰，来源逐渐断绝。

④御：统驭。

⑤四属：指皮、肉、脂、髓四种，或指四肢。

【释义】

人食五味，可以养人，如味有偏嗜，或有不及，则可致病。如过食酸则伤肝，伤筋，筋伤则弛缓不用，不能随意运动，所以谓之"泄"。过食咸则伤肾，伤骨，骨伤则痿弱不能行立，所以谓之"枯"。过食酸味，损伤肝肾，则精竭血虚，谓之"断泄"。肝肾俱伤，气血亦因之而衰弱，营卫气血不能治于三焦，则肢体得不到营养，而日渐羸瘦。同时，过食酸咸，伤及脾胃，脾胃虚弱，营卫之气亦不足。体内之气血津液通过三焦而运化全身，脾胃虚弱，水气运化之力不足，故水液凝聚，水为湿邪，其性重着粘腻，故湿浊流注于下，所以两足肿大，湿易夹寒，故胫冷。湿邪熏蒸脾土之色，故发为黄汗。由于水邪阻于营卫，即气分之间，故不伤及血分，患者不发热。若水邪伤及血分，血凝而气不得通，故关节疼痛，痛处渗出黄汗为湿郁发热，属于历节病。

【按语】

本条论述过食酸咸，内伤肝肾所致的历节病。同时区别了黄汗与历节之间的不同，胫冷，不发热，周身黄汗出而无痛楚，此为黄汗肿大。若胫不冷，发热，关节痛，即是有黄汗，亦仅在关节痛处，属于历节病。

【原文】

10.病历节不可屈伸，疼痛，乌头汤主之。

乌头汤方：治脚气疼痛，不可屈伸。

麻黄　芍药　黄芪各三两　甘草三两（炙）　川乌五枚（㕮咀，以蜜二升，煎取一升，即出乌头）

上五味，㕮咀四味，以水三升，煮取一升，去滓，内蜜煎中，更煎之，服七合。不知，尽服之。

【释义】

本条论述寒湿流滞关节的证治。历节病为关节类疾病，关节类疾病疼痛而不能屈伸，是乌头汤的主证，乌头汤方治疗脚痛、不能屈伸者有效。关节疼痛不可屈伸，可见有寒湿留于关节，经脉痹阻不通，气血运行不畅，故关节剧烈疼痛，不能屈伸。治以乌头汤温经祛寒，除湿解痛。方中麻黄发汗宣痹；乌头辛温可逐风寒湿邪而解痛；芍药可柔肝止痛治四肢挛急疼痛；甘草调和诸药，缓急止痛，同样可以治疗四肢挛急疼痛，芍药甘草合用可以起到缓急舒筋的作用；同时黄芪益气固卫，助麻黄、乌头以温经止痛，又可防麻黄过于发散；蜂蜜甘缓，能解乌头毒。诸药配伍能使寒湿之邪微汗而解，病邪去而正气不伤。中医脚气病指脚弱，表现为足胫部麻木酸痛，软弱无力，屈伸不利，是寒湿阻滞气血所致，故而治疗亦可选择乌头汤。

【按语】

历节病的主要症状，是疼痛遍历关节或屈伸不利。屈伸不利是形容关节疼痛的情况。

【医案】

萧某某，女，42 岁，工人，从 1971 年春节开始患风湿性关节炎，反复发作，时已两年，髋膝关节疼痛，皮色不变。下肢膝关节特别怕冷，局部要加盖厚膝垫保暖，倘遇天冷阴雨，痛更难忍，步伐艰难，不能上班已四月，舌质淡红，苔薄白，脉弦细而紧。抗"O"1/1600，血沉 30mm/h。此为寒痹，其主要特点是疼痛有定处，痛较剧。因寒为阴邪，其性凝滞，故痛有定处，局部怕冷。风寒湿邪相搏，阻滞经络骨节，不通则痛，变天则剧。治以散寒止痛为主，佐以祛风除湿，方以乌头汤（《金匮要略》方）加减。桂枝一两，川乌（制），三钱，黄芪五钱，白术四钱，麻黄二钱，白芍四钱，豹皮樟六钱，豆豉姜五钱。

服七剂，关节疼痛大减，膝关节自觉转暖，能慢步行走．复诊时，加猴骨五钱 祈蛇二钱 再服十剂，抗"O"降至 1/300，血沉仅为 10mm/h。嘱病者服药二周，以巩固疗效，追查一年半无复发。（摘自《老中医医案医话选》）

【原文】

矾石汤：治脚气冲心。

矾石二两

上一味，以浆水一斗五升，煎三五沸，浸脚良。

【释义】

脚气冲心，是指脚气病而见心悸、气喘、呕吐诸症者。由于人阳气虚弱，不能运化水湿，水湿毒气伤于下，留滞不去，郁蒸成热，上冲于心，故下肢肿大，麻痹不仁，屈伸不利，而心悸不安。矾石即为明矾，具有祛痰燥湿、解毒杀虫、止泻止血等功效。治脚气上冲，用矾石煎水浸脚，导湿下行，收敛心气。

【附方】

《古今录验》续命汤：治中风痱，身体不能自收持，口不能言，冒昧不知痛处，或拘急不得转侧。姚云：与大续命同，兼治妇人产后出血者，及老人小儿。

麻黄　桂枝　当归　人参　石膏　干姜　甘草各三两　芎劳（川芎，为血中之气药；香附为气中之血药）一两　杏仁四十枚

上九味，以水一斗，煮取四升，温服一升，当小汗，薄复脊（在身上盖上薄衣），凭几坐（在椅子上坐），汗出则愈；不汗，更服。无所禁，勿当风。并治但伏不得卧，咳逆上气，面目浮肿。

【释义】

《心典》云："痱者，废也，精神不持，筋骨不用，非特邪气之扰，亦真气之衰也。"风痱为中风病的一种类型，由外邪侵袭导致。因此说明外风侵入人体，必先因气血的不足，所以治疗应在补气养血的基础上祛风散邪。本方以麻黄汤发汗解表为主，合麻杏石甘汤、干姜甘草汤、四物汤加减，总以发汗解表、清里热、护胃气、活血通络为治法。麻黄汤合麻杏石甘汤解表清热，干姜甘草汤加人参护胃气，四物汤加减补血通经。以六经辨证析之，则是以太阳伤寒为主证，以有内热而胃气偏盛，血虚，经络不通为合证。人参、甘草补中益气，当归、川芎养血调营，麻黄、桂枝疏风散邪，石膏、杏仁清热宣肺，干姜和胃温中。如气血渐旺，风邪外出，则风痱自愈。

【附方】

《千金》三黄汤：治中风手足拘急，百节疼痛，烦热心乱，恶寒，经日不欲饮食。

麻黄五分　独活四分　细辛二分　黄芪二分　黄芩三分

上五味，以水六升，煮取二升，分温三服，一服小汗，二服大汗。心热加大黄两分，腹满加枳实一枚，气逆加人参三分，悸加牡蛎三分，

渴加瓜蒌根三分，先有寒加附子一枚。

【释义】

卫气不足，风邪外中，营卫不和，故恶寒；营血不足不能濡养筋脉，故手足拘急，百节疼痛；风为阳邪（入里而化热）最易化热，故烦热心乱，不欲饮食，治宜固卫祛风，解表清热。细辛解表疏风，黄芩清热除烦，黄芪补气固表，独活祛风除湿、通痹止痛，麻黄清热降火。如热邪内结成实，发热便秘，则用大黄泻热通腑；加枳实行气消满；湿热郁于胃，胃气上逆，加人参补脾胃之气，以运化湿浊而降逆气；郁而化热，心热则悸，故加牡蛎安神；肺胃有热阴气伤，加瓜蒌根养阴清热、清肃肺气；素有阳虚不温，不御风寒者，加附子温肾通阳。

【附方】

《近效方》术附汤：治风虚头重眩，苦极，不知食味，暖肌补中，益精气。

白术二两　甘草一两（炙）　附子一枚半（炮去皮）

上三味，剉，每五钱匕，姜五片，枣一枚。水盏半，煎七分，去滓，温服。

【释义】

本方治疗阳虚挟风寒的头眩证（外邪乘虚而侵入）。病因脾肾阳虚不能温煦头目，湿浊不化故见风虚头重、眩晕，非常痛苦，不知食物味道（脾虚）。方用附子温肾阳，白术、甘草补脾胃，生姜、大枣调和营卫。

【附方】

崔氏八味丸：治脚气上入，少腹①不仁②。

干地黄八两　山茱萸四两　薯蓣四两　泽泻　茯苓　牡丹皮各三两

桂枝一两　附子一两（炮）

上八味，末之，炼蜜和丸，梧子大。酒下十五丸，日再服。

【词解】

①少腹：腹的下部，位于脐与骨盆之间。又称小腹。

②不仁：麻痹的意思。

【释义】

此处少腹不仁应指腹壁软弱无力。由于肾阳虚，不能运化水湿，水湿毒气侵犯于下，随经而上至于少腹故少腹不仁。用八味丸温补肾气，助其气化之权，则阳生湿化，脚气自愈。方以地黄、山茱萸、山药、泽泻、茯苓、牡丹皮六味补肾阴，附子、肉桂补肾阳，合用则阴阳两补。临床以补肾气、补肾阳为主，疗效确凿。

【附方】

《千金方》越婢加术汤：治肉极①，热则身体津脱，腠理开，汗大泄，历风气②，下焦脚弱。

麻黄六两　石膏半斤　生姜三两　甘草二两　白术四两　大枣十五枚

上六味，以水六升，先煮麻黄去沫，内诸药，煮取三升，分温三服。恶风加附子一枚，炮。

【词解】

①肉极：指肌肉极其消瘦。

②历风气：厉者有荣气热腑。今风入营为热，即是厉风气矣。

【释义】

《千金方》越婢加术汤，治疗肉极，发热，身体津液漏泄，肌肤纹理开放，大量出汗，形成历风的状态，下肢力量减弱，风气入营，大汗消瘦。风湿邪气侵于肌表，风邪入里化热，风气入营，气浮化热，肌肉热极汗多，津脱表虚，发热为表邪未除，肌表仍有风邪，体表正邪相争发热，而风邪疏散则汗自出，且热邪入内熏蒸体内津液则汗大出。而津脱血少，营血不行于下焦，故脚弱。治以越婢汤发散风热，清解郁热。方中麻黄解散风湿，麻黄配生姜宣散水湿，配石膏清肺胃郁热而除口渴，配甘草、大枣以补益中气。

血痹虚劳病脉证并治第六

【原文】

1.问曰：血痹病从何得之？师曰：夫尊荣人^①骨弱肌肤盛^②，重因疲劳汗出，卧不时动摇，加被微风，遂得之。但以脉自微涩，在寸口、关上小紧，宜针引阳气，令脉和紧去则愈。

【词解】

①尊荣人：平素养尊处优的人。
②骨弱肌肤盛：形似丰满，而腠理疏松。

【释义】

本条论述血痹的病因和脉象。尊荣人，不事体力劳动，养尊处优故骨弱，素食膏粱厚味故肌肤盛。这种盛于外而虚于内的人，稍微一活动，就会疲劳出汗，哪怕是睡觉时不停地动摇翻身，都能感受风邪，而成血痹。脉微为阳微，涩为血滞，紧为外受风寒，由于病位较浅，病邪侵袭上中二焦，故寸口，关上小紧，血痹虽是血行不畅，但究其根本是由于阳气虚而推动无力所致，外不能固，内不能充，故治法应当使用针刺的方法引动阳气，阳气至则推动血行，疏散风寒，阳气行则邪去，故脉和紧去则愈。

【按语】

本条未予方，若结合脉证，当以温经复阳，祛风除湿为法。桂枝附子汤、甘草附子汤，皆可化裁使用。

【原文】

2.血痹阴阳俱微，寸口关上微，尺中小紧，外证身体不仁，如风痹状，黄芪桂枝五物汤主之。

黄芪桂枝五物汤方

黄芪三两　芍药三两　桂枝三两　生姜六两　大枣十二枚

上五味，以水六升，煮取二升，温服七合，日三服。

【释义】

血痹证出现了阴阳俱微提示津液不足，正气下降，寸脉主表，寸脉微是指在表之阳虚，尺脉候里，尺脉紧则说明里有寒，此时感受微风，在外表证出现了身体肌肤麻木不仁，类似于风痹证，用黄芪桂枝五物汤来治疗。黄芪补在表之气，芍药养血合营，桂枝温经散寒通痹，生姜疏散风邪，大枣养血。诸药合用，调和营卫，祛风散邪。

【原文】

3.夫男子①平人②，脉大为劳，极虚亦为劳。

【词解】

①男子：肾主藏精，为先天之本。精的亏损，是导致虚劳的主因。肾精的亏耗，又往往与房劳有关。所以，本篇有些条文标明"男子"。但并非指虚劳唯男子独有之病。

②平人：从外表形体上看并没有病态的人。

【释义】

本条论述虚劳病总的脉象。患者外表看起来好像没病，其实内脏气血已经虚损。虚劳病有两种脉象：一为脉大，二为脉极虚。脉大是指脉虽大但无力，是有形于外而不足于内的现象，原因是虚劳病人阳气不足，阴血亏损，则有阴虚而阳气外浮之机。极虚是指轻取则脉象软，重取则脉无力，原因是脾胃气损导致中气不足，日久出现阴阳气血均不足，阳气衰惫之象。

【原文】

4. 男子面色薄①者，主渴及亡血，卒喘悸②，脉浮者，里虚也。

【词解】

①面色薄：指面色淡白而无华。
②卒喘悸：指病人稍做行动即出现气喘心悸。

【释义】

《素问·五脏生成》谓"心之合脉也，其荣色也"，血虚不能荣于面，故面色白而无华；阴血不足，则津液亦不足，故口渴；血虚不能养心，故心悸；阴血不足，多因失血所致，故主亡血；肾主纳气，肾阳虚则不能纳气，故气喘。阴阳互根互用，阴血不足则阳气亦不足，虚阳上浮，故里虚亦可出现浮脉，但此脉浮为大而无力，不同于表证的脉浮而紧或浮而缓。

【按语】

本条论述阴血不足的虚劳脉证。本条脉浮里虚可与《脏腑经络先后病脉证》中"浮者在后，其病在里"互参。

【原文】

5. 男子脉虚沉弦，无寒热，短气里急，小便不利，面色白，时目瞑，兼衄，少腹满，此为劳使之然。

【释义】

本条论述虚劳病阴阳两虚的脉证。当患者出现脉虚沉弦的脉象，并没恶寒发热的表证，短气里急，小便不利，面色苍白，偶尔会有眩晕感、出血和少腹满的现象，这都是虚劳病导致的。脉虚沉弦，是指沉取兼见弦而少力的脉象，沉主病在里，弦主里寒或疼痛，沉弦并见是阳虚生寒。面白，时目瞑，兼衄，是肝脾血虚。肾为水火之脏，藏真阴而寓元阳，肺主气而司呼吸，但气主于肺而根于肾，故肾虚则不能纳气而呼吸气短。里急、少腹满为阳气不足而不能温煦膀胱。这些脉证为虚所致，所以说此为"劳使之然"。

【按语】

论述阴阳两虚脉证。《灵枢·决气》云："血脱者，色白，夭然不泽，其脉空虚，此其候也。"曹颖甫云："凡脉见沉弦者，不主里水，即主虚寒。卫虚则生寒，营虚则生热，故表邪见沉弦者，必有寒热；今无寒热，则非表邪可知。"

【原文】

6.劳之为病，其脉浮大，手足烦，春夏剧，秋冬瘥，阴寒精自出，酸削①不能行。

【词解】

①酸削：两腿酸痛消瘦。

【释义】

本条论述阴虚虚劳与季节关系。阴虚则阳无以附，虚阳上浮，故脉浮大。阴虚生内热，故手足烦热。春夏之时，阳气外浮，而阴更虚，故春夏剧。秋冬阳气内敛，阳气消阴气长，故秋冬瘥。阴虚及阳，肾阳虚衰而精关不固，故阴寒精自出。肾藏精主骨，精亏肾虚骨不得养，故酸削不能行。

【原文】

7.男子脉浮弱而涩，为无子，精气清冷。

【释义】

本条从脉象讨论虚劳无子证。外表和常人无异的男子，但是脉却是浮而涩的，脉浮提示真阳不足，脉涩为精少血衰。脉弱而涩，为阴阳精气皆不足的脉象。男子出现这样的脉象，主精液清冷，不能生育。

【原文】

8. 夫失精家①少腹弦急，阴头寒②，目眩，发落，脉极虚芤迟，为清谷，亡血，失精。脉得诸芤动微紧，男子失精，女子梦交，桂枝加龙骨牡蛎汤主之。

桂枝加龙骨牡蛎汤方

桂枝　芍药　生姜各三两　甘草二两　大枣十二枚　龙骨　牡蛎各三两

上七味，以水七升，煮取三升，分温三服。

【词解】

①失精家：经常梦遗、滑精的人。
②阴头寒：前阴冷。

【释义】

本条论述以遗精为主证的虚劳病的证治。由于遗精的病人经常梦遗，肾阴损耗太过，阴虚及阳，肾阳亦虚，阳气不能温煦下焦，气化不利，阴寒凝结，故少腹弦急，前阴部寒冷，下利清谷；病久精衰血少，且肝开窍于目，肝肾虚故目弦；肾之华在发，肝主藏血，发为血之余，肝肾虚故发落；脉象极虚芤迟，极虚为劳（遗精），芤为亡血（血随精脱），迟则为寒（下利清谷）。脉得芤动微紧，芤动说明心火、相火浮而不守，微紧说明阴寒凝结之象仍然存在，故见男子失精，女子梦交。

仲景从调和阴阳入手，而用桂枝加龙骨牡蛎汤，协调阴阳，交通心肾。方中桂枝温通阳气，芍药敛阴缓急，生姜健胃而散阴寒，甘草益中气，大枣补阴血，又加龙骨潜阳，牡蛎敛阴，安肾宁心，固摄精气。务使阴阳相互维系，阳固阴守，则失精自效。

【医案】

黄某某，青年工人，不知爱身，姿意情欲，又因劳动不节，以致精神不固，心火妄炎，夜不安寐，寐则梦遗，头晕身倦，气短息低。诊脉尺寸皆虚，左关独弦而细数，口苦心烦，有潮热，小便黄等症象……惟患者羸羸如斯，为救眉计，先用金锁固精丸、安神丸合剂（改为汤服），固精宁神，滋阴清火，以治其标。三剂烦热口苦悉退，而夜梦犹多，遗无虚夕，再进固精丸（改汤），药为：牡蛎、菟丝子、韭子、龙骨、五味、桑螵蛸、白石脂、茯苓等又二剂，不唯未少减，而遗尤甚，因知固之无益也……改处清心饮：党参三钱，当归三钱，干地黄五钱，甘草一钱，茯神（辰砂拌）四钱，枣仁四钱，莲肉四钱，远志钱半，黄连八分。水煎服，日二剂，三日无寸效，精遗如故。

因思《金匮》桂枝加龙骨牡蛎有治失精之明文，玩味其方药，此属心阳之虚并水气上逆之患而与上方之唯一补养有间，且桂枝汤原在调和营卫，如易其分两，则可变而为益阳和阴之用，加之龙牡镇心安神，核于本证殊可适应，药用：桂枝钱半，白芍五钱，甘草、大枣各三钱，生姜一钱，龙骨、牡蛎各六钱。并加茯神五钱，辰砂末（另冲）一钱，以为镇降宁神之助，首二剂效不显，三四剂力乃著，梦少能睡，遗可稍间，三数日不等。除仍服原汤外，早晚用莲心、金樱子煎汤送服妙香散五钱，以增强镇心固精力量，半月精不遗。嗣后当固其本，拟归脾汤配吞都气丸，持续一月，神旺体健，大异畴昔。（摘自《治验回忆录》）

【原文】

天雄散方
天雄①三两（炮）　白术八两　桂枝六两　龙骨三两
上四味，杵为散，酒服半钱匕，日三服，不知，稍增之。

【校勘】

《方药考》："此为补阳摄阴之方，治男子失精，腰膝泛痛。"

【词解】

①天雄：乌头根块上不生侧根者，与附子略同，但药性更烈。

【释义】

本方为治疗阳虚不固而滑精的方剂。方中天雄温补肾阳，桂枝辛甘和阳，龙骨收敛虚阳，重用白术补气固精。全方有补阳固摄的作用，可用于阳虚所致的遗精、阳痿之症。

【原文】

9.男子平人，脉虚弱细微者，喜盗汗也。

【释义】

本条论述阴阳气血俱虚的脉象和盗汗之证。男子或女子正常生理状态时，若脉象虚细而微弱，是为不足之脉，可知为阴阳气血不足之证。阳气虚而不能固表，阴血虚则不能内守，故容易发生盗汗。方可用桂枝加龙骨牡蛎汤，桂枝加龙骨牡蛎汤有调阴阳、和营卫，兼固涩精液，交通心肾的作用。如属于阴虚火旺的盗汗，脉见浮数或弦细，症见舌红、心烦者，则可用当归六黄汤治疗。当归六黄汤有滋阴泻火，固表止汗的作用。

【原文】

10.人年五六十，其病脉大者，痹侠背行①，若肠鸣，马刀侠瘿②者，皆为劳得之。

【词解】

①痹侠背行：背后脊柱两旁有麻痹感。

②马刀侠瘿：结核物生于腋下，名马刀。马刀，长形蚌名，生于颈旁名侠瘿。瘿通缨，缨帽而有带，结于项间，此处结核，叫"侠瘿"。

【释义】

本条通过举例论述了虚劳病不同证候可见相同脉象。人到了五六十岁的时候，身体逐渐虚弱，脉象当也虚弱，如果脉象反而见大，且背后脊柱两旁有麻痹感，结核生于腋下及颈项，这都是虚劳导致的。人至五六十岁，精气已不足，经脉失养，虚阳外浮，虚火上炎，故脉大而中软。卫阳不足，督脉气衰，则背后脊柱两旁有麻痹感。肠鸣，则因于脾胃虚寒，寒动于中。脾胃虚寒易生痰湿，痰湿阻碍气血运行，若痰湿结于腋下则为马刀，结于颈旁则为侠瘿。这三种病都是虚劳病的范畴。

【按语】

本条机制为阳虚。

$$
脉大 \begin{cases} 痹侠背行 \longrightarrow 阳气不足，风邪侵袭所致 \longrightarrow 风气 \\ 肠鸣 \longrightarrow 阳气外浮，阴寒内盛 \\ 马刀、侠瘿 \longrightarrow 虚火上炎与痰涎相搏（痰热相搏） \end{cases} 虚劳
$$

【原文】

11.脉沉小迟，名脱气①，其人疾行则喘喝②，手足逆寒，腹满，甚则溏泄，食不消化也。

【词解】

①脱气：阳气虚衰欲脱。

②喘喝：气喘有声。

【释义】

本条论述阳虚的虚劳证候。沉、小、迟，皆属阴脉主虚，三者同时出现，主阳气虚衰，虚寒内生。阳虚为气虚之甚，阳虚时已然气虚严重，故名脱气。患者肺气虚损，"主气司呼吸"攻能受损，又因肾气虚损，肾不纳气而致疾行则气喘；阳虚不能温，故手足逆冷，脾阳虚衰，运化失职，故腹满；阳虚水湿不化，流注肠中，故大便溏泄；脾胃阳虚而腐熟无力，故食不消化。

【按语】

本条与肺脾肾三脏有关，治宜以补脾益肺，温肾纳气为法，选方附子理中汤加减。

【原文】

12.脉弦而大，弦则为减，大则为芤，减则为寒，芤则为虚，虚寒相搏，此名为革，妇人则半产漏下①，男子则亡血失精。

【词解】

①漏下：非月经期间下血，淋漓不断。

【释义】

指下的脉是弦而大的（弦就是琴弦，按琴弦应该是紧而有力的，脉大是脉体洪大），但是轻取时脉弦，重取的话则紧张度减少，这时提示减是因为有寒了（革脉多见于大失血，大量失血后气随血脱，阳气外泄，阳气不足则寒）。大的一方面则表现为芤脉的大（芤脉：浮大而软），脉芤则提示有虚，虚寒相搏，这就是革脉。革脉的主病就是主亡血失精，多见于妇女半产崩漏，男子亡血失精。

【按语】

革脉和芤脉皆是弦大无力的脉象，革脉较芤脉要硬，两者多出现于大出血之后，乃气血大伤，阳气外浮所致。如出血量不多，则不一定出现革脉和芤脉。

【原文】

13. 虚劳里急①，悸，衄，腹中痛，梦失精，四肢酸疼，手足烦热，咽干口燥，小建中汤主之。

小建中汤方

桂枝三两（去皮） 甘草三两（炙） 大枣十二枚 芍药六两 生姜三两 胶饴一升

上六味，以水七升，煮取三升，去滓，内胶饴，更上微火消解，温服一升，日三服。

【词解】

①里急：腹部有拘急之感，按之不硬。

【释义】

本条论述阴阳两虚的虚劳证治。虚劳里急是指虚劳病而有腹部挛急感，按之不硬，当人体出现阴阳两虚时，就会出现寒热错杂之证。心悸是由于心营不足而致血虚，血不足以养心；"衄""手足烦热""咽干口燥"是由于阴虚内热产生的；阳虚生寒不能温煦机体和内脏而出现里急，腹中痛；肾阴虚而致相火妄动，扰于阴中，则梦中遗精；气虚血少不能濡养肌肉四肢，则四肢酸疼。

方中桂枝辛温通行阳气，温中散寒；饴糖味甘而厚，缓急止疼，合芍药酸甘以化阴，合桂枝辛甘以化阳；芍药味酸，收敛阴血，养荣平肝；甘草甘平，调中益气；大枣补脾滋液；生姜健胃理气。

【医案】

王某某，腹痛喜按，痛时自觉有寒气自上下迫，脉虚弦，微恶寒，此为肝乘脾，小建中汤主之。川桂枝三钱，大白芍六钱，生甘草二钱，生姜五片，大枣十二枚，饴糖一两。

佐景按：惟吾师以本汤治此寒气下迫之证，而兼腹痛者，其效如神。（摘自《经方实验录》）

【原文】

14. 虚劳里急①，诸不足，黄芪建中汤主之。于小建中汤内加黄芪一两半，余依上法。气短胸满者加生姜，腹满者去枣，加茯苓一两半，及疗肺虚损不足，补气加半夏三两。

【词解】

①里急：即腹中拘急。

【释义】

虚劳病会出现腹部拘急不舒，且诸症不适，可用黄芪建中汤治疗。本条承上条论述阴阳两虚而卫气偏虚的辨证论治。上述之脾胃两虚，营卫气血来源不足，若气虚为甚，形成里虚脉急腹痛，以及眩悸喘喝，失精亡血等，而又见倦怠少气，自汗恶风等证，可用黄芪建中汤治疗。同时，阴阳两虚即为阴阳不和，阴盛于下则阳不足，故腹部疼痛，虚阳上浮则手足烦热，口干燥。故可用黄芪建中汤甘温以建立中气，中气得以四运故可调和阴阳。

黄芪建中汤，即小建中汤加黄芪，以补脾肺之气，而有益气生津，补气固表止汗之功。若因阳气不能温煦，肺中寒凝气滞，聚湿生痰，引起气短胸满等证，则加生姜散饮化痰以理气；若痰湿停于肺中，肺气不降，而生咳逆，则加半夏降逆涤痰；若寒湿凝于脾胃，运化失常，引起腹满，而小便不利，则加茯苓渗湿，以利小便，去大枣之甘，以防其滞腻。

【按语】

黄芪建中汤与小建中汤相比多用于气虚之症。

【医案】

张路玉治颜氏女，虚赢寒热，脘痛里急，自汗喘嗽者，三月余，屡更医不愈，忽然吐血数口，脉之气口虚涩不调，左皆弦微，而尺微尤甚，令与黄芪建中加当归、细辛。或曰虚涩失血，曷不用滋阴降火，反行辛燥乎，曰不然，虚劳之成，未必皆本虚也。大抵皆由误药所致。今病欲成劳，乘其根蒂未固，急以辛温之药，提出阳分，庶几挽回前失，若仍用阴药，则阴愈亢，而血愈逆于上矣。从古治劳莫若金匮诸法，如虚劳里急，诸不足，用黄芪建中汤，即腹痛悸衄亦不出此。加当归以和营血，细辛以和肺气，毋虑辛燥伤血也。遂与数帖血止。次以桂枝人参汤，数服腹痛，寒热顿除。后用六味丸，以枣仁易萸肉，或时间进保元异功当归补血之类，随症调理而安。（摘自《续名医类案》）

【原文】

15. 虚劳腰痛，少腹拘急①，小便不利者，八味肾气丸主之。

肾气丸方

干地黄八两　山药　山茱萸各四两　泽泻　牡丹皮　茯苓各三两

桂枝　附子（炮）各一两

上八味末之，炼蜜和丸梧子大，酒下十五丸，加至二十五丸，日再服。

【词解】

①少腹拘急：少腹部有拘挛紧迫的感觉。

【释义】

本条论述阳虚虚劳的证治。患者肾阳虚出现腰痛，少腹拘紧不适，小便不利，用八味肾气丸。腰为肾之府，肾阳虚则腰部酸痛无力；肾气虚则气化不利，寒水不化；蓄于膀胱故见小便不利，少腹拘紧不适。治疗主方选择八味肾气丸。方中以干地黄、山药、山茱萸滋补肾阴，牡丹皮清泻肾中虚火兼以活血化瘀，泽泻、茯苓利水渗湿，附子、桂枝温补肾阳，化肾阴为肾气，桂枝兼有通阳之功。

【按语】

八味肾气丸可以治疗肾气不足，当患者具有肾气虚的表现时皆可选用此方，随证治疗。

【原文】

16. 虚劳诸不足，风气百疾①，薯蓣丸主之。

薯蓣丸方

薯蓣三十分　当归　桂枝　干地黄　曲　豆黄卷各十分　甘草二十八分　芎䓖　麦门冬　芍药　白术　杏仁各六分　人参七分　柴胡　桔梗　茯苓各五分　阿胶七分　干姜三分　白敛二分　防风六分　大枣百枚为膏。

上二十一味，末之，炼蜜和丸，如弹子大，空腹酒服一丸，一百丸为剂。

【词解】

①风气百疾：风邪侵袭肌体而导致的多种疾病。

【释义】

本条论述虚劳诸不足的治法。虚劳诸不足，是指人体气血阴阳皆不足，因诸虚不足而易致风邪侵袭肌体而导致的多种疾病。薯蓣丸方涵盖了补气、补血、健脾、和阴阳、祛风邪等药，即由八珍汤、桂枝汤、逍遥散加麦冬、阿胶、桔梗、杏仁、防风、白敛、豆黄卷等组成。方中以山药、人参、白术、茯苓、甘草、大枣等补脾益气，且重用山药、甘草、大枣为君，助后天生化之源，以生气血；干地黄、当归、芍药、川芎、阿胶、麦冬补血养阴；佐用桂枝辛甘解肌发表，助阳化气，与芍药、甘草、大枣等组成桂枝汤，既建中阳，又调和营卫，且同防风、柴胡、枯梗、杏仁、白蔹配伍，成宣肺散风、通利呼吸之功；干姜、神曲、豆黄卷温中暖脾，开胃消滞，又能俾方中主要成分补而不滞。综观全方补气养血，滋阴助阳，重在补脾胃，化生气血，又具调和营卫，疏风散邪之功。

【按语】

亏损之体不可单去其风，需以健运脾胃为主，脾胃功能旺盛，则运化输布，滋养百骸，虽有风邪自能祛除，若一味祛风，反而伤阳，使风邪不得解。

【医案】

何某某，男，40岁。患虚劳有年，咳嗽痰少，食欲不振，体重减轻，精神疲倦，手足烦热，舌淡无苔，脉象细弱，经 X 线照片，诊断为浸润型肺结核，曾口服雷米封，肌注链霉素，病情得以稳定，脉症如上。此肺脾劳伤，气血虚损，拟健脾理肺益气补血，用薯预丸：西党参15克，白术10克，茯苓10克，干地15克，当归10克，白芍10克，麦冬10克，柴胡10克，杏仁10克，桔梗6克，黄豆卷12克，炙草6克，大枣5枚。去麦曲、桂枝、干姜、川芎、防风、白蔹，加鳖甲15克，百部12克，川贝6克，百合10克，知母6克，桑皮10克。文火浓煎去滓，再下准山末30克，胎盘粉30克，阿胶10克，冰糖30克，白蜜30克，和匀熬膏，每服二汤匙，日三服，调理年余，X线复查肺部病灶钙化，身体亦渐康复。（摘自《金匮要略浅述》）

【原文】

17. 虚劳虚烦不得眠，酸枣仁汤主之。

酸枣仁汤方

酸枣仁二升　甘草一两　知母二两　茯苓二两　芎劳二两

上五味，以水八升，煮酸枣仁，得六升，内诸药，煮取三升，分温三服。

【释义】

虚劳虚烦是因为阴虚生内热，烦由虚热生，并非实热证，津液亏损，阳盛阴微则生热。方中用酸枣仁养肝阴，茯苓、甘草以宁心安神，知母清虚热，川芎以理血疏肝，共成养阴清热，宁心安神之功。

【原文】

18. 五劳[①]虚极羸瘦，腹满不能饮食。食伤、忧伤、饮伤、房室伤、饥伤、劳伤、经络荣卫气伤，内有干血，肌肤甲错[②]，两目黯黑[③]。缓中补虚，大黄䗪虫丸主之。

大黄䗪虫丸方

大黄十分（蒸）　黄芩二两　甘草三两　桃仁一升　杏仁一升　芍药四两　干地黄十两　干漆一两　虻虫一升　水蛭百枚　蛴螬一升　䗪虫半升

上十二味，末之，炼蜜和丸小豆大，酒饮服五丸，日三服。

【词解】

①五劳：指五种劳伤，说法不一。久视伤血，久卧伤气，久坐伤肉，久立伤骨，久行伤筋；心主血，肺主气，脾主肉，肾主骨，肝主筋，因此五劳也有心劳、肺劳、脾劳、肾劳、肝劳之说；《诸病源候论》还载有五种过劳的致病因素，即志劳、思劳、心劳、忧劳、瘦劳。五劳看法虽不同，但都从五脏立论，以劳伤五脏为主，指五脏精气的耗损，五脏的劳伤。

②肌肤甲错：皮肤枯燥如鱼鳞交错之状。

③两目黯黑：白眼球呈青黯色，为瘀血特征之一。另一种解释为目周眼睑发黑。

【释义】

本条论述虚劳有瘀血的证治。五脏劳伤虚到极点，导致患者非常消瘦，但是腹部胀满不能进食，这是由于脾胃运化失常而导致的。由于食伤、忧伤、饮伤、房室伤、饥伤、劳伤、经络荣卫伤，而劳热煎熬，使经络营卫气血运行受阻，瘀阻日久导致瘀血内停，即"内有干血"。气血不畅，不能濡养肌肤，所以出现肌肤甲错。血瘀则气血不能上荣，故两目黯黑。需用缓中补虚的方法来治疗，用大黄䗪虫丸。

大黄䗪虫丸，以大黄、桃仁润血泻瘀；干漆急窜，破瘀逐痹；虻虫、水蛭、蛴螬、䗪虫等生物药，实有虫蚁透剔、活血通络之功；芍药、地黄补益肝肾之阴，而有增血行瘀之义；黄芩、杏仁清肺热，利肺气，热去则血不枯，气调则血不停；甘草、蜂蜜调和诸药，益气和中。诸药合用，共成久病血瘀的缓方。

【附方】

《千金翼》炙甘草汤：治虚劳不足，汗出而闷，脉结、悸，行动如常，不出百日，危急者十一日死。

甘草四两（炙）　桂枝　生姜各三两　麦门冬半升　麻仁半升　人参　阿胶各二两　大枣三十枚　生地黄一斤

上九味，以酒七升，水八升，先煮八味，取三升，去滓，内胶消尽，温服一升，日三服。

【释义】

脾胃虚弱，气血两虚，血脉不能养心，心虚则血行不畅，而见脉结代，心动悸。血虚脉燥，不能濡养，故失眠盗汗，咽干口燥，身体瘦弱，大便则干。心血不足，血气不畅，故见胸闷。治以炙甘草汤，补阴血，通阳气。方中炙甘草益气补中为和中总司，而化生气血，复脉之本；人参、大枣补气益胃，使气血化生有源；桂枝配甘草通心阳；生姜配白酒通血脉；生地、阿胶、麦冬、麻仁补心血，养心阴，充养血脉。

【附方】

《肘后》獭肝散：治冷劳①，又主鬼疰一门相染②。

獭肝一具

炙干末之，水服方寸匕，日三服。

【词解】

①冷劳：指寒性虚劳证。

②鬼疰（zhù）一门相染：是指传染性的痨病。鬼疰一门相染者，是虚劳、劳瘵（zhài）（肺痨）类的疾病。

【释义】

瘵虫传染于体内，耗竭阳气，损伤阴血。阳气虚弱，故病人食少，倦怠乏力。阴血亏损，故潮热，女子血干经闭。津液不润，故音哑。獭肉皆寒，惟肝性独温，温阳化阴，可杀瘵虫，而治冷劳。

肺痿肺痈咳嗽上气病脉证治第七

【原文】

1.问曰：热在上焦者，因咳为肺痿。肺痿之病，从何得之？师曰：或从汗出，或从呕吐，或从消渴，小便利数，或从便难，又被快药①下利，重亡津液，故得之。

曰：寸口脉数，其人咳，口中反有浊唾涎沫②者何？师曰：为肺痿之病。若口中辟辟燥③，咳即胸中隐隐痛，脉反滑数，此为肺痈，咳唾脓血。

脉数虚者为肺痿，数实者为肺痈。

【校勘】

《脉经》"又"作"数"；"快"作"駃"；"曰"上有"问"字；"咳唾脓血"下，另为一条，《千金》同。

【词解】

①快药：大黄等攻下药。

②浊唾涎沫：浊唾指质地粘稠的痰液，涎沫指质地清稀的痰液。

③辟辟燥：形容口中干燥。

【释义】

有人问：上焦有热，因为咳嗽而导致肺痿，肺痿的原因到底是什么呢？老师说：肺痿病的成因，或由于汗出太多，或呕吐频作而伤胃液，或因消渴而津液不足，或小便利数而下伤津液，或大便秘结，燥热伤津；又或是因攻下过度，而重伤津液，津液伤则阴虚，日久阴虚内热，灼伤肺部，故成肺痿。

有人问：患者寸口脉数且出现咳嗽、口中有浊唾涎沫，这是什么原因？老师说：这些症状是肺痿的表现，津液损伤，虚火上炎，故脉数而无力，虚火灼肺，故肺气不利而咳，虚热肺痿本应干咳无痰，但此时肺痿不振，津液不能输布，又遭邪热熏灼，故津液化而为痰，咳吐不利则津液愈耗，故肺气痿弱不用。若患者自觉口中干燥，咳时胸中隐隐痛，脉反滑数，这是邪热在肺聚结成肺痈的表现，热痈于肺，血脉不利，故胸中隐痛，脓成后由口吐出，则咳唾脓血。

所以可以根据脉象鉴别肺痈及肺痿。脉数虚者为肺痿，数实者为肺痈。

【原文】

2.问曰：病咳逆，脉之①何以知此为肺痈？当有脓血，吐之则死，其脉何类？师曰：寸口脉微②而数，微则为风，数则为热；微则汗出，数则恶寒。风中于卫，呼气不入；热过③于荣，吸而不出。风伤皮毛，热伤血脉，风舍④于肺，其人则咳；口干喘满，咽燥不渴，多唾浊沫⑤，时时振寒。热之所过，血为之凝滞，蓄结痈脓，吐如米粥。始萌⑥可救，脓成则死。

【词解】

①脉之：脉作动词，诊脉的意思。

②微：作"浮"字理解。

③过：作"至"字或"入"字解。

④舍：作"留"字解。

⑤浊沫：浊唾涎沫。

⑥始萌：病的开始阶段。

【释义】

本条论述了肺痈的病因及其病理变化。学生问：病人出现咳逆，诊脉如何确诊为肺痈病？肺痈的特征是咳吐脓血，但吐脓血时已是疾病后期，属于难治死证，此时脉象有什么特点？老师答：寸口脉微而数。微脉是外感风邪，风为阳邪，其性开泄，一方面开泄腠理而汗出，津液伤则脉微；一方面入里化热，风热内壅于肺则发热故显数脉，卫气不能外达则恶寒。肺主皮毛司呼吸，外感风邪侵袭卫气于外，肺必然受累，肺气不宣则咳逆作喘，此时属于肺痈早期；风热壅塞于肺，热邪渐盛深入营血，血凝成瘀、津炼成痰阻塞肺中，口干咽燥而不渴，咳吐浊痰，此时是肺痈中期，也是痈脓酿成的时期；待热盛津亡、痈脓已成，则口吐脓血如米粥之物，属于脓血已溃的晚期。肺痈早、中期，脓血未成，还可救治；晚期脓血溃败，属难治证。

寸口脉微而数，是指脉不洪大有力，表热甚盛，营阴初伤。微，指沉取无力，乃浮脉之象，"微则为风""微则汗出"即风中于卫，表热汗出，初伤营阴；"数则为热""数则恶寒"风热内壅于肺则发热，卫气不能外达则恶寒；风伤于卫，气得风而浮，则呼气不入，故气则呼利而吸难；"热过于荣"，血得热而壅，则气亦因之不伸，故气吸而不出，此证风伤皮毛虽浅，而热伤血脉则深。风邪从卫入营，而内舍于肺，结而不散，则使肺气不利而作咳，肺热而壅，则口干喘满；因热在血中，故咽燥而不渴；热邪必逼肺之津液不布，故多唾浊沫；热盛于里，时时振寒，这是高热的表现。"热之所过，血为之凝滞"，热邪由卫到营而入肺，营中热邪蕴郁成毒，毒壅于肺而溃烂成脓，故吐如米粥样的痰及脓样物。得病初期病情尚可控制，而若在后期，则病人较为难治。综上，肺痈的形成，可以分为三个阶段：一、风热之邪始伤于卫，为病之初期，尚为未成脓，以表证为主；二、热过于营，热伤血脉，结为痈脓；三、痈脓溃破，吐如米粥或吐脓血，正气受损，病情较为严重。

【按语】

肺痈形成的机制。

肺痈形成机制示意 ⎰ 风中于卫 ⟶ 风伤皮毛 ⟶ 呼气不入
⎱ 热过于营 ⟶ 热伤血脉 ⟶ 吸而不出 ⟶ 热之所过，血为之凝滞
⟶ 蓄结痈脓

【原文】

3.上气①面浮肿，肩息②，其脉浮大，不治，又加利尤甚。

【词解】

①上气：所谓上气者，盖气上而不下，升而不降，痞满膈中。胸背相引，气道奔迫，喘息有声者是也。(《圣济总录》)

②肩息：抬肩以助呼吸之状。

【释义】

本条论述上气虚证表现。上气即为肺气上逆，肩息即为呼吸时张口抬肩，是呼吸困难的表现。此症临床有实证，虚证的区别。虚证主要表现为咳喘面浮，脉浮大无力，为肾不纳气所致。肾不纳气，则肾蒸腾气化功能失调，出现关门不利，津液代谢障碍，则面浮肿，此时为虚阳外浮，病势已然凶险，若再下利，则为阳脱于上，阴竭于下，阴阳离决，则尤为险恶。

【原文】

4.上气喘而躁者，属肺胀，欲作风水，发汗则愈。

【释义】

上条论述肺胀的虚证，本条论述肺胀的实证，为外寒内饮的上气证。由于风寒外束，入侵人体首先犯肺，肺失宣降，通调水道功能减弱，水饮内停；肺气壅闭，气机不利，故肺气胀满，上逆而喘，烦躁不安。本证肺气壅闭，不能通调水道，水湿溢于肌表，可能发展成为风水水肿。肺胀病因，主要是风寒外束，水饮内积，若发汗散风寒，则肺气通畅，肃降得宜，水饮可以解除，而诸证自减。处方可用小青龙汤加减。

【按语】

临床之喘证，实喘邪实脉实，气粗声高，惟以呼出为快，虚喘倦怠脉虚，喘而气怯，声低息短，但得长引一息为快。

【原文】

5.肺痿吐涎沫而不咳者，其人不渴，必遗尿，小便数。所以然者，以上虚不能制下故也。此为肺中冷，必眩，多涎唾，甘草干姜汤以温之。若服汤已渴者，属消渴。

干姜甘草汤方

甘草四两（炙） 干姜二两（炮）

上㕮咀，以水三升，煮取一升五合，去滓，分温再服。

【释义】

本条论述虚寒肺痿的证治。虚寒肺痿，因于上焦阳虚，肺中虚冷，阳虚不能化气，气虚不能敷布津液于诸经络，所以多吐涎沫；又因上焦虚寒，内无火气动肺，未灼烧津液，所以不咳也不渴；上焦虚冷不能制约下焦而出现遗尿或小便频数；上焦虚寒，清阳不能上升而导致阳气不足出现眩晕；可以用甘草干姜汤来治疗。

甘草干姜汤可以温肺气，行津液，制约下焦之阴水。方用甘草、干姜辛甘化阳，以温肺寒。温则润，能行津液，而利阳气，气利则津达，肺得其养，则肺不痿。方有理中之意，具有振奋中阳，补土暖金之功。

若服甘草干姜汤后，而反口渴者，说明此证已属消渴，则按消渴病治之，不在此例。本条说明虚寒肺痿的治疗要温肺益气，待阳气复，而津液敷布，则唾证自愈，而肺痿可复。

【原文】

6.咳而上气，喉中水鸡声①，射干麻黄汤主之。

射干麻黄汤方

射干十三枚—法三两　麻黄四两　生姜四两　细辛三两　紫菀三两
款冬花三两　五味子半升　大枣七枚　半夏大者八枚（洗）—法半升

上九味，以水一斗二升，先煮麻黄两沸，去上沫，内诸药，煮取三升，分温三服。

【校勘】

《千金》《外台》"水"上有"如"字。

【词解】

①水鸡声：形容喉见痰鸣声不断，犹如青蛙的叫声。

【释义】

外受风寒，闭塞肺气，水饮内停，痰阻其气，气触其痰，故咳嗽喘急，喉中连连如水鸡之鸣。

治以射干麻黄汤散寒宣肺，开气道之痹。方中麻黄、细辛温经散寒，开肺化饮；款冬花、紫菀温肺止咳；半夏、生姜涤痰降逆；射干开利咽喉气道；五味子酸收肺气，以制约麻黄、细辛之散，与大枣共奏安中扶虚，调和诸药之功。

【按语】

本条论述寒饮咳喘的辨证论治。

【医案】

冯某某，7月21日，自去年初冬始病咳逆，倚息，吐涎沫，自以为痰饮。今诊得两脉浮弦而大，舌苔腻，喘息时胸部间作水鸡之声。肺气不得疏畅，当无可疑。昔人以麻黄为定喘要药，今拟用射干麻黄汤。射干四钱，净麻黄三钱，款冬花三钱，紫菀三钱，北细辛二钱，制半夏三钱，五味子二钱，生姜三片，红枣七枚，生远志四钱，桔梗五钱。拙巢注：愈。（摘自《经方实验录》）

【原文】

7.咳逆上气，时时吐浊①，但坐不得眠，皂荚丸主之。

皂荚丸方

皂荚八两（刮去皮，用酥炙②）

上一味，末之，蜜丸梧子大，以枣膏和汤服三丸，日三夜一服。

【词解】

①时时吐浊："浊"即胶稠之痰。"时时吐浊"，谓频频吐出稠痰。

②酥炙：酥即牛羊乳中提制出的油，亦称酥油。酥炙即将皂荚用酥油炙过，使其酥脆易研，并可缓其烈性。

【释义】

本条为痰浊壅塞的证治。肺气失于宣降，使痰邪壅滞于气道，气道不能通利，出现咳嗽气喘的现象；痰随气上，出现频频吐浊的现象；顽痰久积，卧则壅遏肺气，贲迫上逆，气喘益甚，故但坐不得眠。用除痰最猛的皂荚丸主治，使壅盛的浊痰去除，喘咳的现象也会消失。皂荚辛咸，能宣壅导滞，利窍涤痰，效用迅猛。用酥炙蜜丸和枣膏调服，缓解药性的峻猛，并兼顾护胃，使痰除而不伤正。

【按语】

本条痰浊壅盛致咳逆不得平卧，患者病势较为严重。

【医案】

余尝自病痰饮，喘咳吐浊，痛连胸胁，以皂荚大者四枚炙末，盛碗中，调赤砂糖，间日一服，连服四次，下利，日二三度，痰涎与粪俱下，有时竟全是痰液，病愈后，体亦大亏，于是知皂荚之攻消甚猛，全赖枣膏调剂也。夫甘遂之破水饮，葶苈之泻痛胀，与皂荚之消胶痰，可称鼎足而三。惟近人不察，恒视若鸩毒，弃良药而不用，伊谁之过欤？（摘自《经方实验录》）

【原文】

8.咳而脉浮者，厚朴麻黄汤主之。

厚朴麻黄汤方

厚朴五两　麻黄四两　石膏如鸡子大　杏仁半升　半夏半升　干姜二两　细辛二两　小麦一升　五味子半升。

上九味，以水一斗二升，先煮小麦熟，去滓，内诸药，煮取三升，温服一升，日三服。

【释义】

本条论述病邪偏表的咳喘证治法。咳而脉浮，浮脉主表，说明病位应较为表浅。本方为小青龙加石膏汤去桂枝、芍药、甘草加厚朴、小麦而成，以其表邪不重故去桂枝。方中厚朴苦温，除满下气，平喘祛湿为主药；麻黄、杏仁宣降肺气，止咳平喘为辅药；佐用细辛、干姜、半夏温化寒饮，化痰止咳；石膏清解郁热；五味子酸敛肺气，以防麻黄、细辛、干姜辛散太过伤损肺气；小麦养正护胃，顾其化源。诸药相合，能达降逆化饮，宣肺平喘之效。

【按语】

本条以方测证，患者应有咳嗽喘逆，胸满烦躁，痰声漉漉，不能平卧等证。方中应用石膏是因饮邪内停，郁而化热，石膏起到清热除烦的作用。

【医案】

朱某某，病患咳嗽，恶寒头疼，胸满气急，口燥烦渴，尿短色黄，脉浮而小弱。据证分析，其由邪侵肌表，寒袭肺经，肺与皮毛相表里，故恶寒而咳，浊痰上犯，冲激于肺，以致气机不利，失于宣化，故胸满气促，燥渴者，则为内有郁热，津液不布，因之饮水自救，又痰积中焦，水不运化，上下隔阻，三焦决渎无权，故小便黄短；脉浮则属于外邪未解，小弱则因营血亏损，显示脏气之不足，如此寒热错杂内外合邪之候，宜合治不宜分治，要不出疏表利肺，降浊升清大法，因此以《金匮》厚朴麻黄汤。其方麻、石合用，不惟功擅辛凉解表，而且祛痰力巨，朴、杏宽中定喘，辅麻、石以成功；姜、辛、味温肺敛气，功具开合；半夏降逆散气，调理中焦之湿痰；尤妙在小麦之一味补正，斡旋其间，相辅相须，以促成健运升降诸作用。但不可因麻黄之辛，石膏之凉，干姜之温，小麦之补而混淆杂乱目之。服药三剂，喘满得平，外邪解，烦渴止。再二剂，诸恙如失。（摘自《治验回忆录》）

【原文】

9.脉沉者，泽漆汤主之。

泽漆汤方

半夏半升　紫参五两　泽漆三斤（以东流水五斗，煮取一斗五升）生姜五两　白前五两　甘草　黄芩　人参　桂枝各三两

上九味，㕮咀，内泽漆汁中，煮取五升，温服五合，至夜尽。

【释义】

本条相对应上一条来说，上一条说脉浮，本条讲脉沉。泽漆，性微寒，味苦，有小毒，属大戟科，入大小肠及肺经。有利水消肿，化痰散结之功效，用于腹水，水肿，肺结核，痰多咳喘，脾胃虚寒者慎用。沉为在里，亦为有水。由于水饮内停，上迫于肺，发为咳喘，外溢于表，则发为身肿。水之所以停，则因为脾虚不运，故人参甘草扶正培脾，标本兼治；又由于水饮久留挟有郁热，用黄芩苦寒泄热；紫参利大小便（据《神农本草经》）以逐水；生姜、半夏、桂枝散水降逆；白前止咳平喘。东流水为自西向东流的水，取其性顺而下流疾速，可用于制泻下的药，可荡涤胃肠邪秽。

【原文】

10. 大逆上气①，咽喉不利，止逆下气者，麦门冬汤主之。

麦门冬汤方

麦门冬七升　半夏一升　人参三两　甘草二两　粳米三合　大枣十二枚

上六味，以水一斗二升，煮取六升，温服一升，日三夜一服

【词解】

①大逆上气：气逆上冲较甚。

【释义】

本条论述虚火上炎的咳喘证治。由于肺胃津液的耗损，导致燥火内盛，虚火上炎，使肺中燥热而不得滋润，故见咳逆上气；又由于津液虚少，不润咽喉，故咽喉燥痒不利，或咽中如有物梗，咯痰不爽。此外，当有口干欲得凉润，舌光红少苔，脉象虚数等。

本病虽见于肺，其源实本胃，胃阴不足，则肺津不继。治当以麦门冬汤，清养肺胃，止逆下气。方中重用麦门冬，滋养肺胃之阴液，清降肺胃之虚火；半夏用量极少，为麦冬七分之一，则降逆开结，而疏通津液流行之道；用人参、粳米、甘草、大枣益气养胃，生津润燥。脾胃健运，津液充足，上承于肺，虚火自敛，咳逆上气等证亦可随之消解。

【原文】

11. 肺痈喘不得卧，葶苈大枣泻肺汤主之。

葶苈大枣泻肺汤方

葶苈（熬令黄色，捣丸如弹子大）　大枣十二枚

上先以水三升，煮枣取二升，去枣，内葶苈，煮取一升，顿服。

【校勘】

《千金》《外台》"大枣"作二十枚，是。

【释义】

本条论述肺痈实证喘甚的辨证论治。肺痈初起，风热病邪，浊唾涎沫，阻滞于肺，阻碍气机，因而咳喘不能平卧，此为肺部邪实气闭之症。治当开肺逐邪，方用葶苈大枣泻肺汤。葶苈子苦寒滑利，开泄肺气，泻水逐痰，佐以大枣之甘以和药力，而有安胃补脾，补正生津，调和药性的作用。主要用于治疗痰涎壅盛。临床应用以痰涎壅肺，咳喘胸满，气急浮肿，苔腻脉滑，为其辨证要点。

【医案】

辛未七月中旬，余治一陈姓疾。初发时，咳嗽，胸中隐隐作痛，痛连缺盆。其所吐者，浊痰腥臭，与悬饮内痛之吐涎沫，固自不同，决为肺痈之始萌。遂以桔梗汤，乘其未集而先排之，进五剂，痛稍止，诸证依然，脉滑实。因思是证确为肺痈之正病。必其肺脏壅阻不通而腐，腐久乃吐脓，所谓久久吐脓如米粥者，治以桔梗汤。今当壅塞之时，不去其壅，反排其腐，何怪其不效也。《淮南子》云：葶苈愈胀，胀者，壅极不通之谓。《金匮》曰：肺痈喘而不得眠，即胀也。《千金》重申其义曰：肺痈胸满胀，故知葶苈泻肺汤，非泻肺也，泻肺中壅胀。今有此证，必用此方，乃以葶苈子五钱，大黑枣十二枚。

凡五进，痈渐止，咳亦爽，其腥臭挟有米粥状之痰，即腐脓也。后乃以《千金》苇茎汤，并以大小蓟、海藻、桔梗、甘草、杜赤豆出入加减成方。至八月朔日，先后凡十五日有奇，用药凡十余剂，始告全瘥。九月底其人偶受寒凉，宿恙又发，乃嘱兼服犀黄醒消丸，以一两五钱分作五服。服后，腥臭全去，但尚有绿色之痰，复制一料服之，乃愈，而不复来诊矣。(摘自《经方实验录》)

【原文】

12.咳而胸满，振寒脉数，咽干不渴，时出浊唾腥臭①，久久吐脓如米粥者，为肺痈，桔梗汤主之。

桔梗汤方_{亦治血痹}

桔梗一两　甘草二两

上二味，以水三升，煮取一升，分温再服，则吐脓血也。

【校勘】

《脉经》《千金》"米粥"上有"粳"字，《外台》引《集验方》同。"亦治血痹"，《千金》《外台》，程、尤、《金鉴》等注并无此四字。"桔梗"《千金》作"三两"，《外台》引《集验方》作"二两"。"则吐"，《千金》作"必吐"，《千金翼》作"不吐"，《外台》作"朝暮吐脓血则差"。

【词解】

①浊唾腥臭：谓吐出浓痰有腥臭气味。

【释义】

本条论述肺痈已成的证治。出现咳嗽，胸部滞塞而胀满，哆哆嗦嗦而恶寒，脉频数，咽喉干涩但并不欲饮水，吐腥臭黏稠痰，为桔梗汤主治之证。风热袭肺，肺气郁滞，故咳而胸满。振寒脉数，首先此时是一种酿脓的表现，脉数说明里热较盛，由于体内里热盛则郁闭阳气，阳气不能外达，故出现振寒的表现；其次咽干不渴，因热邪在肺，肺热上熏则咽干，患者此时热入营血，邪热已离开胃腑深入血脉，胃中津液相对而言尚不至于匮乏，故口不渴。热毒蕴蓄，酿成痈毒，则时出浊唾腥臭，吐如米粥之状。而"久久"二字实际上提示了病势，现患者病久则正气已虚。方中桔梗性味苦、辛，平，归肺经，主治宣肺，利咽，祛痰，排脓。用于咳嗽痰多，胸闷不畅，咽痛，音哑，肺痈吐脓，疮疡脓成不溃。与甘草相配伍，二者有祛痰排脓、清热解毒的作用。

【按语】

肺痈与肺痿的鉴别如表1所示。

表1　肺痈与肺痿的鉴别

病名	病因	病机	性质	脉象	症状	治法
肺痈	风热舍肺，蕴结不解	酝酿成脓	属实	数实	咳嗽，胸痛，吐脓血腥臭	脓未成，泻肺开结；脓已成，解毒排脓
肺痿	①热在上焦	肺气虚	属虚	数虚	咳轻胸不痛，吐浊唾涎沫而不腥臭	①生津润肺
	②肺中虚冷	痿枯不振				②温肺复气

【医案】

武选汪用之，饮食起居失宜，咳嗽吐痰，用化痰发散之药。时仲夏，脉洪数而无力，胸满面赤，吐痰腥臭，汗出不止。薛曰：水泛为痰之证，而用前剂，是谓重亡津液，得非肺痈乎？不信，仍服前药。翌日，果吐脓，脉数，左三右寸为甚。始信，用桔梗汤一剂，脓数顿止，再剂全止。面色顿白，仍以忧惶。薛曰：此症面白脉涩，不治自愈。又用前药一剂，佐以六味丸治之而愈。（摘自《名医类案》）

【原文】

13. 咳而上气，此为肺胀，其人喘，目如脱状①，脉浮大者，越婢加半夏汤主之。

越婢加半夏汤方

麻黄六两　石膏半斤　生姜三两　大枣十五枚　甘草二两　半夏半升

上六味，以水六升，先煮麻黄，去上沫，内诸药，煮取三升，分温三服。

【校勘】

《外台》引仲景《伤寒论》作"肺胀者，病人喘，目如脱状，脉浮大也，肺胀而咳者，越婢加半夏汤主之。"

【词解】

①目如脱状：是形容两目胀突，有如脱出之状。

【释义】

本条论述饮热郁肺而咳喘之证，外感风热，水饮内作，热挟水气，壅逆于上，故咳而上气，其人喘，肺气壅上，清肃失司，上而不下，故目如脱状，浮主在表，亦主病位在上，大主热证，热挟水气上逆，故脉象浮大。本方既解表又消饮，重用麻黄与石膏，寒温辛苦并用，起辛凉发散风热，宣肺降气平喘，发越水气之功用，麻黄、生姜攻外宣肺，发越水气；石膏清肺中之热，肺气宣降合宜，其喘自平矣；半夏合生姜，辛开苦降，具散水逐饮、化痰降逆之能；甘草与大枣和中护胃，并调和诸药。六者相配，共成宣肺泄热，逐饮平喘之功。

【按语】

由于越婢汤疏邪热之力强而逐饮之力弱，故加入半夏辅助。

【医案】

社友孙某某令爱，久嗽而喘，凡顺气化痰，清金降火之剂，几予遍尝，绝不取效。一日喘甚烦躁，余视其目则胀出，鼻则鼓煽，脉则浮而且大，肺胀无疑矣，遂以越婢加半夏汤投之，一剂而减，再剂而愈。（摘自《医宗必读》）

【原文】

14. 肺胀，咳而上气，烦躁而喘，脉浮者，心下有水，小青龙加石膏汤主之。

小青龙加石膏汤方

麻黄　芍药　桂枝　细辛　甘草　干姜各三两　五味子　半夏各半升　石膏二两

上九味，以水一斗，先煮麻黄，去上沫，内诸药，煮取三升，强人服一升，羸者减之，日三服，小儿服四合。

【校勘】

《千金》作"咳而上气，肺胀，其脉浮，心下有水气，胁下痛，引缺盆，设若有实者，必躁，其人常倚伏，小青龙加石膏汤主之"。《外台》引仲景《伤寒论》，与本条文同。

【释义】

此承上条互详脉证，以明其治也。肺胀，咳而上气，烦躁而喘，脉浮，是外伤风寒，内有水气，主以小青龙汤，发汗则愈。加石膏者，因多一烦躁证也。沈明宗曰：此互上条，肺胀治法也。风寒之邪，入于营卫，挟饮上逆，则咳而上气也。烦躁而喘，肺气壅逆，谓之肺胀，即肺痈未成之初也。尤怡曰：此亦外邪内饮相搏之证，而兼烦躁，则挟有热邪，麻桂药中必用石膏，如大青龙之例也。又此条见证与上条颇同，而心下寒饮，则非温药不能开而去之，故不用越婢加半夏，而用小青龙加石膏，温寒并进，水热俱蠲，于法尤为密矣。

【医案】

陈某某，女，76岁。患肺气肿已多年，平时咳吐涎沫，动则气喘，近因感冒，恶寒发热，咳痰粘稠，呼吸困难，烦躁口干，不欲多饮，用小青龙加石膏汤：麻黄3克，桂枝10克，白芍10克，法夏10克，干姜3克，细辛2克，五味子3克，甘草3克，生石膏10克，服二剂，寒热已罢，咳痰转清。后用六君子汤加干姜、五味、细辛，服三剂，咳喘渐平。（摘自《金匮要略浅述》）

【原文】

15. 肺痈胸满胀，一身面目浮肿，鼻塞清涕出，不闻香臭酸辛，咳逆上气，喘鸣迫塞，葶苈大枣泻肺汤主之。方见上，三日一剂，可至三四剂，此先服小青龙汤一剂乃进。小青龙方见咳嗽门中。

【校勘】

《千金》肺痈门，"胸满胀"作"胸胁胀"，"香臭"下无"辛酸"二字。原注自"先服"至"乃进"，亦《千金》之文。丹波元简云："《千金》《外台》此条接于前泻肺汤条；而《外台》引《千金》，方后云，仲景《伤寒论》、范汪同；《脉经》亦载此条，明是仲景旧文，今列于附方之后，必后人编次之误也；程氏，《金鉴》揭为原文，删注三十二字为是，沈、魏、尤诸家以为附方，盖不考耳。"

【释义】

本条论述葶苈大枣泻肺汤的适应证。由于痰热火毒，浊唾涎沫，壅塞于肺，气机被阻，故胸满而胀；肺气壅塞，通调水道失职，则水气泛滥，故一身面目浮肿；肺窍不利，故鼻塞流涕，不闻香臭酸辛；肺失肃降，故咳逆上气，喘鸣迫塞。

【医案】

薛立斋治一男子咳嗽脉紧数。以小青龙一剂。表证已解，更以葶苈大枣汤，喘止，乃以桔梗汤愈。（摘自《续名医类案》）

奔豚气病脉证治第八

【原文】

1.师曰：病有奔豚，有吐脓，有惊怖①，有火邪②，此四部病，皆从惊发得之。师曰：奔豚病，从少腹起，上冲咽喉，发作欲死，复还止，皆从惊恐得之。

【词解】

①惊怖：指一种由惊恐而致的情志病。
②火邪：指误用火攻，如艾灸或温针所引起的疾病。

【释义】

惊，由于精神突然受到刺激，而心先受病，心受病若引起肾水之寒气上凌，形成奔豚气病；若心受病，而及于胃，胃从少阴之火化，则生内痈，而发生"吐脓"；若心病而肝风得少阴之火热而煽动，则可发生"惊怖"；若心病生火，而肾水不能上济，则心火无制而成"火邪"。由此可见，以上四部病，是皆从惊发得之。而奔豚病的证候和病因，多由惊恐之变，如思虑易伤心神，恐惧易伤肾志等。神志受伤，则心肾两脏同病，心火不能下温肾水，肾水不能上滋心火，则心肾水火失调，而下焦水邪之气，则可从少腹如豚之奔，直上咽喉，而成奔豚病。奔豚之气上乘于心，则见心惊胆怯，心中烦乱，奔豚气上冲于中焦，则有腹中胀满，或气满支心，温温欲吐等证。奔豚病发作之时，其人有恐怖之感，故有"发作欲死"的记载。随着冲气的退却，而症状也逐渐消失，恢复如常，故曰"复还止"。

【按语】

本条论述奔豚气、吐脓、惊怖、火邪四部病，都从惊发得之。奔豚病的发病机制与肝肾相关，其上冲之理与冲脉相关。

【原文】

2. 奔豚气上冲胸，腹痛，往来寒热，奔豚汤主之。

奔豚汤方

甘草　芎䓖　当归各二两　半夏四两　黄芩二两　生葛五两　芍药二两　生姜四两　甘李根白皮一升

上九味，以水二斗，煮取五升，温服一升，日三夜一服。

【释义】

本条论述肝郁奔豚气的证治。此症状的奔豚为肝郁证，病多由惊恐恼怒，肝气郁结，而后化火或者化热，致肝火上逆，形成肝气上冲的现象；肝郁气滞日久则会产生血瘀，故腹痛；肝与胆互为表里，肝郁则少阳之气不和，所以往来寒热。其他证型的奔豚则不会发生。《名医别录》上记载"李根白皮大寒，主消渴"，寒能除热，故又云"主消渴，止心烦逆，奔豚气"。甘李根白皮，其性大寒，有很好的清热作用，因此，用大寒之甘李根白皮清肝热、降逆气、止奔豚，配伍苦寒之黄芩，下肝气清郁热；当归、川芎、芍药养血调肝，益肝体以制肝用；葛根、半夏、生姜升清降浊，和胃降逆；甘草益气和中，调和诸药，且与芍药相伍可缓急止痛。诸药合用，肝脾两调，则气冲腹痛、往来寒热等症自愈。

【按语】

奔豚汤宜用于肝郁化热证。

【原文】

3. 发汗后，烧针①令其汗，针处被寒，核起而赤者，必发奔豚，气从少腹上至心，灸其核上各一壮，与桂枝加桂汤主之。

桂枝加桂汤方

桂枝五两　芍药三两　甘草二两（灸）　生姜三两　大枣十二枚

上五味，以水七升，微火煮取三升，取滓，温服一升。

【词解】

①烧针：针刺与艾灸相结合的治法，即温针。

【释义】

本条论述因误用汗法而发生奔豚的证治。伤寒发汗后，汗出表不解，本应用桂枝汤继续缓缓发汗，反用烧针令其汗，必使大汗出，加之患者本已汗出伤阳，出针后针眼处受寒邪侵入，肿起成核而红，心先受病，同时外寒从针孔而入，与肾之水寒之气合而上凌，而成奔豚气，奔豚气从少腹直冲心下，患者之病因寒，因阳虚而起，故灸其核上各一壮，温经散寒，桂枝加桂汤，即桂枝汤又加二两桂枝而成。其意在桂枝汤解肌散寒，调和营卫之基础上，加用桂枝，以降逆平冲，使寒水返于下焦。

【按语】

本条为汗出后阳虚，又兼外寒侵袭，引起的肾脏水寒之气上冲而引发的肾气奔豚，当与前文肝气奔豚相鉴别。

【医案】

故乡老友娄某某的爱人，年七十，患呕吐腹痛一年余，于1973年4月16日偕同远道来京就诊。询其病状，云：腹痛有发作性，先呕吐，即于小腹虬结成癥块而作痛，块渐大，痛亦渐剧，同时气从小腹上冲至心下，苦闷欲死。既而冲气渐降，痛渐减，块亦渐小，终至痛止块消如常人。按主述之病状，是所谓中医之奔豚气者，言其气如豚之奔突上冲的形状，《金匮要略》谓得之惊发。惊发者，惊恐刺激之谓。患者因其女暴亡，悲哀过甚，情志经久不舒而得此症。予仲景桂枝加桂汤。

桂枝 15 克，白芍药 9 克，炙甘草 6 克，生姜 9 克，大枣 4 枚（劈）。水煎温服，每日一剂。

二诊（4 月 30 日）：共服上方 14 剂，奔豚气大为减轻，腹中作响，仍有一次呕吐。依原方加半夏 9 克，茯苓 9 克，以和胃蠲饮。嘱服 10 剂。

三诊（5 月 11 日）：有时心下微作冲痛，头亦痛，大便涩，左关脉弦，是肝胃气上冲，改予理中汤加肉挂、吴茱萸，以暖胃温肝，服后痊愈回乡。两月后函询未复发。

桂枝汤原本治太阳中风，汗出，发热，恶风证。而仅加桂枝量后，则治奔豚气。因此医生在处方用量上，岂可掉以轻心。（摘自《岳美中医案集》）

【原文】

4. 发汗后，脐下悸①者，欲作奔豚，茯苓桂枝甘草大枣汤主之。

茯苓桂枝甘草大枣汤方

茯苓半斤　甘草二两（炙）　大枣十五枚　桂枝四两

上四味，以甘澜水一斗，先煮茯苓，减二升，内诸药，煮取三升，去滓，温服一升，日三服。甘澜水法：取水二斗，置大盆内，以杓扬之，水上有珠子五六千颗相逐，取用之。

【词解】

①脐下悸：指肚脐以下有筑筑跳动的感觉。

【释义】

本条讨论水饮欲作奔豚的证治。病者下焦素有水饮内停，气化不利，发汗过后，阳气受损，累及心阳，心阳受伤，因而水饮内动，导致脐下动悸。奔豚从字面意思来看就是奔跑时的小猪，提示水饮在体内不受约束，所以处方中重用茯苓、桂枝通阳化水，以止逆气同时交通心肾，治疗动悸；甘草、大枣培护脾气，运化水湿。

胸痹心痛短气病脉证治第九

【原文】

1.师曰：夫脉当取太过①不及②，阳微阴弦③，即胸痹而痛，所以然者，责其极虚也。今阳虚知在上焦，所以胸痹、心痛者，以其阴弦故也。

【词解】

①太过：脉象胜于正常的现象，属于邪气盛。

②不及：脉象弱于正常的现象，属于正气虚。

③阳微阴弦：关前为阳，关后为阴。阳微指寸脉微，阳虚于上；阴弦指尺脉弦，阴盛于下。

【释义】

本条从脉象上论述胸痹、心痛的病机。诊脉当取其太过不及，以定虚实。寸为阳，尺为阴，寸旺于尺，属于正常脉象，阳微是阳虚于上，阴弦是阴盛于下。由于胸中阳气不振，卫气不行，故关前之寸脉微，称之为阳气之不及。又由于阴寒太盛，水饮内停出现尺脉弦。现在由于患者本身上焦阳虚，水气痰饮等阴邪便会趁虚居于阳位，所以会导致胸中闭塞，阳气不通，不通则痛，就出现胸痹、心痛的症状了。

【按语】

本条论述胸痹、心痛的病机，冠心病、肺心病、饮证中的支饮都属于这一范畴。

【原文】

2.平人①无寒热，短气不足以息者，实也。

【词解】

①平人：指平素身体健康的人。

【释义】

健康的人没有受到外邪，亦无发热恶寒之症，突然气急短促，呼吸不利的，一般属于实证。本证多因痰饮湿浊，阻滞胸中，升降气机不利，故胸膈痞塞短气，不足以息。所谓"实也"，不是纯实证，是标实，是胸痹病本身的一种突发情况。本证可以用枳实、厚朴等苦辛温通的药物进行治疗。

【原文】

3.胸痹之病，喘息咳唾，胸背痛，短气，寸口脉沉而迟，关上小紧数，瓜蒌薤白白酒汤主之。

瓜蒌薤白白酒汤方

瓜蒌实一枚（捣） 薤白半斤 白酒七升

上三味，同煮，取二升，分温再服。

【校勘】

《外台》"寸"下无"口"字，"上"作"脉"字，"白酒"作"白浆"。《金匮要略直解》谓"数字误"。

【释义】

本条论述胸痹的证治。胸痹之病，咳嗽如喘息，胸背疼痛，呼吸迫促，寸口脉沉迟，关上脉小紧数，为瓜蒌薤白白酒汤主治之证。寸口脉沉迟主里寒之证，是上焦阳虚，胸阳不振之象。胸中部位在人体属阳位，胸痹一病，是胸中阳气被痰浊水饮痹阻，故见气短喘息，咳吐痰涎浊唾。不通则痛，胸阳不振，气机阻滞，气血痹阻胸中，故而胸痛背痛，其中喘息咳唾，胸背痛，短气，是胸痹的必有之证。而瓜蒌薤白白酒汤具有通阳散结，豁痰下气的功用。方中瓜蒌开胸涤痰，薤白疏滞散结，白酒通阳宣痹，轻扬善行以助药势，三药同用，相辅相成，使痹阻痛，胸阳宣，则胸背痛诸症可解。

【按语】

$$胸痹\begin{cases}寸口脉沉而迟—上焦阳气不振\\关上小紧—寒饮停滞\end{cases}喘息咳唾，胸背痛，短气$$

【医案】

病者但言胸背痛，脉之沉而涩，尺至关上紧，虽无喘息咳吐，其为胸痹则确然无疑。问其业，则为缝工；问其病因，则为寒夜佝偻制裘，裘成稍觉胸闷，久乃作痛。予即书瓜蒌薤白白酒汤授之。方用瓜蒌五钱，薤白三钱，高粱酒一小杯。二剂而痛止。（摘自《金匮发微》）

【原文】

4.胸痹不得卧，心痛彻背①者，瓜蒌薤白半夏汤主之。

瓜蒌薤白半夏汤方

瓜蒌实一枚（捣）　薤白三两　半夏半升　白酒一斗

上四味，同煮，取四升，温服一升，日三服。

【词解】

①心痛彻背：心痛（心前、心窝、胃脘等部位疼痛）引及背部。

【释义】

本条论述痰浊壅阻的胸痹证治。水气痰饮居于阳位，痹阻胸阳，致胸中闭塞，故胸痹不得卧，胸背之气痹而不通，肺气不能宣降，故喘息咳唾，阳气不通，不通则痛，故心痛彻背。方中瓜蒌祛痰逐饮，宽胸开结，与半夏、薤白、白酒三者相配，能达通阳散结，豁痰下气之效；薤白味辛苦，具理气宽胸，通阳散结的功效；半夏燥湿化痰，降逆止呕，消痞散结。

【按语】

本条因胸阳不振，痰涎壅盛引起，病变在胸，故于瓜蒌薤白白酒汤中加半夏以逐痰降逆。临证时，因痰饮阻塞气机，故多兼瘀血，可酌情加入川芎、红花、桃仁等以行气活血化瘀。

【医案】

患者王某某，女，35岁。胸中满闷，心痛彻背，上气喘急，呼吸困难，大便不利，脉象沉滑，舌苔白腻。诊断：浊阴逆行，气壅上焦，胸阳阻滞，升降不利。主以通阳泄浊法，以瓜蒌薤白半夏汤加味治之，四剂而愈。瓜蒌实三钱，薤白二钱，法半夏二钱，枳实一钱半，杏仁泥二钱，桂枝一钱半，橘皮一钱，水煎服。

自按：胸痹心痛，责在胸中阳微，气不宣畅，仲景以通阳为主，复其上焦之阳，则浊阴自降，其与诸泻心之用苦寒泄降者有别，临床当细辨之。（摘自《蒲园医案》）

【原文】

5.胸痹心中痞①，留气结在胸，胸满，胁下逆抢心②，枳实薤白桂枝汤主之；人参汤亦主之。

枳实薤白桂枝汤方

枳实四枚　厚朴四两　薤白半斤　桂枝一两　瓜蒌一枚（捣）

上五味，以水五升，先煮枳实、厚朴，取二升，去滓，内诸药，煮数沸，分温三服。

人参汤方

人参　甘草　干姜　白术各三两

上四味，以水八升，煮取三升，温服一升，日三服。

【校勘】

《千金》作"心中痞，气结在心"。《外台》作"心中痞坚，留气结胸中"。"瓜蒌"，《医统》本作"瓜蒌实"。"痞"下有"气"字。《千金》《外台》并无"人参汤亦主之"六字。《玉函》作"心下痞气，气结在胸"。

【词解】

①心中痞：心中即心下，指胃脘部有痞塞不通之感。

②胁下逆抢心：胁下气逆上冲心胸。

【释义】

本条从虚实两方面论述胸痹的论治方法。一部分气下侵心中出现胃脘部痞塞不通，"留气结在胸"，指还有一部分气继续结聚在胸中出现胸满。胸中气不得通，肝气上逆，胁下气逆上冲心胸。当有腹胀，大便不畅，舌苔厚腻等兼证，为阴寒邪气较著，应急则治其标，通阳开结，泄满降逆，枳实薤白桂枝汤主之。当兼证出现四肢不温，倦怠少气，语声低微，大便溏等症，缓则治其本，补中助阳，用人参汤方。

【医案】

刘某某，年四旬许，店员。每日持筹握算，暑无寸闲。如俯伏时久，则胸极感不舒，寝至微咳吐痰，尚无若何异象。近以年关，尤多焦劳，初觉胸膈满胀，嗳气时作，继则喘咳痰唾，夜不安眠，甚而胸背牵引作痛，服调气化痰药不效，乃走治于余。诊脉弦滑，舌苔白腻，不渴，喘咳，胸背掣痛不休，并无恶寒肢厥景象。此固《金匮》之胸痹证。非调气化痰之所能治也。盖胸痹一证，因缘阳气不振，阴寒乘之，浊痰上泛，弥漫胸膈，气机阻滞，上下失调，故前后攻冲，胸背剧痛。如属阴寒剧盛，胸痛彻背、背痛彻心者，则宜辛温大热之乌头赤石脂丸以逐寒邪；如内寒不甚而兼虚者，则当相其轻重分别用人参汤或大建中汤以为温补。本证则阳未虚甚而寒亦不盛，既不合前者椒附之大温，亦不宜后者姜参之温补，仅应温阳祛痰，舒展中气，运用瓜蒌薤白半夏枳实桂枝汤调理，可谓方证切合，三剂可愈。数日病者来告，果如所期。(摘自《治验回忆录》)

【原文】

6.胸痹，胸中气塞，短气，茯苓杏仁甘草汤主之；橘枳姜汤亦主之。

茯苓杏仁甘草汤方

茯苓三两　杏仁五十个　甘草一两

上三味，以水一斗，煮取五升，温服一升，日三服。不差，更服。

橘枳姜汤方

橘皮一斤　枳实三两　生姜半斤

上三味，以水五升，煮取二升，分温再服。

【校勘】

《千金》《外台》无"橘枳姜汤亦主之"七字。《外台》另条，引仲景《伤寒论》云："胸痹之痛，胸中愊愊如慢，噎塞，习习如痒，喉中涩，唾燥沫是也，橘皮枳实汤主之。"方后云："《肘后备急方》(以下简称《肘后》)、《小品方》、文仲、深师、范汪、《古今录验》《经心录》《千金》同。"

【释义】

本条论述痹症轻症的治法。患者没有胸痛的症状，但是胸中偶尔感觉有气阻塞，呼吸不流利而短气。这种气塞、短气是由于水饮或者气滞导致的，若饮邪盛于气滞者则短气重，多兼见咳逆、吐涎沫、小便不利等症，治以茯苓杏仁甘草汤，使水利则气顺。若气滞偏盛于水饮停滞者，则胸中气塞重，可用橘枳姜汤，使其气开则痹可通而病可愈。

茯苓杏仁甘草汤，有宣肺化饮之功。方中茯苓渗湿利水，疏通肺气；杏仁利肺气，以祛痰湿；甘草和中扶正。三药相合，使水饮去，而肺气利，诸证可除。

橘枳姜汤，温通降逆，散水行气。方中橘皮理脾肺之气机；枳实消痞下气；生姜辛温散水，降逆和胃。诸药相合，使脾胃升降得宜，痹散气行，气塞可通，痞满、气短可消。

【原文】

7. 胸痹缓急①者，薏苡附子散主之。

薏苡附子散方

薏苡仁十五两，大附子十枚（炮）

上两味，杵为散，服方寸匕，日三服。

【校勘】

《外台》引《古今录验》"缓急"上，有"偏"字。

【词解】

①缓急：指胸痹疼痛有时缓和，有时剧急；亦可指病情危急，情势急迫。

【释义】

胸痹情势急迫，胸痛可表现相当剧烈，以方测证，本病应为寒湿胸痹。此外，仲景用附子，凡亡阳急证，需温经回阳的，多用生附子；用以止痛的，多用炮附子，但应以寒湿病因所致的痛证为准。对发作性疼痛，证属沉寒痼冷，痛急而有肢冷汗出的，则用乌头。故使用薏苡附子散温里祛寒，通阳止痛。

方中重用炮附子温里祛寒，通阳止痛；薏苡仁去其寒湿之性，取其除湿宣痹之用，缓解筋脉拘挛。以方测证，患者应还有喘息咳唾，胸背疼痛，或心痛彻背等症。患者尚应有舌淡，苔白滑，脉象沉伏，或涩，或微细而迟，或紧细而急等寒湿之邪乘踞阳位之象。二药共合为散以应急，使寒湿去，阳气通，则痛痹自解。

【按语】

乌头、附子应久煎，否则会发生乌头碱中毒。

【原文】

8. 心中①痞，诸逆②、心悬痛③，桂枝生姜枳实汤主之。

桂枝生姜枳实汤方

桂枝　生姜各三两　枳实五枚

上三味，以水六升，煮取三升，分温三服。

【校勘】

"心悬痛"下，《肘后》作"心下牵急懊痛"。

【词解】

①心中：指胃脘部分。

②诸逆：谓停留于心下的水饮或寒邪向上冲逆。

③心悬痛：指心窝部分向上牵引疼痛。

【释义】

本条论述寒痰气逆的心痛证治。胃脘部痞闷不通，寒饮上逆，心窝部牵引疼痛，用桂枝生姜枳实汤治疗。心下有痰饮寒邪停聚，则胃脘部痞闷不通，故曰"心中痞"。脾主升，胃主降，当寒饮之邪闭阻于胃，则胃气不得下行，胃气上逆，则心下的寒饮随气上逆，故曰"诸逆"。在症状上表现为气逆抢心，干呕气塞，牵引心窝部位作痛，故称之为"悬心痛"。治以桂枝温阳散饮、平冲降逆；生姜和胃降逆、化饮止呕；枳实行气泄满，可增强桂枝平冲之效。诸药合用，饮去逆止，则心中痞与牵痛可除。

【按语】

由于阴寒之邪上逆使胸阳不舒，用桂枝生姜枳实汤，取其降逆、消痞、散饮的作用。

【原文】

9.心痛彻背，背痛彻心，乌头赤石脂丸主之。

乌头赤石脂丸方

蜀椒一两—法二分　乌头一分（炮）　附子半两（炮）—法一分　干姜一两—法一分　赤石脂一两—法二分

上五味，末之，蜜丸如桐子大，先食服一丸，日三服。不知，稍加服。

【释义】

本条论述寒凝心脉的心痛证治。《素问·举痛论》云："寒气客于背俞之脉，则脉泣，脉泣则血虚，血虚则痛，其俞注于心，故相引而痛。"寒主收引，既可遏制阳气，所谓暴寒折阳，又可使血行瘀滞，以致心痛彻背，背痛彻心。

方中乌头、附子、花椒、干姜一派大辛大热之品，峻逐阴寒太盛之邪而止痛。乌头、附子同用，乌头长于起陈寒痼冷，温经祛风；附子长于治在里寒湿，并善温阳化气；又恐诸药辛热散太过，耗伤正气，故于诸热药中佐一味赤石脂，一能固涩心阳，收敛阳气，二可填塞胃肠，镇纳中气，俾大量辛热之品入胃而不伐胃。更以蜜为丸，既可缓药力之峻猛，且又解乌头、附子之毒，延长药效。

【按语】

由于足太阳经别从足太阳经脉的腘窝部分出，其中一条支脉在骶骨下五寸处别行进入肛门，上行归属膀胱，散布联络肾脏，沿脊柱两旁的肌肉到心脏后散布于心脏内，故会有心痛彻背，背痛彻心的表现。本条以方测证，患者应尚有四肢厥冷、脉象沉紧等表现。

腹满寒疝宿食病脉证治第十

【原文】

1.趺阳①脉微弦，法当腹满，不满者必便难②，两胠③疼痛，此虚寒从下上也，当以温药服之。

【校勘】

《脉经》《千金》"必"下有"下部闭塞，大"五字。《千金》作"此虚寒气从下向上"，赵刻本脱"当以"之"当"字，今从徐本、俞桥本补。

【词解】

①趺阳：又名冲阳，为三部脉（人迎、寸口、趺阳）切脉部位之一，属足阳明胃，位于足背胫前动脉搏动处，以候脾胃病变。

②便难：大便秘结。

③胠（qū）：指胁部。《素问·五脏生成》王冰注"胁上也"。《说文》云"腋下也"。

【释义】

趺阳是胃脉，主中焦脾胃。趺阳脉见微弦，反映了两种病机："微"是中焦阳气不足，"弦"为肝经寒气上逆。脾胃虚寒，肝经寒气上逆，应当发生腹满，因脾主腹，脾胃阳气不足，肝木之气挟寒上逆，肝木侮土，影响脾运功能，运化失职，升降失司，气满不通而腹满。又两胠属肝经分布，肝气上逆，疏泄失职，气滞不通而胁痛；肝失疏泄，脾运无力，大肠传导功能受到寒气的影响，故大便秘结。以上诸证，均由上焦阳虚，下焦寒气上逆所致，虚则补之，寒则温之，为一定治法，应当给予温药。

【按语】

本条论述腹满寒疝总的病机。寒气起于下焦，下焦寒气上逆，即可导致腹满，也可发生寒疝。

【原文】

2.病者腹满，按之不痛为虚，痛者为实，可下之。舌黄未下者，下之黄自去。

【校勘】

《玉函》"病者"作"伤寒"；末有"宜大承气汤"五字。

【释义】

本条论述腹满虚证和实证的区别，通过腹部的按诊来区别虚实，如果按之不痛就是虚证，按之痛就是实证。原因是虚证是由于脾脏虚寒，导致气虚不能运化而停滞、胀满；腹满实证是由于胃中有宿食停滞，或者肠中有燥屎积聚导致。如果胃肠积滞日久化热，灼热熏蒸，所以舌苔必然黄厚，用泻下实热的方法来治疗，腹中积滞泻下之后，黄苔就自然消退了。

【按语】

本条中舌黄为可下的条件，但攻下之后，若黄仍未消，就要考虑：①湿温病，舌苔虽黄，但尚未化燥成实；②余邪未尽，当再下之。

【原文】

3.腹满时减，复如故，此为寒，当与温药。

【校勘】

《脉经》"减"下更有"减"字。

【释义】

本条论述虚寒腹满的证治。本条的腹满，是脾胃虚寒，运化功能减退所致。《素问·异法方宜论》说"脏寒生满"，就是指的这种情况。由于气或散或聚，故腹满时而减轻，时复如故，当用温药治疗，如理中汤或附子理中汤等，补虚回阳，温中散寒。相比较而言，如果是宿食内停，或燥屎内结，则腹满不减。

【按语】

$$
\text{腹满}\begin{cases}\text{寒症（无形）—寒气为病}\begin{cases}\text{气聚则满}\\\text{气散则减}\end{cases}\text{时满时减}\\\text{热证（有形）—宿食停滞}\begin{cases}\text{实热内结}\\\text{阻于胃肠}\end{cases}\text{满而不减}\end{cases}
$$

【原文】

4.病者痿黄^①，躁而不渴，胸中寒实，而利不止者，死。

【校勘】

《脉经》本条列于《平呕吐哕下利脉证》，"胸中"作"胃中"，"利"上有"下"字。《千金》热痢门作"下利舌黄燥而不渴，胸中实，下利不止者死"。徐、沈、尤本、《金鉴》"躁"并作"燥"。

【词解】

①痿黄：痿与萎同，指肤色枯黄，黯淡无神。

【释义】

本条为寒实内结，脏气下脱的危候。患者面色萎黄，烦躁并不感口渴，寒实内结于胸中并兼下利不止的症状，属于死症。脾气衰败，故面色萎黄。口不渴为里无热，无热则兼见烦躁，阳虚而阴动，是胸中寒实内结，阴盛阳微所致，属于阴燥。如再兼下利不止，则中阳败绝，脏气下脱，正虚邪实，邪盛正衰，属于死证。而另一种说法，"躁"为"燥"，指口干舌燥而无口渴，是寒邪内盛气化不利所致。

【按语】

腹满的不治证 { 痿（与萎同）黄—脾气衰败

躁—胸中寒实内结，阴盛阳微

不渴—里无热

下利不止—中阳衰败，脏气下脱现象 }

【原文】

5. 寸口脉弦，即胁下拘急而痛，其人啬啬恶寒①也。

【校勘】

《诸病源候论》作"寸口脉双弦则胁下拘急，其人澹澹而寒"。《千金》痼积冷热门"寸口"上有"右手"二字，"啬啬"作"澹澹"。

【词解】

①啬啬恶寒：形容恶寒畏缩的状态。

【释义】

本条论述表里俱寒的腹痛脉证。寸口脉弦，寸口主病位在上，弦脉主寒主痛，啬啬是形容瑟缩畏寒，此为寒邪在表。胁下拘急疼痛，胁下为肝的部位，拘急为寒邪表现，此为里寒作痛表现，故此条为表里俱寒的腹痛脉证。

【原文】

6.夫中寒①家，喜欠②，其人清涕出，发热色和者，善嚏。

【词解】

①中寒："中"读去声，即受寒。

②欠：即呵欠。《灵枢·口问》云"阴阳相引故数欠"。

【释义】

风寒袭表，寒气侵袭人体，寒气属阴，阴加于阳，其人精神疲惫，困顿不堪，出现频繁哈欠的症状。寒邪犯肺，肺输布功能受阻，出现鼻流清涕的症状；又由于阴阳相争出现发热，色和可以做病人正气不虚解释。善嚏则因为，里阳不虚，正气有驱邪外出之势。

【原文】

7.中寒，其人下利，以里虚也，欲嚏不能，此人肚中寒—云痛。

【校勘】

《千金》连作一条云："凡人中寒者喜欠，其人清涕出，发热色和者善嚏。凡胆病者，末脉，望之，口燥清涕出，善嚏欠，此人中寒。其人下利。以里虚故也，欲嚏不能，此人腹中痛。"

【释义】

本条论述虚寒腹满下利。因为里虚正气不足，缺乏捍卫和抵御能力，寒邪直中中焦，脾胃虚寒故腹痛下利。《灵枢·口问》云："阳气和利，满于心，出于鼻，故为嚏。"患者里阳素虚，本就阳气不足，寒邪侵袭，阳气无力驱邪外出更不能满达心肺，出鼻而为嚏，所以出现欲嚏不能的症状。

【原文】

8.夫瘦人①绕脐痛，必有风冷，谷气不行②，而反下之，其气必冲，不冲者，心下则痞也。

【词解】

①瘦人：体质薄弱之人。
②谷气不行：指大便不通。

【释义】

平素体质薄弱之人出现绕脐痛，必定是感受风冷之邪，风寒邪气，伤于脾胃，脾胃运化被阻，气机凝结，故大便不通而绕脐疼痛。若误认此证为燥实不大便，妄用苦寒之品攻之，此时谷气虽行，大便得通，但风冷之邪未除而阳气更伤。若兼伤下焦阳气，不能制伏阴寒，阴寒过剩，肝寒之气上逆，则其气必冲。若伤中焦阳气，则脾胃虚弱，致水湿停于心下，成为心下痞症。

【按语】

本条论述里虚寒证及误下后的变证。绕脐痛有虚有实，临证应综合考虑，以防误诊。

【原文】

9.病腹满，发热十日，脉浮而数，饮食如故，厚朴七物汤主之。

厚朴七物汤方

厚朴半斤　甘草三两　大黄三两　大枣十枚　枳实五枚　桂枝二两 生姜五两

上七位，以水一斗，煮取四升，温服八合，日三服。呕者加半夏五 合，下利去大黄，寒多者加生姜至半斤。

【释义】

本条论述腹满兼表证不解的证治。患者腹部胀满，发热 10 天左右，脉象浮 且数，饮食像往常一样，这种情况可服用厚朴七物汤。患者脉象浮数，但是不 能单纯地看作外感风热表证，结合前面"腹满"的主症可知患者在具有表证的 同时伴有里证，且里证重于表证，又从患者饮食如故可知邪不在胃，在肠，故 证属太阳表邪未解而兼见阳明腑实证。本方为桂枝汤去芍药再加厚朴三物汤。 桂枝汤解表和营，但去芍药因只是腹满但并未有疼痛。厚朴七物汤中大黄的含 量比厚朴三物汤少，因为患者发热十日，可见表证日久，正气已伤，故大黄用 量不能过大。

【按语】

根据一般原则，在表里同病的情况下，实证先解表后攻里，虚证应先温里， 后解表。本病由临床表现可知患者病情已由表入里，并且里证重于表证，应采 用表里双解法。

【医案】

关某某，男 3 个月，患者其父代诉：日前原因不明的阵发性哭闹，当时腹 胀，可能有腹痛，三日间不大便，吐奶不止，以后吐出黄色如大便样物，此间 未曾进食，症状日益加剧。曾经两个医院诊治，检查腹部可见肠影，腹壁紧张 而拒按，经 X 光腹部单透，发现有液平面 6~7 个，并充满气体，确诊为完全性肠梗阻，经灌肠下胃管及对症治疗，不见好转，终于决定手术疗法，患者家属考虑到小儿只三个月，不同意手术，而来中医处诊治。1974 年 4 月 5 日来诊，患儿面色苍白，精神萎靡，时出冷汗，腹胀拒按，大便不通，脉微，舌苔灰白，系脾阳不运，积滞内停所致。治以行气泄满，温中散寒，厚朴七物汤治之。厚朴 10 克，桂枝 7.5 克，甘草 10 克，枳实 10 克，川军 2.5 克，生姜 5 克。

按上方顿服一次即效，服药后约 1~2 小时内，推出脓块样大便，以后两小时内，共排出三次稀便，随着腹胀消失，腹痛减轻。经十余日，逐渐好转，与健康婴儿无异。(摘自《老中医医案选编》)

【原文】

10. 腹中寒气，雷鸣切痛[1]，胸胁逆满，呕吐，附子粳米汤主之。

附子粳米汤方

附子一枚（炮）　半夏半升　甘草一两　大枣十枚　粳米半升。

上五味，以水半升，煮米熟，汤成，去滓，温服一升，日三服。

【校勘】

《千金》作"腹中寒气胀满，肠鸣切痛"。《外台》引范汪"寒气"下有"胀"字，无"呕吐"二字。煮服法，《外台》作"以水八升，煮米取熟，去米留药，煮取三升，去滓，适寒温，饮二升，仲景《伤寒论》同"；《集验》加干姜二两。

【词解】

[1]雷鸣切痛：雷鸣，形容肠鸣较重的声音，切痛，形容腹痛厉害如刀割。

【释义】

本条论述脾胃虚寒，寒气冲逆的腹痛证治。病位在腹中，脾胃阳虚，不能运化水湿，故腹中雷鸣，《素问·举痛论》云"寒气客于肠胃，厥逆上出，故痛而呕也"，寒气客于胃肠，寒气上逆，故切痛，胸胁逆满且呕吐。

方中附子大辛大热，温阳散寒止痛，半夏燥湿化痰，降逆止呕，甘草、大枣、粳米甘补脾胃，又缓急止痛。五药相伍，旨在逐寒邪，振阳气，降逆气，祛邪且不伤正。

【医案】

彭君德初夜半来谓："家母晚餐后腹内痛，呕吐不止。煎服姜艾汤，呕痛未少减，且加剧焉，请处方治之。"吾思年老腹痛而呕，多属虚寒所致，处以砂半理中汤。黎明，彭君仓卒入，谓服药痛呕如故，四肢且厥，势甚危迫，恳速往。同诣其家，见伊母呻吟床第，辗转不宁，呕吐时作，痰涎遍地，唇白面惨，四肢微厥，神疲懒言，舌质白胖，按脉沉而紧。伊谓："腹中雷鸣剧痛，胸隔逆满，呕吐不止，尿清长。"凭证而论，则为腹中寒气奔迫，上攻胸胁，胃中停水，逆而作呕，阴盛阳衰之侯。……彭母之恰切附子粳米汤，可以无疑矣！但尚恐该汤力过薄弱，再加干姜、茯苓之温中利水以宏其用。服两帖痛呕均减，再二帖痊愈。改投姜附六君子汤从事温补脾肾，调养十余日，即健复如初。（摘自《治验回忆录》）

【原文】

11.痛而闭者，厚朴三物汤主之。

厚朴三物汤方

厚朴八两　大黄四两　枳实五枚

上三味，以水一斗二升，先煮二味，取五升，内大黄，煮取三升，温服一升。以利为度。

【校勘】

"痛而闭"，《脉经》作"腹满痛"。煮服法，"三升"下，有"去滓"二字，"以利为度"，作"腹中转动者勿服，不动者更服"。

【释义】

本条论述胀重于积的腹满证治。痛而闭，即腹部胀满疼痛而大便不通。其病机是实热内积，气滞不行，由于气滞重于积滞，故不用承气而用厚朴三物汤行气通下。本方以厚朴为主药，行气除满，大黄、枳实去积通便，故适用于内实气滞之证。

【医案】

武昌俞君，劳思过度，心绪不宁，患腹部气痛有年，或三月五月一发，或一月数发不等，发时服香苏饮、越鞠丸、来苏散、七气汤等可愈。每发先惑腹部不舒，似觉内部消息顿停，病进则自心隔以下，少腹以上，胀闷痞痛，呕吐不食，此次发而加剧，欲吐不吐，欲大便不大便，欲小便亦不小便，剧时口噤面青，指头和鼻尖冷，似厥气痛、交肠绞结之类。进前药，医者又参以龙胆泻肝汤等无效。诊脉弦劲中带滞涩象，曰：痛利为虚，痛闭为实，观大小便俱闭，干呕和指头鼻尖冷，内脏痹阻较甚，化机欲熄，病机已迫，非大剂推荡不为功，拟厚朴三物汤合左金丸为剂：厚朴八钱，枳实五钱，大黄四钱，黄连八分，吴萸一钱二分。服一剂，腹中鸣转，痛减；二剂，得大便畅行一次，痛大减，续又畅行一次，痛止。后以《澹寮》六和、叶氏养胃方缓调收功。嗣后再发，自服此方一二剂即愈，此后病亦发少、发轻、不大发矣……加左金者，借吴萸冲开肝郁，肝气升发太过，宜平宜抑，肝气郁闭较甚，宜冲宜宣，左金原方萸少于连，此方连少于萸。（摘自《冉雪峰医案》）

【原文】

12. 按之心下满痛者，此为实也，当下之，宜大柴胡汤。

大柴胡汤方

柴胡半斤　黄芩三两　芍药三两　半夏半升（洗）　枳实四枚（炙）大黄二两　大枣十二枚　生姜五两

上八味，以水一斗二升，煮取六升，去滓，再煎，温服一升，日三服。

【释义】

本条论述心下满痛的证治。"心下满痛"是指胸腹部胀满疼痛，多累及两胁旁侧。如果胸腹部涨满疼痛拒按，说明证属实证，又因病位偏高，与腹中胀痛不一样，是邪在少阳未解，且阳明里实渐结，所以用大柴胡汤治疗。方中用柴胡、黄芩、半夏、生姜和解少阳，用大黄、枳实攻下阳明，泻阳明热结之实，芍药缓急止痛，大枣安中，诸药合用可解少阳阳明之邪，使按之心下满痛等诸证消除。大柴胡汤也属于表里双解的方剂，但以攻下为主。

【原文】

13.腹满不减，减不足言，当须下之，宜大承气汤。

大承气汤方 见前痉病中

【校勘】

《伤寒论·辩阳明病脉证并治》"当"下无"须"字。《脉经》无"须"字及"宜大承气汤"五字。《千金》"减不足言"作"减不惊人"。赵刻本载有大承气汤药物及煮服法，今从《医统》本改注"见前痉病中"。

【释义】

本病的病机为腹满里实重证。肠中燥屎与气滞内结，实积化热，闭塞不通，所以腹满不得减轻。即使腹满减轻，亦是微乎其微，故谓"减不足言"。腹满不减为里实重证，与腹满时减的虚寒证完全不同。如若虚寒之腹满，则和寒气或散或聚，故腹满时而减轻，时复如故。具体可参照本篇第3条"腹满时减，复如故，此为寒，当与温药"。

本证急当下之，治以大承气汤峻下热结。方中大黄苦寒通降，泻热通便，荡涤肠胃积滞，且生用并后下，荡涤之力更锐，治"实"而为君药。然大黄虽长于荡涤实热，但无软坚之力，故配以芒硝，咸寒润降，软坚润燥，以攻燥结，治"燥"为臣药。二药相须为用，以增峻下热结之力。燥屎内结，腑气不通，故用厚朴宽肠下气，化滞除胀以治"满"；枳实行气消积以治"痞"，二药既可调畅气机而除痞满，以消无形之气滞，又可助硝、黄之荡涤之力，共为佐使药。四药相配，泻下与行气并用，则痞、满、燥、实俱去，起到急下存阴的作用。四味同用，共奏峻下热结之功。

【医案】

许生母伤食腹痛。许生咏堂，母病请治，据云因食豚肝面饼，后偶触怫郁，致患腹痛，自用麦芽、楂曲、香砂二陈不应，因其痛在少腹，以为寒凝厥阴，加吴萸炮姜，服之益剧。予问痛处可按乎？曰拒按；又问日来便乎？曰未也；切脉沉细，视舌苔黄，中心焦燥，顾谓生曰：此下证也。生曰：连服温消诸剂不验，思亦及此，因家母平素质亏，且脉沉细，故未敢下。予曰：痛剧脉伏，此理之常，质虽虚而病则实，书称以通为补，仲师云，腹满不减，减不足言，当下之；又云舌黄未下者，下之黄自去；今痛满拒按，舌黄焦燥，下证悉具，夫复何疑？方定大承气汤，用元明粉代芒硝，仍加香砂楂曲，兼行气滞，服头煎后，便行一次，其痛略定。随服后煎，夜半连下三次，痛势大减，舌干转润，易以调中和胃，旬后起居如常。（摘自《杏轩医案》）

【原文】

14.心胸中大寒痛，呕不能饮食，腹中寒，上冲皮起，出见有头足[①]，上下痛而不可触近，大建中汤主之。

大建中汤方

蜀椒二合（去汗）　干姜四两　人参二两

上三味，以水四升，煮取二升，去滓，内胶饴一升，微火煎取一升半，分温再服，如一炊顷[②]，可饮粥二升，后更服，当一日食糜[③]，温覆之。

【校勘】

《千金》作"心胁中大寒大痛，呕不能饮食，饮食下咽，自知偏从一面下流，有声决决然；若腹中寒气上冲皮起，出现有头足上下而痛，其头不可触近。"

【词解】

①上冲皮起，出见有头足：腹中寒气攻冲，皮肤突起如头足样的块状物。

②如一炊顷：约当烧一餐饭的时间。

③食糜：指吃粥。

【释义】

本条论述脾胃虚寒的寒疝证治。由腹部到心胸的痛势十分剧烈，呕吐不能饮食，腹中寒冷，皮肤有如头足样的突起，腹部疼痛不可触碰，这时用大建中汤。心胸中大寒痛，可见痛势剧烈且疼痛部位范围广泛。此为大寒之象，因为寒气上冲故呕吐（由于脾胃虚寒则脾胃运化失常）。上冲皮起，出见有头足，上下痛而不可触近指由腹部到心胸的由寒气而致的疼痛。由此可见患者此时应为虚寒，不可触近容易误以为是实寒，但实寒患者不应该出现其痛上下走动而无定处，所以可知患者应为脾胃虚寒腹满痛。方中花椒温脾胃，助命火，散寒止痛；以辛热之干姜温中散寒，助花椒散寒之力；饴糖温补中虚，缓急止痛，助花椒止痛之功；人参补脾益气，配合饴糖重建中脏。

【按语】

腹痛，按之不痛为虚证，按之疼痛为实证。附子粳米汤与大建中汤的异同如表2所示。

表2　附子粳米汤与大建中汤的对比

方证	类别	
	附子粳米汤	大建中汤
症状	腹中雷鸣切痛，胸胁逆满呕吐	腹部痛剧，时见突起有头足，拒按，呕不能食
病势	轻	重
方药比较	治虚寒性腹痛，附子不如干姜；虚寒性呕吐，半夏不如花椒；温养脾胃甘草、粳米、大枣不如人参饴糖	

【原文】

15.胁下偏痛，发热，其脉紧弦，此寒也，以温药下之，宜大黄附子汤。

大黄附子汤方

大黄三两　附子三枚（炮）　细辛二两

上三味，以水五升，煮取二升，分温三服；若强人煮取二升半，分温三服。服后如人行四五里，进一服。

【校勘】

《脉经》无"发热"二字。

【释义】

本条论述的是寒实内结的证治。胁下偏痛不能拘泥于胁下，还应包括腹部，即胁腹疼痛。"偏"字指一侧，故"胁下偏痛"为一侧胁腹部疼痛之义。盖寒为阴邪，其性凝敛，寒邪直中脏腑，胃肠脉络凝涩，局部气机阻滞，寒实偏着于一处，则见一侧胁下疼痛，或腹痛以侧腹部为剧，其与实热内结或气滞里实之大腹胀满硬痛者迥异。发热不是表证，而是阳气被郁所致。一般来说，发热脉当浮数，今反紧弦，紧脉多见寒邪，痛证，宿食，弦脉多见肝胆病，主寒，主痛，此时脉象弦紧，并以胁腹疼痛为主证，可知为寒实内结之证。方中附子辛热，温散脏腑之沉寒痼冷，配用细辛更助附子辛热之力，散寒止痛，大黄斩关夺隘，通腑荡实，虽性寒凉，但与附子、细辛相伍，寒性减而专主走泄通下。故三者合用，诚具温阳散寒，通腑逐积之能。

【按语】

本条所见之发热临床上多表现为身热不甚，或发热与畏寒、肢冷兼见，或仅为腹痛局部之热感。本证还可伴有大便秘结，舌苔黏腻等表现。

【医案】

钟某某，腹痛有年，理中四逆辈皆已服之，间或可止，但痛发不常，或一月数发，或两月一发，每痛多为饮食寒冷之所诱致，自常以胡椒末用姜汤冲服，痛得暂解。一日，彼晤余戚家，谈其痼疾之异，乞为诊之。脉沉而弦紧，舌白润无苔，按其腹有微痛，痛时牵及腰胁，大便间日一次，少而不畅，小便如常。吾曰："君病属阴寒积聚，非温不能已其寒，非下不能荡其积，是宜温下并行，而前服理中辈无功者，仅去寒而不逐积耳。依吾法两剂可愈。"彼曰："吾固知先生善治异疾，倘得愈，感且不忘。"即书予大黄附子汤：大黄四钱，乌附三钱，细辛钱半。并曰："此为《金匮》成方，屡用有效，不可为外言所惑也。"后半年相晤，据云：果二剂而瘥。噫！经方之可贵如是。（摘自《治验回忆录》）

【原文】

16. 寒气厥逆，赤丸主之。

赤丸方

茯苓四两　　乌头二两（炮）　半夏四两（洗）—方用桂　细辛一两《千金》作人参

上四味，末之，内真朱①为色，炼蜜丸如麻子大，先食酒饮下三丸，日再夜一服；不知，稍增之，以知为度。

【词解】

①真朱：朱砂的别名。

【释义】

本条论述寒饮的腹痛证治。从药效推测，可知本条病情为脾肾虚寒，水饮上逆所致。由于脾肾阳虚，水饮内盛，寒气携水饮上逆，所以腹痛，阳气不振，不能外达于四肢故手足厥冷。治以赤丸散寒止痛，化饮降逆。乌头与细辛相伍，可以治疗沉寒痼冷所引起的腹痛；茯苓、半夏化饮止呕；朱砂重镇，可以降逆。

【原文】

17.腹痛，脉弦而紧，弦则卫气不行，即恶寒，紧则不欲食，邪正相搏，即为寒疝。寒疝绕脐痛，若发则白汗①出，手足厥冷，其脉沉弦者，大乌头煎主之。

乌头煎方

乌头大者五枚（熬，去皮，不㕮咀）

上以水三升，煮取一升，去滓，内蜜二升，煎令水气尽，取二升，强人服七合，弱人服五合。不差，明日更服，不可日再服。

【词解】

①白汗：因剧痛而出的汗。

【释义】

本条论述寒疝的病机和证治。前半段论述寒疝的病机，后半段讲了寒疝的症状和治法。寒疝的主要症状是腹痛，腹痛在发病部位为绕脐痛。脉弦而紧，为阴寒内盛的表现，弦脉与紧脉，皆属于阴脉，既属寒，又属实，主寒主痛，弦为卫气不行，在外表现的症状为恶寒，紧为寒盛，表现为不欲食，腹痛而见弦紧之脉，为阴寒偏盛。阳虚而内寒盛，阳气不能达于外，肌表不能温煦而恶寒，故"弦则卫气不行，即恶寒"。若寒外袭，入内影响脾胃功能，则会"紧则不欲食"。阳虚在里而不能卫外，寒袭于外而入里，寒盛而阳衰，胃阳与卫阳并衰，外寒与内寒俱盛，从而"邪正相搏"，邪正相搏的结果为寒气攻冲，导致寒疝腹痛的发生。寒疝发作时以"绕脐痛"为主要症状，疼痛剧烈，从而使人汗出，阳虚则阳气不能行于外，不达于四末，从而手足厥冷，疼痛剧烈，肢冷汗出为寒气内结、阳气不行的结果，此时的脉象为沉紧，沉为在里，紧则为寒，脉象由弦紧发展为沉紧，病情更为严重，沉寒痼冷，以乌头煎治之，取其破积、散寒、止痛之意。

方中乌头大辛大热，善治沉寒痼冷，并能止痛，配以蜂蜜同煎，既可缓和乌头之毒性，又能增强止痛之功，延长疗效。二药合用，故可用于阳虚积寒在里，寒气搏结不散而致的寒疝腹痛。但乌头有毒，必须久煎，并注意用量和服法，以防中毒。

【医案】

京师界街贾人井筒屋播磨家仆，年七十余，自壮年患疝瘕，十日、五日必一发，壬午秋，大发，腰脚挛急，阴卵偏大，欲入腹，绞痛不可忍。众医皆以为必死，先生诊之，作大乌头煎饮之（原注：每帖重八钱），斯须，瞑眩气绝，又顷之，心腹鸣动，吐出水数升，即复故，尔后不复发。（摘自《金匮要略今释》）

【原文】

18. 寒疝，腹中痛，及胁痛里急者，当归生姜羊肉汤主之。

当归生姜羊肉汤方

当归三两　生姜五两　羊肉一斤

上三味，以水八升，煮取三升，温服七合，日三服。若寒多者，加生姜成一斤；痛多而呕者，加橘皮二两、白术一两。加生姜者，亦加水五升，煮取三升二合，服之。

【校勘】

《外台》引仲景《伤寒论》作"寒疝腹中痛引胁痛，及腹里急者"。

【释义】

寒疝是由脾胃虚寒，或产后血虚，复感风寒外邪，结聚于腹中而致。里急是指腹部胁肋部疼痛有拘急之象。由于肝血虚而寒邪内凝，故腹中痛及胁痛里急，故治宜当归生姜羊肉汤。本方功能补养精血，散寒止痛，方中当归、羊肉兼补兼温，而以生姜宣散其寒。然不用人参而用羊肉，是为《素问·阴阳应象大论》中谓"精不足者，补之以味"也。方后注云"寒多者，加生姜成一斤"，为温散阴寒也。"痛而多呕"，乃肝气上逆所致。故加橘皮、白术理气和胃。

【原文】

19. 寒疝腹中痛，逆冷，手足不仁，若身疼痛，灸刺诸药不能治，抵当①乌头桂枝汤主之。

乌头桂枝汤方

乌头

上一味，以蜜二斤，煎减半，去滓，以桂枝汤五合解之，得一升后，初服二合，不知，即服三合；又不知，复加至五合。其知者，如醉状，得吐者，为中病。

桂枝汤方

桂枝三两（去皮） 芍药三两 甘草二两（炙） 生姜三两 大枣十二枚

上五味，挫，以水七升，微火煮取三升，去滓。

【校勘】

"若身疼痛"，《千金》作"若一身尽痛"。《千金》《医心方》引《小品方》及程本并无"抵当"二字。《金鉴》认为"抵当"二字系衍文也。"乌头"，诸本缺枚数。《千金》云："秋干乌头实中者五枚，除去角"。《外台》云："秋乌头实中大者十枚，去皮生用，一方五枚"。《医心方》亦作五枚，是。

【词解】

①抵当：第一，"抵"字作"至"字解，"当"字读去声，犹言至当、极当的意思。第二，"抵"字为"只"字之讹或转音，当字读平音，犹言只宜、只当的意思。

【释义】

本条论述血虚所致寒疝兼有表证的证治。寒疝的患者，腹痛，手足逆冷，四肢不温，手足麻木不仁，当患者出现身疼痛的症状，这时用针灸或者内服各种药物而没有疗效，只能用乌头桂枝汤治疗。寒气内结导致患者腹痛，阳气衰败，不能温养四肢，故出现四肢不温，手足逆冷的表现。阳气不行于外，则手足不仁。外感寒邪，闭阻肌表，营卫不和出现了身体疼痛，此时病属表里皆寒，若单纯用针灸法或是解表药、温里药都不能奏效。乌头桂枝汤中由于乌头为大辛大热药物且毒副作用强，在服用时用量应由小量开始，慢慢增加，若是服后如醉状或呕吐等，是中病的"瞑眩"现象。乌头祛寒止痛，用以祛里寒；桂枝汤调和营卫，用以散表寒。

【按语】

治疗上的区别：寒邪重，腹痛剧烈并伴有四肢逆冷用大乌头煎；寒疝腹痛，寒而兼虚的，用当归生姜羊肉汤；大乌头煎证而兼手足不仁，身疼痛等表证，用乌头桂枝汤。

【医案】

袁某某，青年农妇，体甚健，经期准，已有子女三四人矣。一日，少腹大痛，筋脉拘急而未少安，虽按亦不住，服行经调气药不止，迁延十余日，病益增剧，迎余治之，其脉沉紧，头身痛，肢厥冷，时有汗出，舌润，口不渴，吐清水，不发热而恶寒，脐以下痛，痛剧则冷汗出，常觉有冷气向阴户冲出，痛处喜热敷。此由阴气积于内，寒气结搏而不散，脏腑虚弱，风冷邪气相击，则腹痛里急，而成纯阴无阳之寒疝。窃思该妇经期如常，不属于血凝气滞，亦非伤冷食积，从其脉紧肢厥而知为表里俱寒，而有类于《金匮》之寒疝。……因处以乌头桂枝汤：制乌头四钱，桂枝六钱，芍药四钱，甘草二钱，大枣六枚，生姜三片。水煎，兑蜜服。上药连进两帖，痛减厥回，汗止人安。换方当归四逆加吴茱萸生姜汤：当归五钱，桂枝二钱，细辛一钱，芍药、木通各三钱，甘草、吴茱萸各二钱，生姜三片。以温经通络，清除余寒，病竟愈。（摘自《治验回忆录》）

【原文】

20. 其脉数而紧乃弦，状如弓弦，按之不移。脉数弦者，当下其寒；脉紧大而迟者，必心下坚；脉大而紧者，阳中有阴，可下之。

【校勘】

"其脉数"，《脉经》作"其脉浮"。《伤寒论·辨可下病脉证并治》无条首二十三字，"紧大"作"双弦"，《脉经》同，条末有"宜大承气汤"五字。

【释义】

本条论述寒实可下证的脉象证治。数脉，脉来急促，多见于热证，亦见于里虚证，数脉主病较广，表里寒热虚实皆可见之，不可概作热论。紧脉绷急弹指，状如牵绳转索，常见于实寒证，寒为阴邪，主收引，困厄阳气，正邪相争剧烈，气血向外冲击有力，则脉来绷急而搏指状如转绳。紧数相合，则为弦脉。气机郁滞，气血敛束不伸，故脉来强硬而为弦。

脉数弦者，主要形容其脉来势有力。大脉脉体宽大，多见于病进，迟脉为寒气侵袭，困厄阳气，致心动迟缓，气血凝滞，脉流不畅，使脉来迟缓。脉数弦者或脉紧大而迟者或脉大而紧者而见心下坚，此处大脉与数脉可理解为邪实病进，紧、弦、迟主内寒，这是阳中有阴寒实证的脉象。"必心下坚"提示寒实结于胃肠，困厄阳气，故可以用下法。

【按语】

本证可选用大黄附子汤或三物备急丸温下。此处迟、数脉兼见并论是为了鉴别腹满寒疝病的多变证候，注意脉症合参以保证诊治疾病的准确性。

【附方】

《外台》乌头汤：治寒疝腹中绞痛，贼风攻入五脏，拘急不得转侧，发作有时，使人阴缩，手足厥逆方见上。

【校勘】

此方本出《千金》《外台》第十四卷亦引《千金》，"入"下并有"腹"字，"发作"上并有"叫呼"二字。

【释义】

贼风攻入五脏，可知此为外邪内犯，同时有内寒作祟，筋脉拘急，故腹中绞痛，寒性收引，故拘急不得转侧，同时生殖器因受寒而上缩，寒邪遏制，阳气被郁，形体失于温煦，故手足厥逆。发作有时为正与邪争，正胜则休，邪盛则作。《外台》乌头汤功效温里解表，散寒止痛。治疗表里寒盛之寒疝，即乌头桂枝汤证。

【附方】

《外台》柴胡桂枝汤方：治心腹卒中痛者。

柴胡四两　黄芩　人参　芍药　桂枝　生姜各一两半　甘草一两　半夏二合半　大枣六枚

上九味，以水六升，煮取三升，温服一升，日三服。

【校勘】

"治心腹卒中痛"，《外台》作"疗寒疝腹中痛"。

【释义】

心腹卒中痛，为突然感受外邪而致心腹疼痛，魏荔彤先生称本方为"表里两解，寒热兼除之法"。以小柴胡清热开郁，和解少阳，并治腹胁疼痛。用桂枝汤调和营卫，解散风寒，其既能外解太阳表邪，又可和解少阳，清透半表半里之邪，具和解表里，协调肝脾，缓急止痛之功。以方测证，患者还应有寒热表现及胁肋疼痛等证。

【附方】

《外台》走马汤：治中恶心痛腹胀，大便不通。

杏仁二枚　巴豆二枚（去皮心，熬）

上二味，以绵缠捶令碎，热汤二合，捻取白汁，饮之，当下，老小量之。通治飞尸^①鬼击^②病。

【词解】

①飞尸：指病情发作迅速，症状为心腹刺痛，气息喘急，胀满上冲心胸等。

②鬼击：指不正之气突然侵袭人体，症状为胸胁内腹绞急切痛，或兼见下血。

【释义】

本方治秽毒壅塞肠道的寒实内结之证。寒实秽毒内结，气机不畅，故腹胀；阳气不通，不通则痛，故心痛；中恶，古人所谓中邪恶鬼祟致病者。《证治准绳·杂病》云："中恶之证，因冒犯不正之气，忽然手足逆冷，肌肤粟起，头面青黑，精神不守，或错言妄语，牙紧口噤，或头旋晕倒，昏不知人，此即是卒厥客忤……吊死问丧，入庙登冢，多有此病。"

走马汤，其名走马，形容药效之捷速。方中以巴豆破积攻坚，开通腑闭，为主药；杏仁宣肺润肠，开上启下，通达气机，为辅药；二者合用，以急泻胃肠之沉寒痼结，通腑逐秽也。

【原文】

21. 问曰：人病有宿食，何以别之？师曰：寸口脉浮而大，按之反涩，尺中亦微而涩，故知有宿食，大承气汤主之。

【释义】

本条从脉象的变化论述宿食方治。宿食多由饮食不节，停滞不化所致。由于宿食内结，气壅于上，所以在寸口部分出现浮大的脉象，这种大脉是有力的。

又因积滞较重，胃肠气滞不通，所以不仅在寸口重按可见到涩脉，而且尺脉重按亦沉滞有力。以上都是有宿食的实证，所以用大承气汤下之。

【医案】

江右黄某，营业长沙，初患外感，诸医杂治十余日，疾益剧，延余治疗。病者自云肚腹硬痛，手不可按，傍晚身微热汗出，手足较甚，小便黄，大便不利，粒米不入口，已三日矣。审视舌色鲜红，苔黄不甚燥，脉沉实搏指。取阅前所服方，多杂乱无章。余即取纸笔立案，并疏大承气方授之。阅二日，仍延诊，则云昨晚药完二剂，下黑粪仍多，今晨进稀粥少许，各证十愈七八，为改用大柴胡汤减轻大黄，又二剂，黑粪始尽，病如失。其家有西席，尝阅医书，谓大承气汤证，当见谵语，此证何以无之？大承气系腹有燥屎，先生乃断为食积，敢问所以？余曰《伤寒论》云：六七日不大便，烦不解，腹满痛者，此有燥屎，其下又申之曰：所以然者，本有宿食故也。宜大承气汤；若《金匮·宿食》篇，主用大承气者甚详；盖宿食与燥屎，一而二，二而一，相去一间；至谵语有无，可不必拘。（摘自《遯园医案》）

【原文】

22.脉数而滑者，实也，此有宿食，下之愈，宜大承气汤。

【校勘】

"此有宿食"，《千金》作"有宿食不消"。

【释义】

本条论述宿食内停的脉象和证治。脉滑是指宿食停积，数指胃肠内有实热。用下法就可以治愈，方药宜用大承气汤。

【原文】

23. 下利不欲食者，有宿食也，当下之，宜大承气汤。

【校勘】

"欲"，赵刻及俞本并误作"饮"，今从诸家本改。

【释义】

本条论述宿食下利的治法。宿食病见到下利，积滞下达，理应胃纳恢复，现虽下利，而仍不欲进食，可知宿食尚未悉去，所谓伤食恶食，可用大承气汤因势利导下其宿食，此即《素问·至真要大论》所谓"通因通用"之意。大承气汤方中大黄泻热通便，荡涤肠胃，为君药；芒硝助大黄泻热通便，并能软坚润燥，为臣药，二药相须为用，峻下热结之力甚强；积滞内阻，则腑气不通，故以厚朴、枳实行气散结，消痞除满，并助芒硝、大黄推荡积滞以加速热结之排泄，共为佐使。

【原文】

24. 宿食在上脘①，当吐之，宜瓜蒂散。

瓜蒂散方

瓜蒂一分（熬黄） 赤小豆一分（煮）

上二味，杵为散，以香豉七合煮取汁，和散一钱匕，温服之，不吐者，少加之，以快吐为度而止亡血及虚者不可与之。

【校勘】

《脉经》《千金》"脘"并作"管"，无"宜瓜蒂散"四字。

【词解】

①上脘：此处指胃的上部。

【释义】

饮食物停滞于胃的上部，患者会出现胸闷恶心欲吐症状，这时服用瓜蒂散，顺势吐出。由于宿食停滞，必会导致气滞之状，患者会伴有胸闷、恶心欲吐之状。瓜蒂味苦，赤小豆味酸，二者合用，能涌吐胸中实邪，佐香豉汁以开郁结。待快吐宜停用，以免损伤胃气。

【按语】

对于宿食的治疗可根据其停积部位分为涌吐法、攻下法、消导法，治疗时要辨证分型后用药。

【医案】

张子和之仆，尝与邻人同病伤寒，俱至六七日下之不通，邻人已死。仆发热极，投于井中，捞出以汲水贮之槛，使坐其中。适张游他方，家人偶记张治法曰：伤寒三下不通，不可再攻，便当涌之。试服瓜蒂散。良久吐胶痰三碗许，与宿食相杂在地，状如一帚，顿快。乃知世医杀人多矣。又一吏吐讫使服太白散甘露散以调之。（摘自《续名医类案》）

【原文】

25. 脉紧如转索无常者，有宿食也。

【校勘】

《脉经》《千金》作"寸口脉紧如转索，左右无常者"。《千金》"有宿食"作"脾胃中有宿食不消"。

【释义】

本条进一步论述宿食的脉象。宿食也可出现紧脉，为宿食阻隔气机，气主固摄，脉管中的血液失于约束，故向外冲击。还有医家认为此条转索无常为紧中带滑的脉象，风寒外感的紧脉，为紧中带弦，寒气约束，故紧而不移。宿食引起的紧脉，为紧中带滑，乍滑乍紧，故说无常。

【原文】

26.脉紧，头痛风寒，腹中有宿食不化也—云寸口脉紧。

【校勘】

"脉紧"上，《脉经》有"寸口"二字。《千金》有"寸"字，"头"上并有"即"字，"腹上"均有"或"字。

【释义】

本条论述紧脉的头痛风寒和内有宿食的不同。外感风寒和内有宿食都可见紧脉，不过，外感风寒多有头痛发热的症状，而宿食多有胸痞或腹痛的症状，与外感风寒的纯表证不同。

五脏风寒积聚病脉证并治第十一

【原文】

1.肺中风者，口燥而喘，身运①而重，冒而肿胀。

【词解】

①身运：运，眩晕；身运，此处指头晕。

【释义】

本条论述肺中风的证候。由于风中于肺，肺气失宣，气不布津，出现口燥而喘之证，但"身运而重，冒而肿胀"二证难于理解，《金鉴》认为当是"头晕而身重，冒风而肿胀"，其中"身运"即"头晕"，在此运用借代的修辞手法，以大名"身"代小名"头"，"运"通"晕"，"冒"即"眩冒"，故其证当是"头晕而眩冒，肿胀而身重"，亦因肺中风邪，肺气闭塞，不能通调水道，又浊阴上逆，阻遏清阳所致。此证与当今的肺心病并肺脑综合征类似。

【原文】

2.肺中寒，吐浊涕。

【释义】

本条论述肺中寒的症状。肺之液为涕，肺中于寒则胸阳不布，津液凝聚不行而变生浊涕，鼻窍不通而出气难，故浊涕从口中吐出。肺脏中于贼风，风为阳邪，风动则为热，风静则化寒，故为肺中寒。寒主闭束，鼻为肺之窍，五液在肺为涕，窍闭则不为清涕出，而为吐浊涕，以寒气生浊故也。肺液上升至咽喉，鼻窍不通则从口流下，肺内无浊痰阻塞，故不作咳也。

【原文】

3.肺死脏，浮之①虚，按之②弱如葱叶，下无根者，死。

【词解】

①浮之：指轻按。
②按之：指重按。

【释义】

本条论述肺死脏的脉象。肺的真脏脉是浮取虚弱无力，按之像葱叶外薄中空，是由于肾气虚衰则沉取无根，此时肺气已绝。

【按语】

$$
肺\begin{cases} 轻按——无力 \\ \\ 重按——弱如葱叶之中空而无根 \end{cases}
$$

【原文】

4.肝中风者，头目瞤①，两胁痛，行常伛②，令人嗜甘。

【词解】

①瞤：肌肉收缩抽动。
②行常伛：走路不能挺直，常弓背而行。

【释义】

本条论述肝中风的症状。足厥阴肝经，上至巅顶，开窍于目，《素问·至真要大论》"诸风掉眩，皆属于肝"，肝主风，风为阳邪，所以风邪太盛则头目瞤，不自动的头摇或眼睑肌肉跳动。肝主筋，筋脉赖精血之濡养，肝风内动，肝主藏血功能失常，筋脉失去濡养而拘急不利，故行常伛，《素问·脏气法时论》"肝苦急，急食甘以缓之"，肝喜条达而苦于急，甘入脾，能缓急，土气冲和则肝气条达，即所谓"培土疏木"。

【原文】

5.肝中寒者，两臂不举，舌本燥，喜太息，胸中痛，不得转侧，食则吐而汗出也《脉经》《千金》云：时盗汗，咳，食已吐其汁。

【释义】

本条论述肝中寒的症状。肝主筋而司运动，肝中寒邪，则厥阴经脉收引而为两臂不举，肝脉循喉咙之后，络于舌本，寒邪久郁，化热伤津，故舌本燥；肝气郁结，失其条达之性，故善太息以舒畅瘀滞。肝脉上贯胸膈，寒邪闭郁肝气，胸阳不宣，脉络凝涩，则见胸中痛，不得转侧。肝寒犯胃，胃不受食，胃气上逆而吐，卫阳失固，可见汗出，故食后即做吐而汗出。

【原文】

6.肝死脏，浮之弱，按之如索不来[1]，或曲如蛇行[2]者，死。

【词解】

[1]如索不来：诊脉时感觉脉象像绳索一样，轻飘游移，应手即去，不能复来。

[2]曲如蛇行：诊脉时感觉脉象像蛇行之状，曲折逶迤不能畅达，无柔和感。

【释义】

本条论述肝脏的真脏脉脉象。肝的平脉应该是有胃气的，但是这里的肝脏脉浮取无力，重按像绳索悬空，轻飘游移，应手即去，不能复来；或者像蛇行之状，曲折逶迤不能畅达，无柔和感，这都是没有胃气的表现，提示真阳将绝，主死。

【原文】

7.肝着，其人常欲蹈其胸上[①]，先未苦时，但欲饮热，旋覆花汤主之
臣亿等校诸本旋覆花汤方，皆同。

旋覆花汤方

旋覆花三两　葱十四茎　新绛少许

上三味，以水四升，煮取一升，顿服之。

【校勘】

旋覆花汤方药物及服法，乃据赵刻本《妇人杂病脉证并治》所载增补。

【词解】

①蹈其胸上：蹈，原为足踏之意，此处可理解为用手推揉按压，甚则锤打胸部。

【释义】

本条论述肝着的辨证论治。由于气郁寒凝，胸胁脉络郁滞，则着而不行，可见胸胁满闷，或见胀痛不休。若此时病在气分，以足蹈其胸上，或以手按之，可使凝滞的气血暂得舒展，而减轻疼痛。此病若未达到痛苦之时，由于气血遇寒则滞，得热则行，故欲饮热为舒，而有利于气血之行也。当病情严重之时，经脉凝瘀，肝着加重，则治以旋覆花汤，下气散结，活血通络。方中旋覆花下气散结，舒肝利肺，葱白通胸中之阳气，新绛可用茜草根、红花代替，有活血化瘀之功。本方能使血络畅行，阳气通利，则瘀血去，而肝着可解。

【按语】

旋覆花汤是治疗肝着的要方，王清任用血府逐瘀汤治疗气滞导致的胸不任物及气虚导致的胸任重物；陶葆荪使用通窍活血汤加减治疗其人常欲蹈其胸上；叶天士擅长用辛温通络、温柔通补、辛泄通瘀诸法取效，以上治法均为本方基础上的进一步发展。

【原文】

8.心中风者，翕翕发热，不能起，心中饥，食即呕吐。

【词解】

①翕翕发热：是形容轻度的发热症状。翕翕，谓如鸟羽之开合。

【释义】

本条论述心中风的症状。心中风患者，会有轻度发热症状，精神极度疲乏，不能直立行走，有饥饿感但食入即吐。心属火脏，风为阳邪，两邪相争则有翕翕发热的症状。热邪伤气则不能起，火邪内动，化燥伤津不濡胃，则胃中嘈杂似饥。热邪扰胃，故食即吐。

【按语】

心中风的证候与病机　{
翕翕发热—风热相搏
不能起—风热耗灼津液，精神极度疲乏
心中饥，食即呕吐—火乱于中，而热格于上
}

【原文】

9.心中寒者，其人苦病心如啖蒜状，剧者心痛彻背，背痛彻心，譬如蛊注①。其脉浮者，自吐乃愈。

【词解】

①蛊注：病名，发作时胸闷腹痛，有如虫咬之状。

【释义】

本条论述心中寒的症状及预后。心中寒，心为火脏，寒为阴邪，火与寒不相容，寒邪外束，心火闭敛于内，致使心中产生似热似辣的感觉，这是胸膈间自觉有一种烧灼嘈杂感的症状。像食蒜后的辛辣的感觉，严重者会出现心痛延及背部，背痛延及心，此为寒邪痹阻心脉的严重表现，因其心痛彻背，背痛彻心，类似虫子从前到后，从后到前，往来走窜。如脉浮，则寒邪在上，正气有祛邪外出之势，故自吐后，阳气伸展而邪从上越，乃愈。

【原文】

10. 心伤者，其人劳倦，即头面赤而下重①，心中痛而自烦，发热，当脐跳，其脉弦，此为心脏伤所致也。

【词解】

①下重：指肛门下坠感，也有人认为是指脱肛，为中气下陷之证。

【释义】

心主血，心受损伤，则阴血虚，阴虚则阳易上浮，所以稍有劳倦则阳浮于上而头面赤色。心液虚耗，邪热自盛，阴虚失养，热动于中，故心中痛而自烦，发热。心气不足，则清气下陷而为肛门下坠或脱肛之证。心虚于上，则肾水妄动于下，故当脐跳动。心之平脉，累累如贯珠，本不应弦今反弦，变圆润滑利之常而为强直刚劲之形，是为心脏受损伤之故。

【原文】

11. 心死脏，浮之实如丸豆，按之益躁疾者，死。

【校勘】

"丸豆"，赵刻本作"麻豆"，今据《医统》本改为"丸豆"。

【释义】

本条论述心脏的真脏脉脉象。浮取的时候就实，像弹丸和豆子一样坚硬，重按则见脉象在手下翻滚，急躁，这些都是心血枯竭，心气涣散的表现，主死。

【原文】

12. 邪哭①使魂魄不安者，血气少也；血气少者属于心，心气虚者，其人则畏，合目欲眠，梦远行而精神离散，魂魄妄行。阴气衰者为癫，阳气衰者为狂。

【词解】

①邪哭：形容如有鬼邪作祟，无故悲伤哭泣。

【释义】

邪哭是魂魄不安的一个症状，肝藏魂，肺藏魄，心藏神。魂不安，由于血少，魄不安。血虽属肝，气虽属肺，而血气之主宰，皆归于心故曰"血气少者属于心"。心藏神，心虚则神怯，故其人畏惧恐怖；神气不足，则合目欲眠，神不守舍，则梦远行；心神不敛，精气涣散则魂魄失统而妄行。人心血虚故阴不足，寒邪等阴邪侵袭人体而发为癫，心气不足则阳不足，热邪等阳邪侵袭人体而化热，故发为狂。

【按语】

本条论述血气虚少，发生精神错乱的病证。《难经·第二十难》所谓"重阳者狂，重阴者癫"之义也，故本文所说之"衰"字可作"襄"，即重叠之意。

【原文】

13. 脾中风者，翕翕发热，形如醉人，腹中烦重，皮目𥆧𥆧而短气。

【释义】

本条论述脾中风的症状。脾中风的患者会出现轻度发热的症状，四肢疲软，面色潮红，像喝醉一般，腹中闷重不舒，皮目𥆧𥆧而跳动，呼吸浅促而短气。翕翕发热和太阳中风的症状相同，脾中风者也会出现肌肉不和的症状，故翕翕发热。脾主肌肉四肢，风行于肌肉四肢间，故四肢不收而出现形如醉人的现象。腹为阴，脾为阴中之至阴，患者脾气虚而易感受风邪，脾虚而运化失常，不能运化水湿，风湿相搏而出现腹中烦重，且风为阳邪，阳邪入里而有烦热，五轮中脾属肉轮，而上下眼胞属脾，风胜则动，故出现皮肉𥆧动。因脾气虚而不能运化水湿，故出现气机不利，短气的现象。

【按语】

$$
\text{证候与病机}
\begin{cases}
\text{翕翕发热，形如醉人—脾主四肢、肌肉} \\
\text{腹中烦闷—大腹属脾} \\
\text{皮目𥆧动—上下眼胞为脾胃所主} \\
\text{短气—脾病而影响到肺，故肺气不利}
\end{cases}
\text{风中于脾}
$$

【原文】

14.脾死脏，浮之大坚，按之如覆杯洁洁①，状如摇者，死。

【词解】

①洁洁：中空无物的样子。

【释义】

本条论述脾死脏的脉象。脉象浮取大而硬，重按脉象如扣茶杯，外表坚硬而中空，摇摆而不定，脉象躁急而无根，同时脉象散乱，此为脾胃之气衰败，神气涣散，故主死。

【按语】

正常的脉象表现是指下具有从容，徐和，软滑的感觉，不浮不沉，来去从容，节律一致，尺脉有力，沉取不绝。

【原文】

15.趺阳脉浮而涩，浮则胃气强，涩则小便数，浮涩相搏，大便则坚，其脾为约，麻子仁丸主之。

麻子仁丸方

麻子仁二升　芍药半斤　枳实一斤　大黄一斤（去皮）　厚朴一尺（去皮）　杏仁一斤（去皮尖，熬，别作脂）

上六味，末之，炼蜜和丸梧子大，饮服十丸，日三服，渐加，以知为度。

【校勘】

麻子仁丸方药物炮制及服法，据《伤寒论》补。

【释义】

跌阳脉位于足背胫前动脉搏动处，属于足阳明胃经。跌阳脉现浮涩脉，浮脉属阳，主阳盛，出现浮脉的原因是阳明胃气强盛；涩脉属阴，主津液不足，出现涩脉的原因是小便频数导致脾阴亏虚。浮脉和涩脉同见，是阳盛和阴虚相加，所以津液更伤。脾阴亡失，无法为胃行其津液，大便硬结，成为脾约证。治疗主方选择麻子仁丸，润肠通便，滋脾阴而调胃热。

【医案】

田某某，男，67 岁，农民。1978 年 7 月 23 日初诊。病史：经常大便秘结，虽经常治疗仍然数日不解，今已 15 天未解大便。下腹部阵痛，食少纳减，少得矢气则轻快一时，但不恶心呕吐。检查：脉象沉而有力，舌质暗红，苔垢腻，左下腹部可触及一条索状物，按之则痛。辨证：脾胃虚弱，阴津不足，肠道失润。处方：《金匮》麻子仁丸加减。火麻仁 30 克，大黄 15 克（油炒），枳实 12 克，柏子仁 15 克，当归 15 克（油炒），厚朴 12 克，芝麻（炒，捣碎）一把。共煎，饭前服。

1979 年 3 月 26 日二诊：服药二剂，大便两次，排出有干硬黑色粪便。食欲好转，腹痛缓解，但仍感满闷不适，脉沉兼弦，舌苔薄白，继服上方加减。陈皮 12 克，厚朴 12 克，枳壳 12 克，柏子仁 20 克，白芍 15 克，火麻仁 20 克，甘草 5 克。

1979 年 3 月 28 日三诊：服药两剂，大便顺利，每天一次，饮食正常，腹痛消失。（摘自《临证实效录》）

【原文】

16. 肾着之病，其人身体重，腰中冷，如坐水中，形如水状，反不渴，小便自利，饮食如故，病属下焦，身劳汗出，衣—作表里冷湿，久久得之，腰以下冷痛，腹重如带五千钱，甘姜苓术汤主之。

甘草干姜茯苓白术汤方

甘草　白术各二两　干姜　茯苓各四两

上四味，以水五升，煮取三升，分温三服，腰中即温。

【校勘】

"腹重"，《脉经》《千金》为"腰重"。"腹重如带五千钱"，《三因方·伤湿证治》为"腰重如带五贯钱"，"甘草炙、干姜炮"。"甘姜苓术汤"，《千金》作"肾着汤"。

【释义】

本条论述肾着病的成因和证治。肾着的成因主要是由于过劳汗出，衣服里冷湿，阳气被伤，寒湿内侵，留着于腰部，久久得之，而出现腰部以下冷痛和沉重的感觉。其人身体重，腹重如带五千钱，此因湿邪停滞，湿性重浊之故。腰中冷，如坐水中，指有冷感是因寒湿留着，阳气不行之故。形如水状即指外形如水气病一样，有微肿，此亦因湿盛所致。上焦无热，故不渴，中焦胃和，故饮食如故，小便自利说明下焦有寒，不能制水，所以说病属下焦。腰以下冷痛是本病最重要的症状，此因寒湿痹阻，不通则痛，可以用甘姜苓术汤治疗。方中干姜大辛大热，祛寒逐湿，为君药；茯苓甘淡渗湿，为臣药；白术苦温燥湿，为佐药；甘草调和诸药，为使药。合而成方，共奏培土制水，散寒祛湿之效，为治疗寒湿所伤而致腰部冷痛重着的良方。

【原文】

17. 肾死脏，浮之坚，按之乱如转丸[1]，益下入尺中者，死。

【词解】

[1]乱如转丸：形容脉象躁动，如弹丸之乱转。

【释义】

本条论述肾死脏的脉候。肾脉当沉实有力，今肾阴亏损，真气不固，浮动于外，势将外脱，故脉浮取坚实，按之乱如转丸，躁动不柔，下于尺部更为明显。此为肾之真脏脉现，真气不固，势将外脱，故死。

【原文】

18. 问曰：三焦竭部^①，上焦竭善噫^②，何谓也？师曰：上焦受中焦气未和，不能消谷，故能噫耳。下焦竭，即遗溺失便，其气不和，不能自禁制，不须治，久则愈。

【校勘】

"上焦受中焦气未和"句，据《伤寒论·平脉法》成无己注引本条条文，作"上焦受中焦气，中焦未和。"

【词解】

①三焦竭部：三焦各部所属脏腑的机能衰退。
②噫：嗳气。

【释义】

本条论述三焦的病变。学生问："三焦虚竭，不能发挥作用，上焦衰竭的患者经常嗳气，是什么原因？"老师说："上焦受气于中焦，由于中焦衰竭，不能运化腐熟水谷，以致经常嗳出食气。下焦衰竭，不能制约二便，出现遗溺或大便失禁等症状，下焦机能衰退，气虚不摄，则二便失禁，这种情况，只要注重脾胃的调养，待正气恢复，则便溺不治而自愈。"三焦各脏腑的机能衰退，会互相影响。上焦受中焦之气，若中焦脾胃运化失常，不能消化水谷，以致陈腐积食之气上逆，发生嗳气。下焦主藏津液和传化糟粕，下焦机能衰退不能制约二便，三焦功能相互为用，相互制约，虽有三焦功能失调发生嗳气或是二便失禁症状，待三焦气和，正气恢复则病自愈。

【按语】

三焦脏腑若生理机能暂时衰退，互相影响或直接发生病变，病情不重，若正气恢复，病自可痊愈。

【原文】

19. 师曰：热在上焦者，因咳为肺痿；热在中焦者，则为坚①；热在下焦者，则尿血，亦令淋秘②不通，大肠有寒者，多鹜溏③；有热者，便肠垢④。小肠有寒者，其人下重便血，有热者，必痔。

【词解】

①坚：指大便坚硬。

②淋秘：指小便滴沥涩痛，秘作闭字解，小便闭塞不通，即癃闭。

③鹜溏：鹜即鸭。鹜溏，是说如鸭的大便，水粪杂下。

④肠垢：肠中的黏液垢腻。

【释义】

本条论述热在上中下三焦的病证以及大肠、小肠寒热的病证。肺为娇脏，居上焦，热在上焦，肺先受之，热灼阴伤，耗伤阴津，变生涎沫，肺燥阴竭，肺失濡养，日渐枯萎，而成肺痿。脾胃同居中焦，热在中焦，胃热过盛，则耗伤津液，大肠失润，脾热过盛则耗气伤津，以致大肠传送无力，致大便干燥，排便困难。《诸病源候论·淋病诸候》说："诸淋者，由肾虚而膀胱热故也。"认为淋证，以肾虚为本，膀胱热为标的。热在下焦，热灼膀胱，灼伤血络，迫血妄行，血随尿出，以致小便涩痛有血。热注膀胱，以及瘀血阻塞尿路，导致膀胱气化失常，而成淋秘不通。大肠主传导，主津，寒湿困阻大肠，气机失常，则大肠水液吸收功能失常，大肠中的水液不得吸收，水与糟粕俱下，出现便鹜溏。湿热内蕴肠腑，大肠传导功能失常，腑气壅滞，气滞血阻，气血与邪气相搏结，挟糟粕积滞肠道，脂络受伤，腐败化为脓液垢腻而便肠垢。寒湿阴邪，内困脾土，脾失健运，邪留肠中，因有寒则阳气不足而致脾不统血以致下血。肠道之气壅而不通，故下重。小肠属火，为心之腑，受热邪侵袭而移热于大肠，毒结肛门，发为痔疮。

【原文】

20.问曰：病有积、有聚、有谷气，何谓也？师曰：积者，脏病也，终不移；聚者，腑病也，发作有时，展转痛移，为可治；谷气者，胁下痛，按之则愈，复发为谷。诸积①大法：脉来细而附骨者，乃积也。寸口，积在胸中②；微出寸口，积在喉中③；关上，积在脐旁④；上关上⑤，积在心下；微下关⑥，积在少腹⑦。尺中，积在气冲⑧。脉出左，积在左；脉出右，积在右；脉两出，积在中央。各以其部处之。

【词解】

①诸积：泛指因气、血、痰、食等因素引起的疾病。

②积在胸中：指胸痹之类的病证。

③积在喉中：指梅核气、喉痹等病证。

④积在脐旁：指绕脐腹痛之类的病证。

⑤上关上：指寸口脉关、寸之间的部位。

⑥微下关：指寸口脉关、尺之间的部位。

⑦积在少腹：指少腹寒痛之类的病证。

⑧积在气冲：气冲为穴名，属足阳明胃经，在腹股沟区，耻骨联合上缘，前正中线旁开2寸，动脉搏动处，积在气冲指寒疝一类的病证。

【释义】

本条中介绍了积症，聚症，谷气三者的特点，积者为血瘀，属于五脏病，积病在脏，阴凝所结，推之不移，痛有定处；聚者为气郁，属于六腑病，聚病在腑，发作有时，推之能移，痛无定处，其根不深，较积为易治。谷者为食积，由于食伤脾胃，脾胃壅实，以致肝气郁结，故出现胁下痛。按之气流动而痛可缓和，但不久气必复结而痛再作。治当消其食积。积乃脏病，病根深固，故脉来细而附骨。诊断诸积脉法：脉在寸口，积症多为胸中心肺之症；微出寸口，积在喉中；在关上，积症在脐旁；在上关上，积症在心下；微下关，积症在少腹。在尺中，积症在气冲；脉出左，积在左；脉出右，积在右；脉两出，积在中央；按各自的部位治疗。

痰饮咳嗽病脉证并治第十二

【原文】

1.问曰：夫饮有四，何谓也？师曰：有痰饮，有悬饮，有溢饮，有支饮。

【释义】

学生问：四饮分别是那四饮？老师答：痰饮，悬饮，溢饮，支饮。

【原文】

2.问曰：四饮何以为异？师曰：其人素盛今瘦①，水走肠间，沥沥有声②，谓之痰饮；饮后水流在胁下，咳唾引痛，谓之悬饮；饮水流行，归于四肢，当汗出而不汗出，身体疼重，谓之溢饮；咳逆倚息③，短气不得卧，其形如肿，谓之支饮。

【校勘】

"痰饮"，《脉经》《千金翼》俱作"淡饮"。《诸病源候论》作"流饮"；"沥沥有声"作"漉漉有声"。

【词解】

①素盛今瘦：痰饮病人在未病之前，身体丰盛；得病之后，身体消瘦。

②沥沥有声：水饮在肠间流动时发出的声音。

③咳逆倚息：咳嗽气逆，不能平卧，须倚床休息。

【释义】

痰饮病是由于脾胃虚弱，不能运化精微，肺气不能敷布津液，而使饮食精微变成痰饮。饮走肠间，水阻气击，则沥沥有声，此为痰饮。然脾主四肢，素受水谷之气，长养而肥盛，今为水所病，不得充养肢体，所以日见消短，肌肉消瘦也。

悬饮病是由于脾胃通调水道之功失司，故而水饮形成，与此同时，气机升降不利，肝的升发与肺之肃降功能受到影响，肝气郁滞而胁肋疼痛，肝气上逆而影响肺气宣发，故咳唾引痛而发为悬饮。

溢饮是由于水饮形成之后，停积于内，泛于四肢体表，四肢为诸阳之本，十二经脉之所起，水至其处，若不胜其表之阳，则水散当为汗出。今脾阳不足，阳不胜水，故体表阳气不足以蒸腾体内之水邪，故玄府不得以开，故不汗出。水邪停留于体内，阻碍精微营养物质到达体内，故身体失于濡养而身体疼痛，是名溢饮。

支饮是水饮停留在心下，水气凌肺，气失宣降，宗气不足，阳不得升，阴不得降，呼吸之息，与水迎逆于其间，遂作咳逆倚息，短气不得卧。荣卫皆不利，气逆于上，饮停不化，故形如肿也。

【按语】

本条论述四饮的病机和主证。

水饮
　　潴留于胃肠—痰饮—身体消瘦
　　流于胁下—悬饮—咳唾牵引胸胁痛
　　浸润于四肢—溢饮—身体疼重
　　停滞于胸膈—支饮—咳逆倚息，短气不得卧，其形如肿

【原文】

3. 水①在心，心下坚筑②，短气，恶水不欲饮。

【词解】

①水：这里指停饮。

②心下坚筑：是心下痞坚而悸动。

【释义】

本条论述水饮凌心证的症状。水饮凌心，心下痞坚而悸动，短气，恶水不欲饮水。心下有水故有心下痞坚，心阳被水饮所遏，故短气，胃内有水邪，则不欲饮。

【按语】

水饮侵及心所产生的证候。

【原文】

4. 水在肺，吐涎沫，欲饮水。

【释义】

本条论述水饮在肺的症状表现。肺体清肃，行荣卫，布津液，水饮在肺，则肺气失宣，通调失职，津液失于布散，则聚而为涎沫，随饮上逆，故吐涎沫。水津不化，津不上乘，且水独聚肺，诸经失溉，故渴欲饮水。

【原文】

5. 水在脾，少气身重。

【释义】

脾为水困，则中气不足而少气，脾不运化水湿，湿邪浸淫，则湿胜而身重。

【原文】

6.水在肝，胁下支满①，嚏而痛。

【词解】

①胁下支满：胁下部有支撑胀满的感觉。

【释义】

本条论述水邪犯肝的证候表现。胁下是肝经的部位，水客于肝，则肝气失疏，故见胁下支撑胀满，嚏而痛。

【原文】

7.水在肾，心下悸。

【校勘】

"心下悸"，《金鉴》作"脐下悸"。

【释义】

水饮形成后，饮邪犯肺，肾不摄水，水饮上逆，水气凌心，故心下悸动。

【原文】

8.夫心下有留饮，其人背寒冷如手大。

【校勘】

"手",《金匮方论衍义》、《金匮要略论注》(以下简称《论注》)、《金匮要略编注》(以下简称《编注》)、《心典》、《金匮要略浅注》(以下简称《浅注》)等注本改作"掌"。

【释义】

本条论述心下有留饮的证候表现。手应改为掌。留饮,指水饮停留不去,凡饮邪积聚处,阳气被阻遏不能展布,当饮留心下时,背部心腧穴处有寒冷感。

【按语】

留饮是饮邪久留不去的症状,痰饮随气而出入,所停留部位不同,表现症状也有所差异。

【原文】

9. 留饮者,胁下痛引缺盆,咳嗽则辄已①—作转甚。

【词解】

①辄已:结合全句,此处指加剧,转甚。

【释义】

本条论述胁下留饮的表现。饮停胁下,则肝络受阻,足少阳胆经循行由缺盆过胁下,饮邪袭肝,侵少阳,则胁下痛引缺盆。此时本已肺气郁闭,肋间胀满,咳逆气喘,息促不能平卧,咳嗽震动,则痛甚。

【原文】

10. 胸中有留饮,其人短气而渴;四肢历节痛。脉沉者,有留饮。

【释义】

饮留胸中，则肺气不利，气不布津，所以短气而渴，留饮入四肢，痹着关节，阳气不通，所以四肢历节痛，饮邪一般多由沉脉所主。

【原文】

11.膈上病痰，满喘咳吐，发则寒热，背痛腰疼，目泣自出，其人振振身瞤剧，必有伏饮。

【校勘】

"膈上病痰"，《脉经》作"膈上有病"。

【释义】

本条论述膈上伏饮发作的病情。伏饮是指邪伏而时发，膈上是指胸肺。患者素有饮邪停于胸肺，有外感风寒，外邪引动伏饮，出现发热恶寒，腰背疼痛等表证。伏饮本属支饮的范畴，支饮发作"咳逆倚息，短气不得卧"，所以伏饮发作定会又满，又喘，又咳嗽，又呃逆，咳嗽剧烈，眼泪就自己会流出来，喘的剧烈就会出现现全身震颤动摇。

【原文】

12.夫病人饮水多，必暴喘满，凡食少饮多，水停心下。甚者则悸，微者短气。脉双弦①者寒也，皆大下后善虚。脉偏弦②者饮也。

【校勘】

"善虚"，《金鉴》作"里虚"；《医统》本、《金匮玉函要略辑义》（以下简称《辑义》）均作"喜虚"。

【词解】

①双弦：指两手之脉均弦。

②偏弦：指或左或右之一手脉弦。

【释义】

本条论述痰饮的病因和脉证。由于外因所致饮多，故水液积于体内，脾胃中阳不足，脾运失司，故食少，食少饮多，水液内停，聚而为饮，水饮上逆于肺，故轻微者，仅见短气，重者暴发喘满。水饮重者，停于心下，上凌于心，故心悸。痰饮之邪多停留于一处，故常见一侧脉弦。脉双弦者，往往由于大下之后，脾胃虚寒，导致全身虚寒，则脉双弦。

【按语】

一般来讲，饮邪犯肺多见右手弦脉，但也有脉濡平而不弦的，这是饮邪未积的关系。故仲景指出其特殊者，示人在临床时，宜脉证合参。

【原文】

13. 肺饮①不弦，但苦喘短气。

【词解】

①肺饮：指水饮犯肺，属支饮之类。

【释义】

本条论述水饮犯肺的脉证。饮邪犯肺，患者本应该是弦脉，但现在没有弦脉，却苦于气喘不能平卧和呼吸短促。一般饮邪停聚皆为弦脉，但此时脉象不弦，原因为饮邪并未伏留在体内，也未积聚，饮邪在上焦而未及胸中，未伤经脉，故脉平。但由于饮邪停聚胸肺，妨碍呼吸而致患者苦于喘不能平卧且短气。

【按语】

此条告诉医者，切不可只看脉象，应脉证合参。

【原文】

14.支饮亦喘而不能卧，加短气，其脉平也。

【释义】

此条论述支饮的病脉鉴别。支饮为饮邪留伏，支撑胸膈，上逆迫肺，饮凌心肺，肺失宣降，肺气郁闭，故喘而不能平卧，加短气，支饮亦可不妨脉而脉不弦，故曰平。

【按语】

此条是做鉴别讲，一般来说，饮邪侵肺多见脉弦，但亦有脉证不符者，此时不可因脉平就认为喘、短气不能平卧非饮邪所致，宜脉证合参，不可拘泥。

【原文】

15.病痰饮者，当以温药和之。

【释义】

饮为阴邪，最易伤人阳气，反之阳能运化，饮亦自除。温具有开发腠理，通行水之功；和，指温不可太过，应以调和为原则，实为治本之法。

【原文】

16.心下有痰饮，胸胁支满，目眩，苓桂术甘汤主之。
苓桂术甘汤方

茯苓四两　桂枝三两　白术三两　甘草二两

上四味，以水六升，煮取三升，分温三服，小便则利。

【释义】

本条论述狭义痰饮的证治。胸胁支满，目眩是痰饮的主证。饮停于心下，胃之上，属上焦，水饮阻滞而出现胸胁支撑胀满。水饮属阴邪，阴邪阻滞，导致清阳不升，而出现眩晕的症状，故用苓桂术甘汤以温药和之。本方重用甘淡之茯苓为君，健脾利水，渗湿化饮，既能消除已聚之痰饮，又可平上逆之饮邪。桂枝为臣，功能温阳化气，平冲降逆。白术为佐，功能健脾燥湿，炙甘草益气和中，四药合用共成健脾渗湿，通阳利水之效。

【按语】

本条运用苓桂术甘汤治疗痰饮，胸胁支满症状，在临床应用中，苓桂术甘汤还可以用于背部畏寒，冷如掌大的典型症状。

【原文】

17. 夫短气有微饮①，当从小便去之，苓桂术甘汤主之_{方见上}。肾气丸亦主之_{方见脚气中}。

【校勘】

"方见脚气中"应为"方见虚劳中"。

【词解】

①微饮：水饮之轻微者。

【释义】

微饮之病，外证不甚明显，仅见短气，似属轻微，但水饮内阻，阳气不化，其本在于脾肾。由于阳虚而不能化气行水，心脾气弱，不能运化水湿，而使微饮内留，妨碍升降之机，所以常有短气之证，亦可见心下逆满，起则头眩。用苓桂术甘汤，温化中焦，使水邪从小便排出。若为肾阳虚弱，不能温阳化气，小腹拘急不仁，而小便不利，或见畏寒肢冷，用肾气丸温养肾气，以助气化，而利水消饮。痰饮的由来多是肺、脾、肾的气化不及所致，然治疗方法，各有侧重。苓桂术甘汤是侧重于脾，而肾气丸则是侧重于肾。

【按语】

苓桂术甘汤与肾气丸的区别如表3所示。

表3　苓桂术甘汤与肾气丸的对比

方证	类别	
	苓桂术甘汤	肾气丸
病机	脾阳虚不能行水， 以致水饮内停心下引起	肾阳虚不能摄水， 以致水泛心下所致
症状	除短气、小便不利外， 有心下悸、胸胁支满、目眩等	除短气、小便不利外， 有腰痛、少腹拘急
作用	温脾阳以行水	温肾阳以化水
方药	茯苓、桂枝、白术、甘草	地黄、山药、山茱萸、茯苓、牡丹皮、 泽泻、桂枝、附子

【原文】

18. 病者脉伏，其人欲自利，利反快，虽利，心下续坚满，此为留饮欲去故也，甘遂半夏汤主之。

甘遂半夏汤方

甘遂大者三枚　半夏十二枚（以水一升，煮取半升，去滓）　芍药五枚　甘草如指大一枚（炙）—本作无

上四味，以水二升，煮取半升，去滓，以蜜半升，和药汁煎取八合，顿服之。

【校勘】

《脉经》《千金》"反"上有"者"字。《千金》"炙"字下有"水一升，煮取半升"；煎服法作"右四味，以蜜半升，内二药汁，合得一升半，煎取八合，顿服之。"

【释义】

本条论述胃肠留饮的证治。患者脉伏，忽然自欲下利，下利后感觉舒适得多，但患者下利过后不久心下仍有坚满感。这是饮邪未去导致，要服用甘遂半夏汤。伏脉多因邪闭、厥证及剧痛，由于水饮停留，阳气不通，有厥逆感则脉伏。病人忽然自欲下利，利后感觉很舒快，这是留饮有要去的趋势。但虽然有下利病根却并没有除去，因此去者虽去，而新饮仍然日积，故病人仍然心下继续痞坚胀满。治疗用甘遂半夏汤，方中甘遂攻逐水饮，半夏散结除痰，芍药、甘草、蜂蜜酸收甘缓以安中。但甘草与甘遂相反但同用，意在相反相成，激留饮而尽去。

【按语】

自利后的两种转归 ┤ 利反快—正气来复，饮邪将去—留饮欲去故也
┤ 虽利，心下续坚满—饮邪积聚于内，未被排除—甘遂半夏汤

【医案】

吴孚先治西商王某，气体甚厚，病留饮，得利反快，心下积坚满，鼻色鲜明，脉沉，此留饮欲去而不能尽去也。用甘遂、甘草、半夏、白芍，加白蜜五匙顿服，前症悉痊。或问：甘遂与甘草，其性相反，用之无害而反奏效，何也？曰：正取其性之相反，使自相攻击，以成疏瀹决排之功。（摘自《续名医类案》）

【原文】

19.脉浮而细滑，伤饮。

【释义】

本条论述痰饮的脉象。浮脉一般见于表证，此处说明饮邪尚未留伏。湿性重着粘腻，脉管受湿邪阻遏，气血运行不利而致脉体细小而缓，故湿邪为病可见细脉。痰湿留聚，邪气冲渍脉道，鼓动脉气，故脉见圆滑流利。综合脉象，脉浮而细滑，此为外饮骤伤所致。

【按语】

饮脉多偏弦，脉浮而细滑说明此为痰饮初病，病位较表浅，一时为外饮所伤。

【原文】

20.脉弦数，有寒饮，冬夏难治。

【释义】

本条论述饮病的预后与时令节气有关。寒饮脉弦数，为证不对脉，从时令上来说，冬寒利于热而不利于饮，夏热利于饮而不利于热，从用药来说，用热药治饮不利于热，寒药治热则不利于饮，故为难治。

【原文】

21.脉沉而弦者，悬饮内痛。

【释义】

本条论述悬饮的脉证。脉沉为病在里，脉弦主水饮主痛，加之胸胁牵引疼痛，可判断为悬饮。

【原文】

22. 病悬饮者，十枣汤主之。

十枣汤方

芫花（熬）　甘遂　大戟各等分

上三味，捣筛，以水一升五合，先煮肥大枣十枚，取九合，去滓，内药末，强人服一钱匕，羸人服半钱，平旦温服之；不下者，明日更加半钱，得快之后，糜粥自养。

【释义】

本条论述悬饮的治法。饮邪结实，留于胁下，咳唾引痛，故用十枣汤破结逐水。方中大戟泻脏腑水湿，芫花散水饮结聚，甘遂泻经络水湿，大枣十枚，调和诸药，缓解药毒，使峻下之后不伤正气。大戟有效成分不溶于水，故与芫花、甘遂三药为末，一说一钱匕相当于2~3分，一日一次，清晨空腹，浓煎枣汤调下。

【原文】

23. 病溢饮者，当发其汗，大青龙汤主之；小青龙汤亦主之。

大青龙汤方

麻黄六两（去节）　桂枝二两（去皮）　甘草二两（炙）　杏仁四十个（去皮尖）　生姜三两（切）　大枣十二枚　石膏如鸡子大（碎）

上七味，以水九升，先煮麻黄，减二升，去上沫，内诸药，煮取三升，去滓，温服一升，取微似汗，汗多者，温粉粉之。

小青龙汤方

麻黄三两（去节）　芍药三两　五味子半升　干姜三两　甘草三两（炙）　细辛三两　桂枝三两（去皮）　半夏半斤（洗）

上八味，以水一斗，先煮麻黄，减二升，去上沫，内诸药，煮取三升，去滓，温服一升。

【释义】

本条论述溢饮的证治。溢饮患者应当发其汗治疗，可用大青龙汤或小青龙汤治疗。大青龙汤是溢饮有邪胜于表而兼郁热者，每见脉浮紧、发热恶寒、身疼痛、不汗出而喘、烦躁之症；表寒里饮俱盛者，则见恶寒发热、胸痞、干呕、咳喘之症，小青龙汤主治。

【按语】

大青龙汤以麻黄、桂枝、杏仁、甘草、生姜、大枣发汗散饮，石膏用以清除郁热；小青龙汤中麻黄、桂枝、芍药、甘草和营解表，半夏、五味子、细辛、干姜化痰止咳。

【原文】

24.膈间支饮，其人喘满，心下痞坚，面色黧黑，其脉沉紧，得之数十日，医吐下之不愈，木防己汤主之。虚者即愈，实者三日复发，复与不愈者，宜木防己汤去石膏加茯苓芒硝汤主之。

木防己汤方
木防己三两　石膏十二枚鸡子大　桂枝二两　人参四两
上四味，以水六升，煮取二升，分温再服。

木防己去石膏加茯苓芒硝汤方
木防己　桂枝各二两　芒硝三合　人参　茯苓各四两
上五味，以水六升，煮取二升，去滓，内芒硝，再微煎，分温再服，微利则愈。

【校勘】

《外台》卷八作"石膏鸡子大三枚"。《心典》《浅注》《金匮玉函要略述义》

（以下简称《述义》）、《金匮要略新义》《补正》等注本俱作"鸡子大二枚"。

【释义】

本条论述支饮的证治。膈间饮邪留伏，支撑胸膈，上逆迫肺，故其人喘满，心下痞坚。面色黧黑者，因阳虚火衰，水寒不化，浊阴上泛所致。沉脉多见于里证，紧脉多见于实寒证，也主饮证，此为寒饮留伏，结聚不散，故脉沉紧。患病数十日，若因脉沉紧而误以为里有寒实而用下法，或因其有痰饮而用吐法，皆会加重其里虚，此时当用木防己汤治之。木防己汤行水散结，通阳降逆，用于支饮之证治。方中木防己辛开苦降，行水消饮；桂枝辛甘，助阳化气，助防己通阳散结，化饮利水；石膏辛寒，清解郁热，镇逆平喘，体沉而降，引水下行。人参益气扶正而补虚。合之以成通阳散结，化饮逐水之效。服药后若患者心下按之虚软，此为寒饮已去，病即可愈；若仍按之坚实，此为寒饮日久而凝结坚定，几日后会复发，此时使用木防己加茯苓芒硝汤。加芒硝者，软坚以破凝结之邪；加茯苓者，行水化饮，导水下行；去石膏者，避其气寒而尽防己、桂枝温通之用。

【按语】

两方使用的关键在于"心下痞坚"的程度判定，若服木防己汤心下仍坚实不减，是病未根除，虽喘满一时消退，不久后仍会复发，所以加芒硝、茯苓破结通滞，行水化饮。

【医案】

刘某某，年迁古稀，酷嗜酒，体肥胖，精神奕奕，以为期颐之寿可至。讵意其长子在1946年秋因经商折阅，忧郁以死，家境日转恶化，胸襟以而不舒，发生咳嗽，每晨须吐痰数口，膈上始宽，但仍嗜酒，借资排遣。昨日饮于邻者，以酒过量而大吐，遂病；胸膈痞痛，时吐涎沫。医用涤痰汤有时少安，旋又复作，渐至面色黧黑，喘满不宁，形体日瘠，神困饮少，犹能饮，因循数月，始觉不支……诊脉沉弦无力，自言隔间胀痛，吐痰略松，已数日未饮酒，食亦不思，夜间口干燥，心烦难寐……按其心下似痛非痛，随有痰涎吐出；再从其脉沉弦与胸胀痛而论，实为痰饮弥漫胸胃之间而作痛。又从病理分析，其人嗜酒则湿多，湿停于胃而不化，水冲于肺则发喘，阴不降则阳不升，水势泛滥故面䵝，湿以久郁而化热，津不输布故口渴。统而言之，乃脾湿不运，上郁于肺所致。若言治理，如用小陷胸汤清热化痰，则鲜健脾利水之功；如用苓桂术甘汤温阳燥湿，则乏清热之力；欲求其化痰利水清热诸作用俱备，莫若《金匮》之木防己汤。方中防己转运胸中之水以下行，喘气可平；湿久热郁，则有石膏以清之；又恐胃气之伤，阳气之弱，故配人参益气，桂枝温阳，以补救石膏、防己之偏寒而助成其用，乃一攻补兼施之良法，极切合于本证者。方是：防己、党参各四钱，石膏六钱，桂枝二钱，另加茯苓五钱增强燥脾利水功能而大其效。三剂喘平，夜能成寐，舌现和润，胸膈略舒，痰吐亦少，尚不思食。复于前方中去石膏，增佛手、砂仁、内金调气开胃。又四剂各证递减，食亦知味，精神转佳，惟膈间略有不适而已。吾以事不能久留，书给《外台》茯苓饮调理而归。（摘自《治验回忆录》）

【原文】

25. 心下有支饮，其人苦冒眩，泽泻汤主之。

泽泻汤方

泽泻五两　白术二两

上二味，以水二升，煮取一升，分温再服。

【释义】

本条论述支饮眩冒的论治，水停心下，清阳不升，浊阴不降而上犯，故头目昏眩，用泽泻汤治疗，用泽泻利水除饮，白术补脾制水。

【医案】

乙酉五月初十日，陈某，51岁。人尚未老，阳痿多年。眩晕昏迷，胸中如伤油腻状，饮水多则胃不快，此伏饮眩冒症也。先与白术泽泻汤逐其饮，再议缓治湿热之阳痿。岂有六脉俱弦细，而恣用熟地，久服六味之理哉！冬于术二

两，泽泻二两。煮三杯，分三次服。已效而未尽除，再服原方十数帖而愈。（摘自《吴鞠通医案》）

【原文】

26. 支饮胸满者，厚朴大黄汤主之。

厚朴大黄汤方

厚朴一尺　大黄六两　枳实四枚

上三味，以水五升，煮取二升，分温再服。

【校勘】

"胸满"，《金鉴》作"腹满"。

【释义】

本条论述支饮兼腹满的证治。此处胸满应作腹满。支饮为水饮停留胸胁，而出现胸胁胀满，若兼见胃肠实证则出现腹满的症状。可用下法治疗，如厚朴大黄汤。方中重用厚朴为主药，虽与小承气汤药味相同，但小承气汤主药为大黄，两方功效不同。厚朴大黄汤用于腹满痛、大便闭之支饮症，小承气汤用治阳明实热，不可不辨。

【按语】

本条主要介绍阳明腑实伴有支饮的症状，一般支饮没有见到腹满痛，大便实闭的，不可轻易使用厚朴大黄汤。

【原文】

27. 支饮不得息，葶苈大枣泻肺汤主之方见肺痈中。

【释义】

支饮阻于胸膈，肺气不利则胸满咳喘，呼吸困难。治以葶苈大枣泻肺汤，专泻肺气，而逐痰饮。方中葶苈子泻肺下气，破水逐饮，令肺气通降，则气行水降；大枣安中，补气血，益津液，以防泻下之虚。本方泻肺治水，虽峻而不伤正。

【按语】

本条论述支饮不得息的证治。《编注》云："此支饮偏溢于肺也。支饮贮于胸膈，上干于肺，气逆则呼吸难以通彻，故不得息。然急则治标，所以佐大枣之甘以保脾，葶苈之苦以泻肺，俾肺气通调，脾得转输，为峻攻支饮在肺之主方也。"

【原文】

28. 呕家本渴，渴者为欲解，今反不渴，心下有支饮故也，小半夏汤主之《千金》云小半夏加茯苓汤。

小半夏汤方

半夏一升　生姜半升

上两味，以水七升，煮取一升半，分温再服。

【释义】

本条论述支饮呕吐的预后和治法。呕吐后的患者本应感觉到口渴，若患者口渴是病情欲解的表现，现在反倒感受不到口渴，是因为心下有支饮的缘故，要用小半夏汤治疗。因呕吐伤津液，吐后应当作渴，但若患者是痰饮患者，呕吐后而有渴的感觉，这是病要有好转的现象，但现在没有口渴的感受，是因为水饮仍停留在心下，呕吐虽然排除部分水饮，但支饮并未消除，故仍不渴，用小半夏汤，和胃止呕，散饮降逆。半夏燥湿化痰，降逆止呕，消痞散结，生姜散寒止呕，且两者相配既能增强降逆化痰止呕之功，又能制约半夏的毒性。

【原文】

29.腹满，口舌干燥，此肠间有水气，己椒苈黄丸主之。

己椒苈黄丸方

防己　椒目　葶苈（熬）　大黄各一两

上四味，末之，蜜丸如梧子大，先食饮服一丸，日三服，稍增，口中有津液。渴者加芒硝半两。

【释义】

本条论述痰饮水走肠间的证治。水走肠间，痰饮留聚，故腹满。大肠主津，且肺与大肠相表里，痰饮积于肠间，则大肠主津功能失常，且影响肺的宣发肃降功能，此时，水津不能上布，故口舌干燥。此为痰饮留聚肠间，使用己椒苈黄丸治疗。方中防己、椒目、葶苈子辛宣苦泄，利水逐饮，令邪从小便而去；大黄苦寒，通腑泄热，荡涤痰饮，俾邪自大便而出。四药相配，前后分消，加蜜为丸，以之和护胃气，急中寓缓。渴者指的是若腹满、口舌干燥的基础上兼有口渴，是饮邪气结，热滞肠道，故加芒硝软坚泄热。

【医案】

朱某，男，25岁。春间患风寒咳嗽，寝至全身浮肿，医用开鬼门法，浮肿全消，但咳嗽仍紧，腹感满胀，又用六君子汤加姜、辛、味温肺健脾，咳得减而腹更胀大，行动则气促。易医亦认为虚，疏实脾饮，服后胀不减，胸亦甚觉痞满。经治十余日无效，迁延半年，腹大如鼓。吾夏月治其邻人某之病，因来附诊，按脉沉实，面目浮肿，口舌干燥，却不渴，腹大如瓮，有时鸣声胀满，延及膻中，小便黄短，大便燥结，数日一行，起居饮食尚好，殊无羸状。如果属虚服前药当效，而反增剧者，其为实也明甚。审病起源风寒，太阳之表邪未尽，水气留滞，不能由肺外散，反而逐渐深入中焦，与太阴之湿混合为一，并走肠间，漉漉有声，而三焦决渎无权，不从膀胱气化而外溢，积蓄胃肠而成水臌。当趁其体质未虚，乘时而攻去之。依《金匮》法，处防己椒目葶苈大黄丸（改汤），此以防己、椒目行水，葶苈泻肺，大黄清肠胃积热，可收快利之效。

药后水泻数次，腹胀得减。再二剂，下利尤甚，腹又逐消，小便尚不长，用扶脾利水滋阴之法，改服茯苓导水汤配吞六味地黄丸，旬日而瘥。（摘自《治验回忆录》）

【原文】

30. 卒呕吐，心下痞，膈间有水，眩悸者，小半夏加茯苓汤主之。

小半夏加茯苓汤方

半夏一升　生姜半斤　茯苓三两—法四两

上三味，以水七升，煮取一升五合，分温再服。

【释义】

本条论支饮呕痞眩悸的证治。"膈间有水"概括了本证的病因为水饮停聚膈间，"膈间"虽主在膈，实涉及胸、胃。饮邪扰胃，气逆失和，故卒呕吐；饮阻气滞，则心下痞；饮邪阻遏膈间，清阳不能上达，所以目眩，水饮凌心，乃悸。诸症总由饮聚膈间，上凌下扰，气逆失和。故用小半夏加茯苓汤蠲饮降逆，和胃止呕。

【原文】

31. 假令瘦人脐下有悸，吐涎沫而癫眩①，此水也，五苓散主之。

五苓散方

泽泻一两一分　猪苓三分（去皮）　茯苓三分　白术三分　桂二分（去皮）

上五味，为末，白饮②服方寸匕③，日三服，多饮暖水，汗出愈。

【校勘】

"五苓散方"，《述义》："按小岛尚质曰：'泽泻一两一分，当作五分，始合古义。此方，《伤寒论》一以铢两称，却是后人所改。'此说确。又按《外台》

黄疸引《伤寒论》，作泽泻五分，益足以征矣。"《浅注》所载五苓散方同《伤寒论》，当是。

【词解】

①癫眩：剧烈的头眩。

②白饮：米汤或白开水。

③方寸匕：古代量取药末的器具，形状如刀匕，大小为古代的一寸正方，一说约合现代 2.74ml。

【释义】

本条论述正虚水饮冲逆的证治。瘦人是说昔盛今瘦，水饮停聚胃肠，而不能输布津液于全身组织，组织里缺少水分而消瘦。现水饮结于下焦，阻碍膀胱气化之功，膀胱气化不利，水饮不能下行反而上逆，出现吐涎沫且头晕目眩，水走肠间而出现脐下悸动冲逆。这都是水饮所致，故用五苓散化气利水，水气下行则诸证消。

【附方】

《外台》茯苓饮：治心胸中有停痰宿水，自吐出水后，心胸间虚，气满，不能食，消痰气，令能食。

茯苓　人参　白术各三两　枳实二两　橘皮二两半　生姜四两

上六味，水六升，煮取一升八合，分温三服，如人行八九里进之。

【校勘】

《外台》卷八痰饮食不消及呕逆不食门，载有延年茯苓饮，主治及药味均与此方同，惟人参用三两，枳实二两下有"炙"字，橘皮用一两半，切；煮服法，"六味"下有"切以"二字，"八合"下有"去滓"二字。方后细注云："仲景《伤寒论》同"；据此，可知系仲景方。

【释义】

饮停心胸，导致胃失和降，而出现恶心呕吐，此时吐出的多是水饮，水饮吐出后便自觉心胸间空虚。气满，指胸满、心下痞和腹胀的感觉。水气虽已吐出，但未吐尽，依旧会上攻，加之脾虚不能运化，胃虚不可受纳，故不能食，心胸间的痰气水饮都消除之后就能进食了。方中茯苓、白术温中健胃、利水祛饮；人参健胃除痞；枳实行气除满并止痛；陈皮理气，又同生姜一起降逆化饮。诸药相配，全方共奏健胃利饮、行气降逆之功。

【原文】

32. 咳家其脉弦，为有水，十枣汤主之_{方见上。}

【释义】

痰饮形成之后，若水停膈间，上犯入肺，故经常咳嗽短气，水饮射肺发为咳嗽的，首先必见脉弦，故脉来端直以长如张弓之弦，乃饮邪凝结之候。治以十枣汤，攻逐水饮。饮去则咳嗽自愈。

【按语】

本条论述痰饮侵肺的证治。《心典》："脉弦为水，咳而脉弦，知为水饮渍入肺也，十枣汤逐水气自大小便去，水去则肺宁而咳愈。"

【原文】

33. 夫有支饮家，咳烦胸中痛者，不卒死，至一百日或一岁，宜十枣汤
方见上。

【释义】

本条论述支饮重症的治疗。此时患者的支饮已蔓延至胸胁，有胸痛心烦的

症状，就有突然死亡的可能。由于饮入于肺则咳，咳甚引动五志之火则烦，胸中之阳被饮困则痛，病虽短期内不猝死，延长一百天左右或是一年，正气尚未衰败，故用十枣汤，用以攻逐水饮。此法只是去其标，水去后温阳以固本。

【按语】

此法治疗支饮久病但正气尚盛的治法。

【原文】

34.久咳数岁，其脉弱者可治；实大数者死；其脉虚者必苦冒①。其人本有支饮在胸中故也，治属饮家。

【词解】

①苦冒：指头目眩晕之苦，有莫能言状之意。

【释义】

本条论述支饮久咳的脉证和预后。久咳数岁，这里指支饮引起的咳嗽，久咳其气必虚，而脉反而实大而数，是由于邪气盛，若正虚而邪盛，则预后不良，若脉虚，则说明虽然正气已虚，但邪气亦不盛，故可治。这里饮邪虽不盛，但正气已虚而不能抵御，故清阳不升，浊阴上犯而头目晕眩。这里的咳嗽与眩晕都是支饮导致的，饮去则病愈，故治属饮家。

【按语】

久咳数岁而脉弱，此为正虚邪衰，脉证相符则可治；久病而脉盛，此为正虚邪盛，脉证不符，故难治。

【原文】

35.咳逆倚息不得卧，小青龙汤主之方见上。

【释义】

咳逆倚息不得卧，为支饮的主症，由于上焦素有停饮，复又外感寒邪，内饮外寒互相搏击，发为本病，所以用小青龙汤解外寒化里饮来治疗。

【医案】

张志明，10月18日初诊：暑天多水浴，因而致咳，诸药乏效，遇寒则增剧，此为心下有水气，小青龙汤主之。净麻黄钱半，川桂枝钱半，大白芍二钱，生甘草一钱，北细辛钱半，五味子钱半，干姜钱半，姜半夏三钱。

二诊：10月20日，咳已痊愈，但觉微喘耳，此为余邪，宜三拗汤轻剂，夫药味以稀为贵。净麻黄六分，光杏仁三钱，甘草八分。（摘自《经方实验录》）

【原文】

36.青龙汤下已，多唾口燥，寸脉沉，尺脉微，手足厥逆，气从小腹上冲胸咽，手足痹，其面翕热如醉状，因复下流阴股，小便难，时复冒者，与茯苓桂枝五味甘草汤，治其气冲。

桂苓五味甘草汤方

茯苓四两　桂枝四两（去皮）　甘草三两（炙）　五味子半升

上四味，以水八升，煮取三升，去滓，分温三服。

【释义】

本条论述小青龙汤后发生冲气的证治。服青龙汤后，设其人下实不虚，则邪解而病除。若下虚则麻黄、细辛辛甘温散之品虽能发越外邪，亦易动人冲气。冲气，冲脉之气也，冲脉起于下焦，挟肾脉上行至喉咙。多唾口燥，气冲胸咽，面热如醉，都是冲气上逆之候。由于上焦实下焦虚，所以多见寸脉沉尺脉微弱，手足痹，厥逆之气上行而阳气不治也。又因为冲脉发病是时发时平的，所以有时会停于下焦，而出现小便难，有时还会发生眩晕，是由于冲气不归，而仍上逆也。

【原文】

37. 冲气即低，而反更咳、胸满者，用桂苓五味甘草汤去桂加干姜、细辛，以治其咳满。

苓甘五味姜辛汤方

茯苓四两　甘草三两　干姜三两　细辛三两　五味半升

上五味，以水八升，煮取三升，去滓，温服半升，日三。

【释义】

本条论述冲气平后，支饮又作的治法。服桂苓五味甘草汤后，冲气已止。但水饮停聚，闭阻肺气，故胸满、更咳。治以苓甘五味姜辛汤。温肺化饮，敛气止咳。由于桂枝可通阳降冲，温化胸肺之水邪，且冲逆已平，故去桂枝。加干姜上温肺寒、运化津液，细辛温散寒饮之结，五味子收敛肺气，茯苓利水消饮。

【医案】

周某某，男，36 岁。患痰嗽已一年多，近上山砍柴，中途淋雨，衣服尽湿，比及抵家而嗽大发，彻夜因嗽剧而难寐，唾痰盈碗，色白浓厚，兼感头痛心悸，肢体俱惫，就医服六君无效，入院求诊。拟以苓桂术甘汤加干姜、细辛、五味，服一剂而嗽减痰少，继投原方诸症痊愈。(摘自《陈耀庚医案》)

【原文】

38. 咳满即止，而更复渴，冲气复发者，以细辛、干姜为热药也。服之当遂渴，而渴反止者，为支饮也。支饮者法当冒，冒者必呕，呕者，复内半夏以去其水。

桂苓五味甘草去桂加姜辛夏汤方

茯苓四两　甘草二两　细辛二两　干姜二两　五味子　半夏各半升

上六味，以水八升，煮取三升，去滓，温服半升，日三。

【释义】

吃完药后咳、满的现象消失，这是干姜、细辛产生了作用，病情好转的现象。但有的患者会出现渴和冲气向上的现象，这是因为干姜、细辛这两个温性的药，化燥，扰动冲气导致，这种情况用苓桂味甘汤治疗。而另一种是口渴反止。如果是热药，应该是口渴不止，但现在口渴反止说明有痰饮在体内，这种冲气感是因为饮邪上逆而非下焦冲气。冲气与支饮均有眩冒的变化，但是冲气不会伴有呕吐，而支饮因为饮邪的上逆会伴有呕吐的症状。可用原方加半夏，以止呕。

【医案】

丙寅正月二十四日，颜某，42岁。嗽不欲饮，倚息不得卧，胁痛自汗，不寐，脉弦缓。议小青龙去麻、辛，加杏仁、薏仁，再重加半夏。二诊：呕凉水，于前方内加干姜、广皮，以消痰气。三诊：《金匮》谓桂枝、干姜为热药，服之当遂渴，今反不渴者，饮也；兹证不惟不渴，反呕凉水不止，其为寒饮无疑。既真知其为饮，虽重用姜、桂何惧乎？世人之不能立方者，皆未真知病情也。畏而不敢服者，亦未真知病情也。

桂枝八钱，小枳实二钱，干姜七钱，焦白芍四钱，茯苓（连皮）四钱，半夏二两，五味子一钱五分，广皮三钱，炙甘草二钱，生姜五片。甘澜水八杯，煮取三杯，渣再煮一杯，分四次服。（摘自《吴鞠通医案》）

【原文】

39. 水去呕止，其人形肿者，加杏仁主之。其证应内麻黄，以其人遂痹，故不内之。若逆而内之者，必厥，所以然者，以其人血虚，麻黄发其阳故也。

苓甘五味加姜辛半夏杏仁汤方

茯苓四两　甘草三两　五味半升　干姜三两　细辛三两　半夏半升
杏仁半升（去皮尖）

上七味，以水一斗，煮取三升，去滓，温服半升，日三。

【释义】

本条论述用苓甘五味姜辛夏汤治疗支饮后，呕冒止但身形肿的治法及禁忌。支饮呕冒者苓甘五味姜辛夏汤治疗后，水去呕冒止，若出现身形肿，为肺失通调，水犯肌肤，用前方加杏仁宣通肺气，令气降水行，饮散肿消。按溢饮治法，应加麻黄以发汗祛水，但因病人已有尺脉微，手足痹等气虚血弱之象，所以不能再用麻黄夺取津液，否则会使血更虚，出现手足厥等情况，只用杏仁疏通肺气，肺气疏通，气行水行，则肿可去。

【医案】

叶某某，初诊（2月17日）：咳延四月，时吐涎沫，脉右三部弦，当降其冲气。茯苓三钱，生甘草一钱，五味子一钱，干姜一钱半，细辛一钱，制半夏四钱，光杏仁四钱。

二诊（2月19日）：两进苓甘五味姜辛半夏杏仁汤，咳已略平，惟涎沫尚多，咳时痰不易出，宜与原方加桔梗。茯苓三钱，生甘草一钱，五味子五分，干姜一钱，细辛六分，制半夏三钱，光杏仁四钱，桔梗四钱。

佐景按：叶君……患咳凡四阅月，问治于史，史固辞之，以习医未久也，旋叶君咳见痰中带血，乃惧而就师诊。服初诊方凡二剂，病即减轻，服次诊方后，竟告霍然。（摘自《经方实验录》）

【原文】

40. 若面热如醉，此为胃热上冲熏其面，加大黄以利之。

苓甘五味加姜辛半杏大黄汤方

茯苓四两　甘草三两　五味半升　干姜三两　细辛三两　半夏半升

杏仁半升　大黄三两

上八味，以水一斗，煮取三升，去滓，温服半升，日三。

【校勘】

赵刻本为"茯甘姜味辛夏仁黄汤"方，今据《医统》本改为"苓甘五味加姜辛半杏大黄汤方"。

【释义】

本条论述水饮挟热的证治。"若"字是承上文而言，谓前症悉具，又兼有面热如醉的症状，"胃热上冲熏其面"是指胃热挟水饮上冲为实热，故应于温化水饮方中加大黄，以苦寒之力泄之。

【医案】

《橘窗书影》云：京桥叠街，和泉屋清兵卫之母，年五十余，曾下血过多，以后面色青惨，唇色淡白，四肢浮肿，胸中动悸，短气未能行步，时下血；余与六君子汤加香附子、厚朴、木香，兼用铁沙丸（铁沙、干漆、莎草、苍术、厚朴、橘皮、甘草）。下血止，水气亦减，然血泽不能复常。秋冬之交，咳嗽胸满甚，遍身洪肿，倚息不能卧，一医以为水肿，与利水之剂，无效，余诊之曰：恐有支饮，先制其饮，则咳嗽浮肿，自得其道；因与苓甘姜味辛夏仁黄汤加葶苈，服之二三日，咳嗽胸满减，洪肿忽消散，余持此案治水肿数人，故记以示后学。（摘自《金匮今释》）

【原文】

41. 先渴后呕，为水停心下，此属饮家，小半夏茯苓汤主之_{方见上。}

【释义】

本条论述痰饮内停的证治。患者先觉得口渴，后发生呕吐的症状，是因为口渴喝水后，水未流入胃肠当中，停留在心下，这属于痰饮之邪停积胃中的痰饮证，应当以小半夏茯苓汤治疗，引水下行的同时止呕。

【医案】

余曾诊察一妇人，左肺下叶结核浸润，右侧有湿性肋膜炎，而兼麻痹性脚气，初诊之日，恶心呕吐，不论药物与食物，入口即吐，不能入胃，其原因据患者语云，西医因欲从小便除肋膜之水，与服利尿药，因此非常痛苦，致起呕吐云云。余因告其此宜以镇吐为先急之务，遂与小半夏加茯苓汤，翌日恶心呕吐己愈，食欲亦来，惊喜之至，不意翌日之夜，排尿十数次，其量实太多，余越三日往诊时，浊音已减，成为呼吸音，示肋膜腔内的渗出物显然减少，于此可知，小半夏加茯苓汤不必全为镇吐，从证运用，能收意外之效，更可见汉医学之微妙，而具哲理也。（摘自《皇汉医学丛书·中国内科医鉴》）

消渴小便不利淋病脉证并治第十三

【原文】

1.厥阴之为病，消渴①，气上冲心，心中疼热，饥而不欲食，食即吐，下之不肯止。

【校勘】

《伤寒论·辨厥阴病脉证并治》"冲心"作"撞心"，"不肯止"作"利不止"，"食即吐"后有"蛔"字。

【词解】

①消渴：是渴饮无度的意思。此处指口渴、饮而不解的证候，不同于消渴病。

【释义】

厥阴病在病证表现上，是口渴想喝水，气逆向上冲心，心中有疼痛与发热感，肚子饿又不想吃东西，吃下以后就要吐，甚至吐出蛔虫。这是因为厥阴病为寒热错杂之证，表现为厥热胜复和上热下寒两种类型。本条是上热下寒证。上热，所以消渴，是内热耗灼津液所致。足厥阴经循少腹夹胃而络于心，风木挟热邪上逆则觉有气上冲心窝部。心中疼热即指胃脘部偏上部位作痛和有烧灼感，此皆由木火冲动之故。胃中饥而不欲食，是胃中有些不能消化的水谷，故食后即吐，甚者吐蛔。此证若用下法重伤脾胃，则上热未去，而下寒转甚，病机不合，诛伐无过，不仅消渴诸证终不得止，反易造成他病。

【按语】

本条论述厥阴病的消渴不可使用下法。本条亦见于《伤寒论·辨厥阴病脉证并治》，其消渴一证，是厥阴病热胜时的一个症状，与杂病消渴之义不同，必是错简。

【原文】

2.寸口脉浮而迟，浮即为虚，迟即为劳；虚则卫气不足，劳则营气竭。

跌阳脉浮而数，浮即为气，数即消谷而大坚—作紧；气盛则溲数，溲数即坚，坚数相搏，即为消渴。

【校勘】

"而大"之下，《金鉴》云：当有"便"字。

【释义】

本条论述消渴的病机。寸口脉候心肺，浮脉有表虚、虚阳浮越，这是卫气不足之象；迟为阳气虚，无力推动血液的表现。迟脉是血脉不充，营气虚少。营气不足，燥热内生，形成消渴。

跌阳脉主胃脉，跌阳脉浮而数，浮是胃气有余，数是胃热亢盛。胃热气盛，就出现消谷善饥，渴欲饮水的症状，热盛耗津，加之津液偏渗，肠道失濡，所以大便坚硬。胃即坚硬，水入不能浸润，但从旁下转，而又为火气所迫而不留，所以说气盛则溲数，溲数则坚。

【按语】

中消多因为胃热，以消谷善饥、小便数、大便坚为主症。

【原文】

3.男子消渴，小便反多，以饮一斗，小便一斗，肾气丸主之_{方见脚气中}。

【释义】

本条论述消渴下消的证治。肾主水，肾阳衰微，则不能蒸腾津液以上润，故消渴，各脏腑形体官窍代谢后产生的浊液，通过三焦水道下输于肾及膀胱，在肾气的蒸化作用下，分为清浊：清者回收，由脾气的转输作用通过三焦水道上腾于肺，重新参与水液代谢；浊者化为尿液，在肾与膀胱之气的推动作用下排出体外。肾阳衰微，则肾的蒸化作用失职，不能摄水，故饮一斗，小便一斗。

方中以干地黄滋阴补肾，益髓填精，为补养精血之上品，山茱萸补肝涩精，山药补脾益气，与地黄合之补肾、肝、脾三脏之阴，大补精血，并配少量附子、桂枝以温阳暖肾，意在"少火生气"，微微生火，以鼓舞肾气；泽泻、牡丹皮、茯苓分入肾、肝、脾三经，利水、凉血、渗湿以泻三脏之浊邪，使地黄、山茱萸、山药补而不滞。八药相配，共成温补肾阳之功。

【按语】

肾气丸功能振奋下焦阳气，蒸化水气，升而为津液，使消渴止而小便恢复正常，本病不仅见于男子，女子亦有，不可拘泥。

【医案】

陆养愚治两广制府陈公，年近古稀，而多宠婢，且嗜酒。忽患口渴，茶饮不辍，而喜热恶凉，小便极多，夜尤甚，大便秘结，必用蜜导，日数次，或一块或二三块，下身软弱，食减肌削，所服不过生津润燥清凉而已，脉之浮按数大而虚，沉按更无力。曰症当温补，不当清凉。问：消本热症，而用温补，何也？曰：经谓脉至而从，按之不鼓，诸阳皆然。今脉数大无力，正所谓从而不鼓，无阳脉也。以症论之，口渴而喜热饮，便秘而溺偏多，皆无阳证也。曰：将用理中参附乎？曰：某所言温补在下焦，而非上中二焦也。经曰：阳所从阴而亟起也。又曰：肾为生气之原。今恙由于肾水衰竭，竭其生化之原，阳不生，则阴不长，津液无所蒸以出，故上渴而多饮，下燥而不润，中前无以约束而频数，后无以转输而艰秘，食减肌削，皆下元不足之过也。曰：予未病时痿，是肾竭之应，既痿之后，虽欲竭而无从矣。彼虽不悦而心折其言，遂委治之。乃以八味丸料加益智仁煎人参膏糊丸，每服五钱，白汤送下，日进三服，数日溺少，十日溺竟如常，大便尚燥，每日一次，不用蜜导矣。口渴不减，食尚无味。以升麻一钱，人参、黄芪各三钱，煎汤送丸药，数服口渴顿止，食亦有味，又十日诸症全愈。（摘自《续名医类案》）

【原文】

4.脉浮，小便不利，微热消渴者，宜利小便发汗，五苓散主之_{方见上}。

【释义】

脉浮主表，有表邪未解，热不得泄，膀胱气化受阻，水停于下，津不输布，致口渴饮水，小便不利。用五苓散，化气行水，利小便，方中猪苓、茯苓、泽泻淡渗利水，白术健脾行水，桂枝通阳解表，属表里同治法。

【原文】

5.渴欲饮水，水入则吐者，名曰水逆①，五苓散主之_{方见上}。

【词解】

①水逆：因内里有蓄水，以致饮水不能受纳，饮入随即吐出的症状。

【释义】

本条属太阳病兼蓄水停积证，并非消渴病。《伤寒论·辨太阳病脉证并治》原文中说到："中风发热，六七日不解而烦，有表里证，渴欲饮水，水入则吐者，名曰水逆，五苓散主之。"中风发热，六七日不解，说明此时病邪正在入里，外有发热是有表证，内而作渴是有里证，饮入则吐，是内有水停。

【医案】

程仁甫治孚潭汪尚新之父，年五十余，六月间，忽小便不通，更数医，已五日矣。予诊其六脉沉而细。曰：夏月伏阴在内，因用冷水凉药过多，气不化而愈不通矣，用五苓散倍加肉桂（桂属龙火，使助其化也），外用葱白煎水热洗，一剂顿通。（摘自《名医类案》）

【原文】

6. 渴欲饮水不止者，文蛤散主之。
文蛤散方
文蛤五两
上一味，杵为散，以沸汤五合，和服方寸匕。

【释义】

本条论述阴虚燥热消渴的辨证论治。由于肾阴虚少，虚火上炎，移热于肺，肺燥阴伤，故饮水不止。虽然渴饮不止，但犹不能以制燥渴，故其人饮水不止。治以文蛤散，益水行水以治消渴。文蛤咸凉，有润下退火，益水行水之功，故治上消的渴饮。

【按语】

《伤寒论·辨太阳病脉证并治》中亦见文蛤散："伤寒病在阳，应以汗解之，反以冷水噀之，若灌之，其热被劫不得去，弥更益烦，肉上粟起，意欲饮水反不渴者，服文蛤散。"此处不属于消渴范畴，区别应用。

《金鉴》："渴欲饮水，水入则吐，小便不利者，五苓散证也；渴欲饮水，水入则消，口干舌燥者，白虎人参汤证也。渴欲饮水而不吐水，非水邪盛也；不口干舌燥，非热邪盛也。惟引饮不止，故以文蛤一味，不寒不温，不清不利，专意于生津止渴也。或云：文蛤即今吴人所食花蛤，性寒味咸，利水胜热，然屡试而不效。尝考五倍子亦名文蛤，按法治之名百药煎，大能生津止渴，故尝用之，屡试屡验也。"

【原文】

7. 淋之为病，小便如粟状①，小腹弦急②，痛引脐中。

【词解】

①小便如粟状：小便排出粟状之物。

②弦急：即拘急。

【释义】

本条论述石淋的病证表现。淋病，小便排出粟状之物，小腹拘急疼痛，疼痛牵引脐中。膀胱热盛，热灼尿液，形成固体物质，如粟状。梗阻其中，以致热郁气滞，小便涩而难出。由于气机不畅，不通则痛，所以小腹拘急，痛引脐中。

【原文】

8. 跌阳脉①数，胃中有热，即消谷引食，大便必坚，小便即数。

【校勘】

"引食"，徐、尤、陈、黄诸注本均作"引饮"。

【词解】

①跌阳脉：又称冲阳脉，切脉部位之一。位在足背胫前动脉搏动处，属足阳明胃经的经脉。

【释义】

本条论述消渴的病机。数主热证，跌阳脉数为胃中有热，胃热即消谷善饥、渴欲饮水。胃热则耗伤津液，大肠失濡，故大便坚。虽饮水多，但脾失转输，肾失制约，水液直趋于下，故小便数。

【原文】

9. 淋家不可发汗，发汗必便血。

【释义】

淋证，多由于膀胱有热邪不得泄，热邪伤人阴液，若用阳药发汗，则更助热邪，热迫血行，出现尿血。

【原文】

10. 小便不利者，有水气，其人若渴，瓜蒌瞿麦丸主之。

瓜蒌瞿麦丸方

瓜蒌根二两　茯苓三两　薯蓣三两　附子一枚（炮）　瞿麦一两

上五味，末之，炼蜜丸梧子大，饮服三丸，日三服；不知，增至七八丸，以小便利，腹中温为知。

【校勘】

"若渴"，徐镕本作"苦渴"，宜从。

【释义】

本条论述下焦阳虚、小便不利的证治。小便不利是由于下焦肾阳虚，不能推动水行，导致水饮内停，水属寒，与气同停于下焦，故下焦有水气，必腹中寒，其人若渴是因为气虚不能推动津液上乘，而上焦燥热，出现口渴。方中瓜蒌、山药可生津润燥，茯苓、瞿麦利小便，附子温阳化气，使津液上蒸，共成化气、利水、润燥之功。

【原文】

11. 小便不利，蒲灰散主之，滑石白鱼散、茯苓戎盐汤并主之。

蒲灰散方

蒲灰七分　滑石三分

上二味，杵为散，饮服方寸匕，日三服。

滑石白鱼散方

滑石二分　乱发二分（烧）　白鱼二分

上三味，杵为散，饮服方寸匕，日三服。

茯苓戎盐汤方

茯苓半斤　白术二两　戎盐弹丸大一枚

上三味。

【校勘】

《四部备要》本"右三味"后，有"先将茯苓、白术煎成，入戎盐再煎，分温三服"，宜从。

【释义】

小便不利是一种常见症状，可见于多种疾病，临床根据患者不同的表现辨证施治。本条文以方测证可分析三方之不同。

蒲灰散中蒲灰（生用）化瘀止血，凉血消肿；滑石清热利湿，利窍止疼，二药合用有化瘀止血，清热利湿之功。适用于湿热郁于下焦、少腹瘀血、气郁血瘀，郁热更重，引起尿赤而少，小便不利，尿道疼痛，少腹急疼等证。

滑石白鱼散中血余炭消瘀止血，通利关窍；白鱼理血脉，行水气；滑石清热利湿；此方有散瘀止血，清热利湿之功。适用于少腹瘀血，阻碍气血运行，湿郁化热，引起小腹胀，小便不利，黄赤或有血尿等证。

茯苓戎盐汤中茯苓健脾利肺，渗水行湿；戎盐补益肾气，通络利水，除阴水，清温热；白术补脾制水。茯苓戎盐汤有温肾健脾，渗利水湿之功。适用于脾肾两虚，气化不利，温热聚于下焦，引起的小腹胀满，小便不利，尿后余沥不尽等证。

【按语】

小便不利
$\begin{cases} 湿热所致者—蒲灰散—清热利湿 \\ 水气兼有瘀血者—滑石白鱼散—利水消瘀 \\ 脾虚湿胜引起者—茯苓戎盐汤—健脾利水 \end{cases}$

【原文】

12. 渴欲饮水，口干舌燥者，白虎加人参汤主之_{方见中暍中}。

【释义】

本条论述热盛津伤的消渴证治。肺胃热盛，津气两伤。热能伤津，亦能耗气，气虚不能化津，津亏无以上承于口，所以口干舌燥而渴。用白虎加人参汤益气生津，清热止渴。

【原文】

13. 脉浮发热，渴欲饮水，小便不利者，猪苓汤主之。
猪苓汤方
猪苓（去皮）　茯苓　阿胶　滑石　泽泻各一两
上五味，以水四升，先煮四味，取二升，去滓，内胶烊消，温服七合，日三服。

【释义】

本条论述水热互结，郁热伤阴的小便不利证治。水热互结，气化不利，热灼阴津，津不上承，故发热、口渴欲饮；膀胱气化受阻，故小便不利。治宜利水清热养阴。本方即五苓散去桂枝、白术加阿胶、滑石而成。方中猪苓甘淡微苦，入肾、膀胱经，渗湿利水，直达少阴；茯苓、泽泻甘淡渗湿；阿胶甘平，滋阴润燥，养血益肾，一能救阴之不足，二可护阴血而防诸渗湿利水药之伤正；滑石甘寒，清热利水，导热下行，令邪热从小便而去。五药合用清热、利水、养阴并进，利水不伤阴，滋阴不敛邪，水气去，邪热清，阴液复。但总以渗利为主，清热养阴为辅。

【按语】

此条与前五苓散病证同，而用药不相同。五苓散证为表邪未解，热不得泻，膀胱气化受阻热邪尚浅，猪苓汤为水热互结，热已伤阴。即为阴虚生热，内扰心神，故应有心烦不寐。若水气上逆于肺则为咳嗽，流于胃脘则为呕恶，注于大肠则为下利。患者还应出现舌红苔白或微黄、脉细数等里热阴虚之证。

【医案】

张某某，男，30 岁。由于夏日长途跋涉，暴于烈日之下，又无水可饮，次日即发现尿中带血，到午后排出的全是血尿，不能畅利解出，并有热涩感觉。诊得脉象大而数，舌上少津，口渴能饮，身热微汗。证属热邪侵入下焦血分，血络受伤，服猪苓汤再加黄柏、知母、栀子、木通。连服三剂痊愈。(摘自《经方发挥》)

水气病脉证并治第十四

【原文】

1.师曰：病有风水、有皮水、有正水、有石水、有黄汗。风水其脉自浮，外证骨节疼痛，恶风；皮水其脉亦浮，外证胕肿①，按之没指，不恶风，其腹如鼓，不渴，当发其汗。正水其脉沉迟，外证自喘；石水其脉自沉，外证腹满不喘。黄汗，其脉沉迟，身发热，胸满，四肢头面肿，久不愈，必致痈脓。

【校勘】

《千金》"胕肿"作"浮肿"。《诸病源候论》"其腹如鼓，不渴"作"其腹如故而不满，亦不渴"。

【词解】

①胕肿：即浮肿，指皮肤浮肿。

【释义】

水气病是在形证上具有水肿现象的一类疾病的总称。具体分析，尚有风水、皮水、正水、石水和黄汗等，它们在病因、病机方面各有不同。

风水，是由外邪侵袭，肺气不宣，通调失职，水气逆行而致，因此，与肺的关系比较密切。因肺主皮毛，风邪外袭，其病在表，故"脉自浮""恶风"。风湿之邪留阻关节，故"骨节疼痛"。此外，由于本证发病急骤，每从头面开始，迅速出现周身浮肿，且兼有发热症状，故称"风水"。其机理责之风邪犯肺，肺气失于宣降，不能通调水道，下输膀胱，导致水湿潴留于胸颈以上而形成。

皮水，是水气停留于皮肤之中，每因里水外溢所致，与脾和肺的关系较为密切。由于脾肺二脏功能失调，表气不宣，湿胜不化，水湿阻滞，肿在于表，因此"其脉亦浮"。水停皮肤，故"外证胕肿，按之没指"，且因脾主四肢，脾阳虚弱，不能温运四肢，故这种水肿，每从下肢先起，并伴有身重肤凉。本病主要是由于脾肺二脏之功能障碍，非由外邪侵袭所致，故无恶风等表证。又因其水行皮中，水溢于表，里水所存无多，所以一说"其腹如故，不满，不渴"。本病由于水停皮中，病位在表，故当发汗以因势利导，使水从皮肤排出，其肿自消。

风水、皮水，病位都在表，皆以身肿为主证，其治疗方法，均可发汗，这是二者的共同之处。但由于其病因不同，发作亦异。《素问·太阴阳明论》"伤于风者，上先受之；伤于湿者，下先受之"，风水以风邪犯肺为主，故其起病急而始于头面；皮水以脾湿不运为主，故其起病渐而始于下肢。此外，风水与皮水最主要的鉴别点是有无表证，风邪为外邪侵袭，故有"骨节疼痛，恶风"等表证，皮水为里水外溢，故无表证。

正水，是水肿的本证，每因脾肾阳虚，水气失于输化，以致聚而成肿。其病位在里，病性属虚、属寒。因里阳不足，寒水所胜，故其脉见沉迟；水停于里，气逆于上，故证见腹满而喘。这种水气病，常常是腹满与身肿兼见，病情比较复杂，病本在于脾肾，而其标见于肺。正如《素问·水热穴论》所云："其本在肾，其末在肺，皆积水也。"

石水，是水气沉结于下，病亦在里。由于肾阳虚衰，不能化水，以致水停脐腹。水气内停，阳气不行，阴寒凝结下焦，故其脉自沉；水聚于下，并未波及于上，故其少腹硬满如石状而不喘，《素问·阴阳别论》所谓"阴阳结斜，多阴少阳，曰石水，少腹肿"，即指此病。这种水气病，以腹满为主证，亦可上引胁下满胀而痛，病见于肾，而及于肝脾，故治疗颇为棘手。

正水和石水都与肾有密切关系，病位均在里，皆以腹满为主证，治疗方法，也均宜温阳利水，这是二者的共同之处。所不同的是，正水每兼身肿，且因水随少阴肾脉上冲于肺，影响肺气之肃降而喘；石水因水气结于少腹，故虽腹满而不喘，延久亦可见四肢浮肿。

黄汗，与脾虚有关，由于水湿内郁，营血受病，故脉沉迟；脾虚湿不运化，上犯于肺，使肺气不畅，故胸满；卫郁而营中有热，水湿潴留于肌肤，湿从热化，湿热郁蒸，故有身热、四肢头面肿等证。如仅从上述黄汗病的脉证来看，当为水肿病无疑，但因本病以汗出色黄而身目不黄为特征，故称为黄汗。此病若日久不愈，湿热郁蒸，营血壅遏，必致气血腐败，化而为脓，故可发痈脓。

总之，水肿为病，当分上下表里。风水、皮水均属表，而风水为表中之表，皮水为表中之里。正水、石水均属里，而正水则影响及上，为里中之表，石水病结在下，为里中之里。水肿病始终在气分，关键因于阳虚不化；而黄汗则为湿郁化热，郁蒸肌肤，始在气分，久则伤及营血。

【按语】

本条总论水气病五种类型的脉证，并提出风水和皮水的治疗原则以及黄汗的脉证和转归。

【原文】

2.脉浮而洪，浮则为风，洪则为气，风气相搏，风强则为瘾疹，身体为痒。痒为泄风，久为痂癞^①。气强则为水，难以俯仰。风气相击，身体洪肿，汗出乃愈。恶风则虚，此为风水；不恶风者，小便通利，上焦有寒，其口多涎，此为黄汗。

【词解】

①痂癞：瘾疹日久结痂。

【释义】

本条论述风水与瘾疹、里水、黄汗的区别。脉浮是有外感风邪，脉洪为气实，这个气是指人体素有郁热。风气相搏是指外来的风邪入里，体内的精气与之相抗衡的过程。如果风邪盛，则在皮肤上出现瘾疹，身体发痒，抓挠则瘾疹成片出现。痒是由于风邪外泄，称为泄风，日久结痂就成为痂癞。如果气特别强，郁热阻碍三焦的运化，形成水饮，仰头俯身都变得非常困难，就是里水病。如果风和气二者势力相当，就会出现身体浮肿，此证属病在肌表，发汗就能好。风水一般卫气虚伤于风，所以会有恶风。如果不恶风，且小便通利，脾阳不足则口多涎，发汗后又感受水寒形成黄汗。

【原文】

3. 寸口脉沉滑者，中有水气，面目肿大，有热，名曰风水。视人之目窠上微拥①，如蚕新卧起状，其颈脉②动，时时咳，按其手足上，陷而不起者，风水。

【校勘】

《脉经》无"蚕"字。"目裹"，赵（以德）、徐、尤、陈、黄诸注本改作"目窠"，是。

【词解】

①目窠上微拥：两眼胞微肿。
②颈脉：即人迎脉，位于喉结两旁。

【释义】

风水之脉应浮，但水气较甚的风水病，由于肺中有水气，故寸口脉沉，又外感风邪，闭郁肺气，郁而化热，热动水生，脉则流利充实，故脉滑。肺宣发肃降之能异常，故水热上壅，聚于头面，故发热面目肿大，眼睛微肿如蚕状，或像睡眠后刚起床之状，水湿犯于肺胃则颈脉跳动。水气阻于肺，肺气不宣，故时时咳嗽，水气溢于四肢，故手足肿，按之陷而不起。

【按语】

本条论述风水的辨证，为水气较甚的风水病，且有郁热，病势发展很快，应及早治疗。

【原文】

4. 太阳病，脉浮而紧，法当骨节疼痛，反不疼，身体反重而酸，其人不渴，汗出即愈，此为风水。恶寒者，此为极虚发汗得之。

渴而不恶寒者，此为皮水。

身肿而冷，状如周痹①，胸中窒，不能食，反聚痛，暮躁不得眠，此为黄汗。痛在骨节。

咳而喘，不渴者，此为脾胀，其状如肿，发汗即愈。

然诸病此者，渴而下利，小便数者，皆不可发汗。

【校勘】

"脾胀"注家多作"肺胀"。

【词解】

①周痹：病名，周身上下游走作痛。

【释义】

本条论述水气病的辨证及治疗原则。太阳伤寒是感受风寒邪气所引起，脉象浮紧，骨节也必然疼痛；如果身体反重而酸，不疼痛，口亦不渴，是由于内有水湿，潴留于肌肤之间，而为风水，用发汗的方法治疗，即可痊愈。水肿病本为阳气不足，如果发汗不得法，又会损伤阳气，使人体更虚，反出现恶寒症状，所以"恶寒者，此为极虚发汗得之"。肺主皮毛，水湿潴留于肌肤，肺津输布失常，故口渴；无外邪侵袭故不恶寒，是皮水的症状。身体营卫郁滞故出现身体浮肿而两胫自冷，状如周痹而疼痛随经脉游走；寒湿郁阻肺卫，肺气不能宣畅则胸中窒塞；胃中寒不能进食；上焦胸中有寒而痛；傍晚，阳气不能入阴，故发生暮燥不得眠；寒湿外浸，流于关节，痛在骨节，是黄汗病。咳而喘，不渴，是水气在肺的症状，是肺胀病。因寒水内闭，肺失宣降，汗孔不开，通调失职，出现咳喘而浮肿的现象，发汗治疗即可。若是诸病中有"渴而下利，小便数"症状说明体内津液已伤，再用汗法导致津液枯竭，皆不可发汗。

【按语】

风水、皮水证候和病情的比较如表4所示。

表4　风水与皮水的对比

病名	相同证候	不同证候	病情
风水	浮肿，脉浮	恶风，有汗，不渴，骨节疼痛	水气较轻，表证较重
皮水		不恶风，无汗，或有口渴	水气较重，表证较轻

【原文】

5.里水者，一身面目黄肿，其脉沉，小便不利，故令病水。假如小便自利，此亡津液，故令渴也，越婢加术汤主之_{方见下}。

【校勘】

"里水"，应作"皮水"。《脉经》注"一云皮水"，可知里水为皮水。"方见下"《医统》本作"方见中风"，可从。

【释义】

本条论述里水的证治。里水，水从里积，故脉沉而不浮，黄色为脾虚机体失养，湿邪内蕴，脾失运化所致。但既是水在里，那么为何一身面目浮肿呢？这可用"盛于内者，必溢于外"的道理来说明，由于水邪盛于内，必然泛滥到表皮外面，因而证象上出现一身面目浮肿。水液停聚，不能下达，故小便不利。"越婢加术汤主之"为倒装文法，应接在"故令病水"之后，方中白术、甘草、生姜、大枣健脾化湿，调和营卫；麻黄宣肺通调水道，以利小便；石膏清泄郁热，以退黄肿。本条"假如小便自利，此亡津液，故令渴也"意在指若此时小便自利而渴，此为津液消亡，不宜再使用发汗祛水法。

【按语】

越婢加术汤中麻黄起到发汗的作用，石膏起到解热的作用，故表现应尚有身热无汗。

【医案】

韩某某，女，32 岁，患者生产第三胎后不久，即出现两下肢浮肿，肿势并不严重，故未引起足够重视。一二年来，时轻时重，虽然断续治疗，也未治愈。突然于去年春天两下肢软弱不任使用，步履艰难，逐渐加重。以后每行三五步也需别人扶持，虽经在农村服用中西药及针炎治疗，无显效，投以越婢加术汤加减。

麻黄 10 克，石膏 15 克，甘草 10 克，白术 15 克，茯苓 30 克，防己 15 克，生姜 6 克，大枣 5 个。水煎温服，嘱服五剂，服药后，尿量增多，下肢浮肿有明显好转，而行动也比以前有了转机。宗原方再服五剂后，下肢浮肿已将近消失，步履虽然仅能缓慢地行走二三十步，但已不需人扶持，以后又改服调补气血、强壮筋脉之剂，缓缓收功。（摘自《经方发挥》）

【原文】

6.趺阳脉当伏，今反紧，本自有寒，疝瘕，腹中痛，医反下之，下之即胸满短气。

【释义】

趺阳脉是胃脉，应当伏，今不伏反紧，紧脉主寒，是腹中有寒，如疝、瘕，腹中痛等，寒则当温，医生用苦寒剂攻下，势必重伤阳气，导致阴寒上逆，肺气因而不畅，出现胸满、短气等证。

【原文】

7.趺阳脉当伏，今反数，本自有热，消谷，小便数，今反不利，此欲作水。

【释义】

趺阳脉当伏，现在脉反倒数，数是主热，本质有热，热则消谷，小便频数。今反不利，小便不利，如果不利小便就会出现水热互结而不行，要发生水气病。

【原文】

8.寸口脉浮而迟，浮脉则热，迟脉则潜，热潜相搏，名曰沉。趺阳脉浮而数，浮脉即热，数脉即止，热止相搏，名曰伏。沉伏相搏，名曰水；沉则络脉虚，伏则小便难，虚难相搏，水走皮肤，即为水矣。

【校勘】

"搏"，《脉经》《金匮悬解》《论注》均作"抟"。

【释义】

寸口为阳位，浮脉属阳，热为阳邪，故寸口脉浮则为热。如寸口见迟脉，迟脉属阴，阴主潜藏，故寸口脉迟则为潜。"热潜相搏"，则热有内伏之势，而无外发之机，故曰沉。沉是沉而不举，不是指沉脉的沉。

趺阳出于阴部，浮而数的脉象见于趺阳，是热伏止于下。"热止相搏"，则热有停滞之象，而无运行之势，故曰伏。伏是沉伏之意，不是伏脉之伏。热留于内，与水气相搏，则水亦因之而停留，所以说："沉伏相搏，名曰水。"同时又因热留于内，则气不外行，因而络脉空虚；热止于中，则阳不下化，因而小便难。如此则不运行的水和气惟有浸润皮肤而已，故曰："虚难相搏，水走皮肤，即为水矣。"此即尤在泾所谓"阴气伤者，水为热蓄不下"的水气病。

【原文】

9.寸口脉弦而紧，弦则卫气不行，即恶寒，水不沾流，走于肠间。
少阴脉紧而沉，紧则为痛，沉则为水，小便即难。

【释义】

本条从脉证上说明水气病的机理。患者寸口脉弦且紧，弦脉由于卫气被郁闭，营卫不调，有恶寒感，水气停留于肠间，少阴脉紧而沉，紧脉主痛，沉脉主水，故患者小便难。寸口为肺脉，胃气通于肺，寸口脉弦而紧，是寒气外束，卫阳被郁，故恶寒；"水不沾流"，又作"水不活留"，就是水气停留之意，由于肺气不利，不能通调水道，下输膀胱，故津液不能随气运行，因而潴留于肠间，形成水气。少阴主肾，脉紧主寒主痛，脉沉主里主水，少阴脉沉而紧，是肾阳不足，寒从中生，寒气凝滞则周身疼痛；肾阳不足不能运化行水，小便难，形成水气病。

【按语】

因感邪而使水邪停留肠间，小青龙汤主之；因内伤而致水邪停留，真武汤主之。

【原文】

10.脉得诸沉，当责有水，身体肿重。水病脉出①者，死。

【词解】

①脉出：脉盛大无根，即轻按有脉，重按无脉。

【释义】

本条论述水气病的脉证和预后。水饮停聚，水性亲下，故脉沉，身体肿而沉重。若水肿患者出现脉暴出而无根，上有下无，轻取有脉，重按则散，此为阴阳离绝的脉象，脉证不符，故预后较差。

【原文】

11.夫水病人，目下有卧蚕，面目鲜泽，脉伏，其人消渴。病水腹大，小便不利，其脉沉绝者，有水，可下之。

【释义】

本条论述水气病可下之证，目下为脾所主，脾为湿困，则目下浮肿形成卧蚕，皮中水多，肤色光亮，水肿病脉多沉，沉甚则为伏脉。阳气被遏，不能化生津液，故口渴，渴则饮水，饮多则水停多，溢于腹内，则腹大。阳虚不化水，小便不利，其脉沉绝，是指脉象沉伏不出，水湿太盛，可以急则治其标，下其水。

【原文】

12.问曰：病下利后，渴饮水，小便不利，腹满因肿者，何也？答曰：此法当病水，若小便自利及汗出者，自当愈。

【校勘】

"因肿"，《脉经》作"阴肿"，宜从。

【释义】

本条论述病后脾虚浮肿的病机及转归。下利病后，津液丧失，胃气尚未恢复，患者欲饮水，饮水要少少给，若大量给水，胃气不足，小便不利，必定留饮，病水者脾必虚，不能制水，故腹满；肾必虚，不能主水，故阴肿。若小便自利同时汗出，说明胃气恢复，病当自愈。

【原文】

13.心水者，其身重而少气，不得卧，烦而躁，其人阴肿。

【校勘】

"身重"，《千金》作"身肿"。"躁"，疑为"悸"字之误。

【释义】

心水即心先得病而引起的水肿，心阳亏虚，水气偏盛，心气不足，寒湿有余，故身重而少气。卧时水邪逆于心，心气阻遏更甚，故不得卧。寒水内停，上凌于心，心阳被郁，故烦躁。寒湿停于下，心火不能下交于肾；肾不主水，肾水不得制约，水溢于前阴，故阴肿。

【原文】

14.肝水者，其腹大，不能自转侧，胁下腹痛，时时津液微生，小便续通。

【释义】

本条论述水凌肝脏的病证表现。肝病引起的水肿，表现为腹部胀大，不能转侧，胁下腹痛，小便有时不利，有时续通的症状。由于肝经的循行分布，水邪阻碍肝经，故胁下腹痛，肝主疏泄，水液随之上下，上则津液微生，在下则小便时通时不通。肝木克脾土，则脾受损而不能运化水湿，所以腹部胀大，难以转侧。

【原文】

15.肺水者，其身肿，小便难，时时鸭溏。

【释义】

　　肺外合皮毛，肺病则不能通调水道，水饮停聚，故浮肿，水液不能正常下输膀胱，膀胱气化失司，故小便难。肺与大肠相表里，肺病延及大肠，大肠主津功能失调，不能吸收粪便中的水液，故时时鸭溏。

【原文】

　　16.脾水者，其腹大，四肢苦重，津液不生，但苦少气，小便难。

【释义】

　　脾阳被湿邪困厄，不能运化水湿，故腹部胀大，脾主四肢，水湿泛溢于四肢，故四肢沉重，脾阳虚，气血无以化生，故少气，脾虚不能散布津液于肺，肺则不能下输布津液于膀胱，所以小便困难。

【原文】

　　17.肾水者，其腹大，脐肿腰痛，不得溺①，阴下湿如牛鼻上汗，其足逆冷，面反瘦。

【词解】

　　①不得溺：小便一点都没有。

【释义】

　　本条论述水凌肾脏的病证表现。脐下是下焦，肾所主，肾水者定脐周及以下的腹部水肿，腰为肾之府，肾病必腰痛。肾与膀胱相表里，肾阳不能化气，所以气不能推动水液排出，就没有小便，但是水液不能排出，停积在下焦，会渗出，所以前阴部就会出现像牛鼻子出汗一样的小水珠。肾脉起于双足，肾阳不能下达，出现双足逆冷。面属阳，肾水下注属阴，所有的症状都表现为阴邪偏盛，阳气不能上达营养头面。

【原文】

18.师曰：诸有水者，腰以下肿，当利小便；腰以上肿，当发汗乃愈。

【释义】

诸有水者指一切水肿病。腰以上肿，多因风寒湿邪，侵于肌表，闭郁阳气，水湿停留而成。故治宜宣通肺气，发汗散邪，使肌表之水从汗液排出。腰以下肿，多因阳气衰弱，不能化气，水液凝聚，溢于肌表而成。故治宜化气行水，渗利水湿，使腰以下之水从小便排出。

本节治法，即上下表里分消之法，实质上也就是因势利导的方法。但这仅是常规，并不能代表水气病的具体治法，主要还应分别病情的寒热虚实；而且发汗和利小便，只能用于阳证、实证。人体上下表里是相互联系的，有许多当利小便的证候中，须先行发汗而后小便始通。因为肺主全身之气，又是水的上源，假使肺气不宣，则肾气不降。所以有屡进利尿药而小便终不通利者，又有当用汗法的证候，必须兼利小便而后始愈。原因是单纯发汗表气虽疏而在里的水气未能尽去，故又须兼利小便以排泄未尽之水。

【按语】

水气病 $\begin{cases} \text{腰以下肿—病势在下在里—利小便} \\ \text{腰以上肿—病势在上在表—发汗} \end{cases}$

【原文】

19.师曰："寸口脉沉而迟，沉则为水，迟则为寒，寒水相搏。趺阳脉伏，水谷不化，脾气衰则鹜溏，胃气衰则身肿。少阳[①]脉卑[②]，少阴脉细，男子则小便不利，妇人则经水不通；经为血，血不利则为水，名曰血分。

【校勘】

《脉经》"血分"下注云"一云水分"。

【词解】

①少阳：指和髎部位之脉，在上耳角根之前，鬓发之后，即耳门微前上方。
②脉卑：是说按之沉而弱，表示营血不足。

【释义】

本条从寸口、趺阳、少阳、少阴等脉的变化，说明水气病发生的病机和证情。寸口脉主肺，迟主寒，沉主水，沉而迟是阳气被寒水所阻，肺气宣发肃降功能被遏制，肺不通调水道而产生水肿。趺阳脉是胃脉，脾与胃相表里，趺阳脉伏，说明脾胃虚弱，脾胃气衰则水谷不化，大便稀溏，脾胃不能散精，肺气虚，通调水道力较弱产生水肿。少阳脉主三焦之气，三焦决渎之官，水道出焉。少阳脉沉而弱，说明三焦的决渎功能失常。少阴脉主候肾，脉细主气血两虚，肾气虚则肾气化失职，故男子出现小便不利症状。血不足，则肾精亏虚，先天之精不足则女子经水不通，且冲脉与肾有联系，冲脉为血海，故肾精血不足则冲脉血气不足，妇人经闭后，有水肿现象，水肿也是因为肺、脾、肾三脏的亏虚而导致水道不利出现水肿，这时患者虽然出现了水肿的现象，是经血断行的原因，故称"血分"。

【原文】

20. 问曰：病有血分水分，何也？师曰：经水前断，后病水，名曰血分，此病难治；先病水，后经水断，名曰水分，此病易治。何以故？去水，其经自下。

【校勘】

本条原文缺,据《脉经》和尤、魏、陈等注本补入。

【释义】

本条论述妇人病水的分型。妇人先经闭而后水肿的,称为血分,血分病深而难通,血不通而水不行,故难治。先水肿而后闭经的,称为水分,因水分病浅而易通,水消而经自下,故此病易治。在治疗时应先去水,水去则经自通,病亦痊愈。

【按语】

若因闭经导致的水肿,经水通,则水肿自消,但因闭经的病因病机较为复杂,且多病程较长,较为难治。若因水肿而导致的闭经,采用发汗、逐水、利小便等法,水消后,经水自下,故易治。

【原文】

21.问曰:病者苦水,面目身体四肢皆肿,小便不利,脉之①,不言水,反言胸中痛,气上冲咽,状如炙肉②,当微咳喘。审如师言,其脉何类?师曰:寸口脉沉而紧,沉为水,紧为寒,沉紧相搏,结在关元③,始时尚微,年盛不觉,阳衰之后,营卫相干④,阳损阴盛,结寒微动,肾气上冲,喉咽塞噎,胁下急痛。医以为留饮而大下之,气击不去,其病不除。后重吐之,胃家虚烦,咽燥欲饮水,小便不利,水谷不化,面目手足浮肿。又与葶苈丸下水,当时如小差,食饮过度,肿复如前,胸胁苦痛,象若奔豚,其水扬溢,则浮咳喘逆。当先攻击冲气,令止,乃治咳;咳止,其喘自差。先治新病,病当在后。

【词解】

①脉之:指按脉诊病。"脉"作动词。

②状如炙肉：形容咽中如有物梗阻。

③关元：脐下三寸。

④营卫相干：营卫不和。

【释义】

有人问：病人苦于水肿，面部、四肢皆肿，小便不利，师者按其脉，没说是水肿，反言是胸中痛，有气上冲达咽部，状如有物梗阻，应当有轻微咳喘，详审确如师者所言，其脉象属于哪一类呢？老师说：寸口脉沉而紧，沉主有水，紧为寒邪，沉而且紧，是水寒结在下焦的关元部位。病初起时水寒凝结轻微，且正在壮年，所以没有什么感觉，到了中年，阳气渐微，营卫不畅，此时水寒之邪，乘阳虚挟肾气上冲，乃有噎塞，胁下急痛。医生误以为有留饮，大下其水，是诛伐太过，后又用吐法，更伤胃气，以致发生虚烦，咽燥欲饮水；更由于肾阳虚弱，气化无权，导致小便不利，脾虚则水谷不化，水邪泛溢，面目浮肿，见浮肿后又用葶苈丸下水，虽然一时舒缓，但脾胃功能没有恢复，暴饮暴食后，复肿如前，此时水气射肺，必然咳嗽。因为冲气，咳嗽都是新病，而新病又以冲气为急，所以先治新病，后治水肿。

【按语】

本条与痰饮篇的支饮服小青龙汤以后，所发冲气的治法，大体相同。

【原文】

22. 风水，脉浮身重，汗出恶风者，防己黄芪汤主之。腹痛加芍药。

防己黄芪汤方_{方见湿病中}

【校勘】

赵刻本载有防己黄芪汤药物及煮服法，除白术三分及无加减法外，余同湿病篇防己黄芪汤。今从《医统》本改注"方见湿病中"。

【释义】

本条为风水表虚的证治。脉浮，说明病在表，身重，体内有水湿，汗出恶风，是卫气虚不能固表可以用防己黄芪汤，黄芪固表，加上姜、枣还是健中补胃而外以实表，是补中益气之法，白术、防己利水，诸药合用，成益气固表，利水除湿之效。腹痛加芍药为后人所加。

【医案】

傅某某，男，40岁。患风水证，久而不愈，于1973年6月25日来就诊。患者主诉：下肢沉重，胫部浮肿，累则足跟痛，汗出恶风。切其脉浮虚而数，视其舌质淡白，有齿痕，认为是风水，尿蛋白（++++），红、白细胞（+），诊断属慢性肾炎。下肢沉重，是寒湿下注；浮肿，为水湿停滞；汗出恶风，是卫气虚风伤肌腠；脉浮虚数，是患病日久，体虚表虚脉亦虚的现象。选用防己黄芪汤。汉防己18克，生黄芪24克，生白术9克，炙甘草9克，生姜9克，大枣4枚（擘）。水煎服。嘱长期坚持服用之。

1974年7月3日复诊：患者坚持服前方10个月，检查尿蛋白（+）。又持续服两个月，蛋白尿基本消失，一切症状痊愈。(摘自《岳美中医案集》)

【原文】

23. 风水恶风，一身悉肿，脉浮不渴，续自汗出，无大热，越婢汤主之。

越婢汤方

麻黄六两　石膏半斤　生姜三两　大枣十五枚　甘草二两

上五味，以水六升，先煮麻黄，去上沫，内诸药，煮取三升，分温三服。恶风者加附子一枚（炮）。风水加术四两。(《古今录验》)

【校勘】

"脉浮不渴"，《心典》作"脉浮而渴"。"分温三服"之下，《千金》有"复取汗"三字。

【释义】

本条论述风水挟热的证治。由于风邪袭于肌表，故恶风。肺的治节不利，决渎失司，水为风激则泛滥四肢，故一身悉肿。病在表，故不渴。风性疏泄，汗出则阳郁不甚，故无大热。治以越婢汤，发散风湿，清解郁热。方中麻黄、生姜发越阳气，宣散水湿；石膏清解郁热；甘草、大枣调荣卫。恶风者，为卫阳虚，则加附子温之；风水加白术补脾以化湿。

【按语】

恶风，脉浮不渴—感受风邪
一身悉肿—水溢皮肤
续自汗出—内热壅盛
无大热—因续自汗出而表无大热

风水内热证

【原文】

24. 皮水为病，四肢肿，水气在皮肤中，四肢聂聂动^①者，防己茯苓汤主之。

防己茯苓汤方
防己三两　黄芪三两　桂枝三两　茯苓六两　甘草二两
上五味，以水六升，煮取二升，分温三服。

【词解】

①聂聂动：是形容其动而轻微。

【释义】

本条论述皮水的证治。脾主四肢，四肢肿，脾气虚为主要病因，而四肢有轻微跳动感是由于水湿阻遏肌表的卫阳，卫阳被郁是水湿与阳气相争而产生的，用防己茯苓汤，通化阳气，表里分消。方中防己、黄芪走表祛湿，使皮水从外解；桂枝、茯苓通阳化水，使水气从小便去，桂枝、黄芪通阳行痹，鼓舞卫阳；甘草调和诸药助黄芪以健脾，脾旺则制水，避免加重水肿。

【医案】

李某某，男，6岁。症状：全身浮肿兼旬，先自足跗部开始，面目及身逐渐浮肿，腹皮膨胀如鼓，四肢水气聂聂动，色明亮，皮光薄，按之凹陷，阴囊肿大如柑，水液淋漓渗出，溲短气喘，脉象浮弱。病缘脾虚不能制水，肾关不利，复外惑风寒，湿邪引动而急剧发作。治宜补虚托表，兼佐利水，使卫气行而潴留体表之水邪消退。

仿《金匮》防己茯苓汤加味而治，日服一剂，七日后体重四十八斤减为二十四斤，水去殆半，痊愈出院。防己一钱，茯苓一钱，黄芪一钱，桂枝六分，炙草四分，陈皮六分，腹皮一钱。（摘自《陈耀庚医案》）

【原文】

25.里水，越婢加术汤主之；甘草麻黄汤亦主之。

越婢加术汤方见上，于内加白术四两，又见脚气中

甘草麻黄汤方

甘草二两　麻黄四两

上二味，以水五升，先煮麻黄，去上沫，内甘草，煮取三升，温服一升，重覆汗出，不汗，再服。慎风寒。

【释义】

本条与第五条相对。里水而挟里热用越婢加术汤，无里热用甘草麻黄汤。

方中麻黄辛温，发汗解表，宣肺利水；甘草甘缓，和中益气。二者共奏发汗利水，宣肺和中之功。

【按语】

若患者一身面目黄肿，其脉沉，小便不利，有热，有汗的，可以用越婢加术汤；无热，无汗症状较轻者，可用麻黄甘草汤。

【原文】

26.水之为病，其脉沉小，属少阴；浮者为风，无水虚胀者为气。水，发其汗即已。脉沉者宜麻黄附子汤；浮者宜杏子汤。

麻黄附子汤方

麻黄三两　甘草二两　附子一枚（炮）

上三味，以水七升，先煮麻黄，去上沫，内诸药，煮取二升半，温服八分，日三服。

杏子汤方 未见，恐是麻黄杏仁甘草石膏汤

【释义】

水肿病，脉沉小的，属少阴，脉浮的与肺有关，属风水，无水虚胀者为气，是指腹部虽然胀满，但实际无水，为气胀，虽然像水病，但不可发汗，有水者，可以发汗，脉沉肾虚者，用麻黄附子汤，温经发汗，脉浮应救其肺，用杏子汤，宣肺散邪。

【原文】

27.厥而皮水者，蒲灰散主之 方见消渴中。

【释义】

本条论述皮水有手足逆冷的证治。皮水病人，内有郁热，外有水肿，阳气被郁于内不能外达四肢，出现四肢逆冷。厥为血虚，利水不可发汗当从小便出，可以用蒲灰散治疗，蒲灰散清热利湿、利小便，水邪去阳气自能外达，厥可自止。

【医案】

王一仁在广益医院治病，有钱姓男子，腹如鼓，股大如五斗瓮，臂如车轴之心，头面皆肿，遍体如冰，气咻咻若不续，见者皆曰必死。一仁商于刘仲华，取药房中干菖蒲一巨捆，炽炭焚之，得灰半斤。随用滑石和研，用麻油调涂遍体，以开水调服一钱，日三服，明日肿减大半，一仁见有效，益厚涂之。改服二钱，日三服，三日而肿全消，饮食谈笑如常人，乃知经方之妙，不可思议也。（摘自《金匮发微》）

【原文】

28. 问曰：黄汗之为病，身体肿一作重，发热汗出而渴，状如风水，汗沾衣，色正黄如柏汁，脉自沉，何从得之？师曰：以汗出入水中浴，水从汗孔入得之，宜芪芍桂酒汤主之。

黄芪芍桂苦酒汤方

黄芪五两　　芍药三两　　桂枝三两

上三味，以苦酒一升，水七升，相和，煮取三升，温服一升，当心烦，服至六七日乃解。若心烦不止者，以苦酒阻故也。

【释义】

本条论述黄汗的辨证论治。由于汗出入水中，寒水从汗孔侵入，郁遏汗液，水湿留于肌肉经脉，阻碍营卫的运行，卫郁不能行水，故全身水肿，营郁而热，积热成黄，湿热外蒸，故发热，汗出，汗沾衣，色正黄如柏汁。气不化津，故口渴。卫阳不利，故脉沉。治以芪芍桂酒汤，调和营卫，畅达气血。方中桂枝温化，通行肌表水湿；黄芪温行卫阳，补益肺脾之气；芍药清营血之热，行营血之郁；苦酒泄营中郁热。

【原文】

29. 黄汗之病，两胫自冷；假令发热，此属历节。食已汗出，又身常暮盗汗出者，此劳气也。若汗出已反发热者，久久其身必甲错；发热不止者，必生恶疮。

若身重，汗出已辄轻者，久久必身眴，眴即胸中痛，又从腰以上必汗出，下无汗，腰髋弛痛，如有物在皮中状，剧者不能食，身疼重，烦躁，小便不利，此为黄汗，桂枝加黄芪汤主之。

桂枝加黄芪汤方

桂枝三两　芍药三两　甘草二两　生姜三两　大枣十二枚　黄芪二两

上六味，以水八升，煮取三升，温服一升，须臾饮热稀粥一升余，以助药力，温服取微汗；若不汗，更服。

【校勘】

《医统》本在"暮"字后有"卧"字，"劳"作"荣"，"温服"作"温复"。

【释义】

本条进一步论述黄汗证治及其与历节、劳气的鉴别。由于湿性重滞向下，流入关节，所以黄汗病两胫冷，历节病两胫发热。食后汗出，暮晚盗汗，是胃气不足，阴虚有热，是虚劳的症状。食后汗出多因正气空虚，反为饮食剽悍之气所胜，故食入汗出。黄汗病患者阳郁化热则汗出，汗出后发热症状会有所减轻，若发汗后不减轻证明是虚劳病。黄汗病发热，体内湿热并不会减轻，仍发热，发热日久必耗损营血，肌肤失其营养，有肌肤甲错症状，长期发热，营血亏虚，营气不通，正气不足，外感邪毒，热毒相壅日久，使肌肤溃烂生恶疮。

身重是湿盛的缘故，汗出之后，湿随汗泄，身重会消失，身体感到轻快，是黄汗的特征。汗出太过阳气、阴液受损，阳虚不能促进津液产生正常功能，气与津液不足，肌肉失去温养。而产生肌肉跳动，胸中阳气不足，产生疼痛感。上焦阳虚故腰以上汗出，《景岳全书·汗证》中说："人但知热能致汗，而不知寒亦能致汗，所谓寒者，非曰外寒，正以阳气内虚，则寒生于中，而阴中无

阳，阴中无阳，则阴无所主，而汗随气泄。"下焦湿盛，则腰髋弛痛，如有物皮
中。如病势转剧，内伤于脾，则不能饮食；外伤肌肉，则身体疼痛；湿热上熏
于心，则心烦躁；湿邪困于膀胱，膀胱气化不利，则小便不利。水湿不能排泄，
潴留于肌肉产生水肿，是黄汗病。用桂枝加黄芪汤治疗，以桂枝汤解肌调和营
卫，啜粥出微汗，再加黄芪走表逐湿，使阳郁得伸，热随汗出，营卫调和病
自解。

【按语】

$$桂枝加黄芪汤 \left| \begin{array}{l} 证候：身体疼痛，汗少，色淡 \\ 作用：助阳散邪，以发郁阻之湿 \end{array} \right.$$

【原文】

30. 师曰：寸口脉迟而涩，迟则为寒，涩为血不足。趺阳脉微而迟，
微则为气，迟则为寒。寒气不足，则手足逆冷；手足逆冷，则荣卫不利；
荣卫不利，则腹满胁鸣相逐；气转膀胱，荣卫俱劳，阳气不通即身冷，
阴气不通即骨疼；阳前通则恶寒，阴前通则痹不仁；阴阳相得，其气乃
行，大气①一转，其气乃散；实则失气，虚则遗溺，名曰气分。

【校勘】

"胁鸣"，程、魏注本及《金鉴》均作"肠鸣"，是。

【词解】

①大气：指宗气。

【释义】

寸口脉迟而涩，指寸口脉迟滞而无力，主荣卫虚衰。《伤寒论·平脉法》
云："寸口脉弱而迟，弱者卫气微，迟者荣中寒。荣为血，血寒则发热；卫为

气，气微者心内饥，饥而虚满，不能食也。"荣卫两气同出一源，皆水谷精气所化生。荣行脉中，具有营养周身作用；卫行脉外，具有捍卫躯体的功能。迟脉多见于寒证，涩脉主血少伤精，津液亏损。趺阳脉主脾胃，脉微见于阴阳气血诸虚，多为阳衰危证。迟脉主寒。有寒而气血不足，气血不足不能荣润四肢，四肢失于阳气温养则手足逆冷。《素问·阳明脉解》"四肢者，诸阳之本也"。且手之三阳从手走头，足之三阳从头走足。阳气起于四肢，以贯周身而调荣卫，逆冷则气血不畅不能荣润，故荣卫不利。营卫不利，则气机升降失调，胃气壅塞，寒邪盛，故腹满肠鸣。营卫失常，在膀胱则气化不利，水津不能四布，聚水而为水气病。卫气微衰，营气不通。卫行脉外，营行脉中，卫属阳，营属阴，卫阳不通不能温煦则身冷，恶寒，营气不通失于濡养故骨疼，痹不仁。若阴阳相合，荣卫正常通行，同时宗气也能正常布散，则驱邪而出。失气与遗溺分别为气实与气虚之征，若阳气内虚，泄于前阴而见遗尿，属气虚，气滞寒凝，泄于后阴，则见失气，属气实，两者均为气分证的不同表现。

【原文】

31. 气分，心下坚①，大如盘，边如旋杯②，水饮所作，桂枝去芍药加麻辛附子汤主之。

桂枝去芍药加麻黄细辛附子汤方

桂枝三两　生姜三两　甘草二两　大枣十二枚　麻黄二两　细辛二两　附子一枚（炮）

上七味，以水七升，煮麻黄，去上沫，内诸药，煮取二升，分温三服，当汗出，如虫行皮中，即愈。

【校勘】

赵刻本"桂姜草枣黄辛附子汤方"，今据《医统》本改为"桂枝去芍药加麻黄细辛附子汤方"。

【词解】

①心下坚，大如盘：谓心下坚大，其状如盘，按之虽外坚而中空无物。
②旋杯：即覆杯。

【释义】

心下相当于胃腑的上部。气分病，由于阳虚阴凝，水饮不消，积留于胃中，所以痞结而坚，如盘如杯。如兼有手足逆冷，腹满肠鸣，恶寒身冷，骨疼麻痹者，可用桂枝去芍药加麻辛附子汤治疗。本方诸药温经通阳，宣散水气。以芍药性苦微寒，非本证所宜，故去而不用。

【原文】

32. 心下坚，大如盘，边如旋盘，水饮所作，枳术汤主之。

枳术汤方

枳实七枚　白术二两

上二味，以水五升，煮取三升，分温三服，腹中软即当散也。

【校勘】

"枳术汤"，《脉经》作"枳实术汤"。《肘后》卒心痛门作"心下坚痛，大如椀，边如旋柈，名曰气分，水饮所结"。

【释义】

本条论述胃气呆滞、水饮停积的证治。心下坚大如盘，边如旋盘，是由于脾虚气滞运化失职，水气停于胃部所致。枳术汤中枳实破气消积，化痰散结，佐以白术健脾益气，燥湿利水，共成行气散结，健脾利水之效。

【附方】

《外台》防已黄芪汤：治风水，脉浮为在表，其人或头汗出，表无他病，病者但下重，从腰以上为和，腰以下当肿及阴，难以屈伸_{方见风湿中}。

【释义】

风水脉浮是邪在外，未犯于里，"表无他病"是无恶寒发热，"腰以上为和"是风水之邪不在上。水湿浸淫于下，故下肢沉重浮肿，甚至外阴浮肿、下肢关节屈伸不利。

黄疸病脉证并治第十五

【原文】

1.寸口脉浮而缓，浮则为风，缓则为痹①。痹非中风，四肢苦烦，脾色必黄，瘀热以行。

【词解】

①痹：即"闭"之意，指风热闭藏于脾。

【释义】

黄疸病见寸口脉浮而缓，浮即主风，当作有热理解，缓则为痹，此时之浮缓脉类似于太阳中风而并非中风，而应当做有湿理解。寸口脉浮而缓即理解为湿热相合，痹郁于脾，脾主四肢，故四肢苦于热烦。脾土也，土色为黄，脾脏将瘀积的湿热传输与体表，故湿热外现，一身尽黄，乃瘀阻之热所致，故曰"瘀热以行"。

【原文】

2.趺阳脉紧而数，数则为热，热则消谷，紧则为寒，食即为满。尺脉浮为伤肾，趺阳脉紧为伤脾。风寒相搏，食谷即眩，谷气不消，胃中苦浊，浊气下流，小便不通，阴被其寒，热流膀胱，身体尽黄，名曰谷疸。额上黑，微汗出，手足中热，薄暮即发，膀胱急，小便自利，名曰女劳疸；腹如水状不治。心中懊恼而热①，不能食，食欲吐，名曰酒疸。

【校勘】

《脉经》将女劳疸、酒疸各作一条。

【词解】

①心中懊㤭而热：心中郁闷而感到烦热。

【释义】

本条论述黄疸病机、分类和主症。趺阳脉主要候脾胃，趺阳脉数是胃中有热，热盛消谷善饥；脉紧主寒湿，湿盛伤脾，脾伤不能运化水谷，食即满；胃热脾湿，互相郁蒸，发为黄疸。尺脉浮为伤肾，趺阳脉紧为伤脾，指出女劳疸与谷疸脉象不同，女劳疸以肾虚有热为主，谷疸以湿困于脾为主。风寒相搏泛指病邪，本病中以湿热相搏为主。

脾胃蕴有湿热，消化力减退，故称谷气不消，即使勉强进食，助湿增热，湿热上冲头部则目眩，湿热下注，则肾经气化不利，不能行水，小便不利。"阴被其寒，热流膀胱"，"阴"指太阴脾，脾寒生湿，湿郁化热伤胃，湿热下流于膀胱，则小便不利；小便不利，湿热不能排泄，郁蒸而成黄疸。病因与饮食有关，成为谷疸。

女劳疸是因为房劳伤肾所引起，肾阴虚而生内热，故见手足中热、微汗出、薄暮即发等症状。女劳疸特征是额上黑，黑属肾，额上黑为肾虚、肾气不足，小便自利说明病因并不是膀胱湿热导致的。出现腹如水状，是脾肾两虚导致，故称不治。

酒疸病因是嗜酒伤中，湿热内蕴导致。如湿热上熏于心，故心中郁闷不舒，烦躁不安；湿热盛于内，清浊升降之机受阻，浊气不能下行，胃气上逆，故不能食，时常泛恶欲吐。病由嗜酒伤中引起，所以为酒疸。

【原文】

3. 阳明病，脉迟者，食难用饱，饱则发烦头眩，小便必难，此欲作谷疸。虽下之，腹满如故，所以然者，脉迟故也。

【校勘】

此条见于《伤寒论·辨阳明病脉证并治》，"发烦"作"微烦"。

【释义】

本条论述谷疸偏寒的证治。本证为阳明中寒，是由脾胃虚寒，寒湿内蕴所致。寒不化谷，脾失健运，故虽饥而欲食不能吃饱，饱食则气滞而不能化，脾失健运，湿浊上逆，阻遏清阳，故头眩，气不调达且谷化不速，故谷气郁而生热，故发烦，脾失健运，转运失职，以致水谷不别而小便不利。本证为脾胃虚寒，寒湿内蕴，治法应当温运，如误用攻下，则更伤脾阳而腹满不愈。

【按语】

一般来说，谷疸的脉象应该是数，现在反迟，这是由于太阴虚寒所致，其证还当有舌淡苔白，精神疲倦，面色萎黄等，治当选用理中、四逆等方。

【原文】

4. 夫病酒黄疸，必小便不利，其候心中热①，足下热，是其证也。

【词解】

①心中热：指胃脘部灼热感。

【释义】

酒黄疸的临床表现必定有小便不利，胃脘部灼热感，两足也感发热。因为酒黄疸乃嗜酒过度所致。酒性助热生湿，湿热稽留于胃，则胃脘部发热，湿热流注于下则足下热，湿热下注膀胱，膀胱气化不利则小便不利，小便不利则湿热之邪无由排泄，湿热内蕴，因而发黄。如果小便通利则湿热可由小便排出，而不致蕴成黄疸。所以《伤寒论》云"若小便自利者，不能发黄"。故酒疸的主要病机是湿热内蕴。

【原文】

5. 酒黄疸者，或无热，靖言了了①，腹满欲吐，鼻燥，其脉浮者先吐之，沉弦者先下之。

【词解】

①靖言了了：说话清楚明白。

【校勘】

"靖言了了"，赵刻本作"靖言"，今据《脉经》《千金》及徐、沈、魏、陈注本改。《外台》高注本作"静言了了"。《金匮玉函经二注》（以下简称《二注》）、尤注本本作"清言了了"。赵刻本"腹满"上有"小"字。

【释义】

本条论述黄疸的治疗宜因势利导。酒黄疸湿热不明显，患者自觉发热不甚，说明邪在中，心中无热，所以言语清晰。腹部胀满，是为里实证候，偏于下部；欲吐者，为湿热上逆，所以欲吐；鼻燥，说明里有热。其脉浮者先吐之，其脉浮，是病有上越之机，所以寸脉浮，故用吐法。沉弦者先下之，沉为在里，沉弦即是里实，故用下法。

【按语】

酒黄疸是以里热为显著证候，所以心中热、足下热。若泄热，需审查病机，如有脉浮，病有上越之机，则用吐法；脉沉弦，偏于里实，则用下法。

【原文】

6. 酒疸，心中热，欲吐者，吐之愈。

【释义】

本条论述酒疸欲吐的治法。由于湿热内阻中焦，气机不畅，湿热邪气上冲，故心中热欲吐。因湿邪有向上之势，《素问·阴阳应象大论》有云"其高者因而越之"，故用吐法因势利导，涌出病邪，吐之则愈。

【原文】

7. 酒疸下之，久久为黑疸①，目青面黑，心中如啖蒜齑状②，大便正黑，皮肤爪之不仁③，其脉浮弱，虽黑微黄，故知之。

【校勘】

《诸病源候论》酒疸候，无"虽黑微黄"四字。

【词解】

①黑疸：是酒疸误下后的变证。目青面黑，大便亦变黑色。这是一种症状，并不是黄疸中的一种。

②心中如啖蒜齑状：啖是吃的意思。齑，指捣碎的姜、蒜、韭菜等。此言胃中有灼热不舒感。

③爪之不仁：谓肌肤麻痹，搔之无痛痒感。

【释义】

本条论述酒疸误下变为黑疸的证候。酒疸下之不当，导致湿热内陷，邪入血分，热邪熏蒸变为瘀血，为黑疸。"目青面黑，皮肤搔之不仁"是由于瘀血内停，营血不能濡养皮肤导致的。大便正黑由于湿热瘀血下迫大肠导致。心中如啖蒜齑状，为心中有灼热不适感，是由于瘀热内蕴，上蒸于心的表现。"其脉浮弱"是体内有湿热，身热不扬，故脉浮，而营血受损则表现为脉弱。而黑疸的面色虽黑却尤带黄色。

【原文】

8.师曰：病黄疸，发热烦喘，胸满口燥者，以病发时火劫其汗，两热所得。然黄家所得，从湿得之。一身尽发热而黄，肚热，热在里，当下之。

【释义】

本条论述误用火劫，发为黄疸的证治。患者发热烦喘，为热往上壅，热在表。胸满口燥，为热在里。这里出现了表里俱热，为什么一般的黄疸会出现这些证候？黄疸一般是从表证得来，若此时误作无汗的外感证而用温针，艾灸等法使其发汗，外火与内热相结，里热加剧，就会出现上面的情形。而此时若发为黄疸，说明其内有湿邪困阻，没有湿，也不会发黄。若患者一身尽黄而发热，热势较高且腹中热，此为热在里，应当用下法治疗。

【按语】

本条的辨证要点在于一身尽发热而黄，而腹部热甚，一身尽发热说明热势较剧烈，没有恶寒现象，腹部热甚说明里热无疑。后世医家主张采用栀子大黄汤，凉膈散等方治疗。

【原文】

9.脉沉，渴欲饮水，小便不利者，皆发黄。

【释义】

脉沉主病在里，也为湿热内蕴的表现，热郁于里，故口渴欲饮水，饮水而小便不利，则湿邪无以排泄，所以发生黄疸。

【原文】

10. 腹满，舌痿黄，燥不得睡，属黄家。

【校勘】

"燥"，《医统》本作"躁"。《金鉴》"舌痿黄"之"舌"字，作"身"字。

【释义】

本条论述久病寒湿痿黄的证候。寒湿郁于中焦，导致脾胃虚寒，脾虚运化失职，则腹满，湿郁使胃不和则卧不安。身痿黄就是黄而晦暗，是由于寒湿伤阳所致的阴黄。

【原文】

11. 黄疸之病，当以十八日为期，治之十日以上瘥，反剧为难治。

【释义】

本条论黄疸的预后。黄疸是因脾湿为病。脾土在自然气候之中，旺于四季之末各十八天。所以此十八天为脾土之旺日，脾病在其气旺之时则容易治愈，故以十八天为期。也就是说，十八天之内治疗，病势有所减轻，就容易治愈。如果十天之后，病情反加严重，由急性转为慢性，在治疗上就比较困难。本条总的概括说明黄疸的预后，在时间上很为重要。也说明争取及早治疗，以防日久正衰邪盛，难以痊愈之意。但不可拘泥于十八日，临床应灵活运用。

【原文】

12. 疸而渴者，其疸难治，疸而不渴者，其疸可治。发于阴部①，其人必呕；阳部①，其人振寒②而发热也。

【校勘】

《脉经》《千金》"阳部"上，有"发于"二字。

【词解】

①阳部、阴部：阴指在里、阳指在表。
②振寒：即寒战。

【释义】

本条论述黄疸的预后。口渴是湿热化燥的现象，病邪入里热重，故"其疸难治"；如口不渴，是病邪尚浅，里热不盛，正气尚能胜邪，故"其疸可治"；呕吐证多发于里，由于湿热蕴于脾胃，病位较深，故称发于阴部；邪气入于表，有发热恶寒的症状，病位较浅，故称发于阳部。

【按语】

此条为黄疸患者预后的症状，并不全面。

【原文】

13.谷疸之为病，寒热不食，食即头眩，心胸不安，久久发黄为谷疸，茵陈蒿汤主之。

茵陈蒿汤方

茵陈蒿六两　栀子十四枚　大黄二两

上三味，以水一斗，先煮茵陈，减六升，内二味，煮取三升，去滓，分温三服。小便当利，尿如皂角汁状，色正赤，一宿腹减，黄从小便去也。

【释义】

本条论述谷疸病湿热证的证治。湿热内蕴，脾胃升降失常，不能运化，故食欲减退，若勉强进食，不能化谷，则会助湿生热，湿浊上逆，阻遏清阳，故头眩。气机升降失常，气不调达，且热邪上扰故心胸不安。谷疸是一个郁蒸过程，所以说久久发为谷疸。茵陈蒿汤功效清湿热，导积滞。本方以茵陈性味苦寒，善清利湿热；辅以栀子，苦寒泻火，善清三焦湿热，助茵陈清热利湿，使湿热之邪从小便而去；用大黄通腑泻热，并凉血破瘀，令湿热积滞从大便而去。三药相伍，清利降泻，前后二阴分消，俾邪有出路，热退湿除，而黄自愈。

【原文】

14.黄家日晡所发热，而反恶寒，此为女劳得之；膀胱急，少腹满，身尽黄，额上黑，足下热，因作黑疸，其腹胀如水状，大便必黑，时溏，此女劳之病，非水也，腹满者难治。硝石矾石散主之。

硝石矾石散方

硝石　矾石（烧）等分

上二味，为散，以大麦粥汁和服方寸匕，日三服。病随大小便去，小便正黄，大便正黑，是候也。

【校勘】

《千金》《外台》"少腹"均作"小腹"。

【释义】

黄疸多由湿热内蕴，郁于阳明，所以在午后发热而不恶寒，假如日晡所发热而且恶寒，则非阳明证，而为女劳疸的虚热之候，房劳过度而致。同时见有膀胱急迫感、小腹部胀满、全身都发黄、额部发黑、两足心发热，这是由于肾虚有热而导致的女劳黑疸，如果女劳疸日久不愈，则转为黑疸，如出现腹满状，则为预后不良，为难治，用硝石矾石散治疗。

【原文】

15.酒黄疸，心中懊憹或热痛，栀子大黄汤主之。

栀子大黄汤方

栀子十四枚　大黄一两　枳实五枚　豉一升

上四味，以水六升，煮取二升，分温三服。

【释义】

本条论述酒黄疸的证治。病酒疸发黄的人，湿热郁阻上蒸于心，出现心中烦热，湿热阻滞，导致气机不畅，不通则痛，所以出现热痛。用栀子大黄汤，栀子、淡豆豉清心除烦解热，大黄、枳实除积泄热、消胀去满。

【原文】

16. 诸病黄家，但利其小便；假令脉浮，当以汗解之，宜桂枝加黄芪汤主之方见水气病中。

【释义】

本条论黄疸有表邪的证治。黄疸的病因，多为湿热郁蒸，气化失职，导致小便不利，湿热不去，日久熏蒸而成。治以清利湿热，通利小便。如果患者脉浮汗出，则病邪尚在表，则当以发汗祛邪，解表退黄为主，可用桂枝加黄芪汤治之。本方以桂枝汤解肌调和营卫，尤赖饮热粥以助取汗；表气已虚，故加善走皮肤之黄芪，益气固卫增强药力。全方助正气以祛邪气，病去而表不伤。如表实而温热内盛，则用麻黄连翘赤小豆汤为宜。

【原文】

17. 诸黄，猪膏发煎煮之。

猪膏发煎方

猪膏半斤　乱发如鸡子大三枚

上二味，和膏中煎之，发消药成，分再服。病从小便出。

【释义】

本条论述胃肠燥结的萎黄证。猪膏发煎方中用猪膏利血脉、解风热、润燥结；乱发消郁结，通大便。本证由于燥结而兼血瘀而引起，猪油利血脉、解风热，乱发消瘀，开关格利水道，故曰病从小便出。

【按语】

本方应用于少腹急满，大便秘结的症状。

【医案】

徐氏云：予友骆天游黄疸，腹大如鼓，百药不效，猪膏四两，发灰四两，一剂而愈。（摘自《成方切用》）

【原文】

18. 黄疸病，茵陈五苓散主之。

茵陈五苓散方

茵陈蒿末十分　五苓散五分_{方见痰饮中}

上二物和，先食饮方寸匕，日三服。

【释义】

茵陈五苓散，行气利湿，清热退黄，用于黄疸病湿重于热的证治。方中茵陈清利湿热而退黄；五苓散化气利水，祛除湿邪。湿除热退，气机通畅，则诸证自解。

【按语】

本条以方测证，当是湿重于热的证候，除黄疸外，还应有形寒发热，食欲减退，小便短少等症。

【医案】

有一家病伤寒七八日，身体洞黄，鼻目皆痛，两髀及项颈腰脊强急，大便涩，小便如金。予曰：脉紧且数，脾元受湿，暑热蕴蓄于太阳之经，宿谷相搏，郁蒸而不得散，故使头面有汗，至颈以下无之；若鼻中气冷，寸口近掌，无脉则不疗，急用茵陈汤调五苓散与之，数服差。（摘自《普济本事方》）

【原文】

19. 黄疸腹满，小便不利而赤，自汗出，此为表和里实，当下之，宜大黄硝石汤。

大黄硝石汤方

大黄　黄柏　硝石各四两　　栀子十五枚

上四味，以水六升，煮取二升，去滓，内硝，更煮取一升，顿服。

【校勘】

《脉经》《千金》作"大黄黄柏栀子芒硝汤"。

【释义】

本条论述黄疸病热胜于湿之证。热邪内盛，里热成实，熏蒸肝胆，而见黄疸，腹满，小便短赤，汗出。此外，还可见腹痛拒按，大便秘结，脉象滑数有力等症。大黄硝石汤用栀子、黄柏清泄里热；大黄、硝石攻下瘀热。共奏清热通便，利湿退黄之功。

【医案】

静俭堂治验云：获原辨藏患黄疸，更数医，累月不见效，发黄益甚，周身如桔子色，无光泽，带黯黑，眼中黄如金色，小便短少色黄如柏汁，呼吸迫促，起居不安，求治于予，乃以指按胸肋上，黄气不散，此疸症之尤重者也，乃合茵陈蒿汤大黄硝石汤，作大剂，日服三四帖，及三十日，黄色才散去，小便清

利而痊愈。(摘自《金匮要略今释》)

【原文】

20.黄疸病，小便色不变，欲自利，腹满而喘，不可除热，热除必哕。哕者，小半夏汤主之方见痰饮中。

【释义】

本条论述黄疸病误治变证的证治。小便色不变，说明无里热，欲自利，则是寒盛，收涩不利。腹满而喘，为寒湿所致虚满，喘为气冲逆于心下而作之喘。无热则不可除热，如用苦寒下药，会导致胃虚气逆而哕。哕者，小半夏汤主之，出现哕的症状，是为误治，治疗误治当用小半夏汤。

【原文】

21.诸黄，腹痛而呕者，宜柴胡汤必小柴胡汤，方见呕吐中。

【释义】

黄疸初期可见少阳证，肝旺乘脾，脾胃湿热郁结，湿热郁滞胃肠，气机不顺畅，则见腹痛，胃气上逆，则呕。由于少阳枢机不利，故可见胸胁苦满，头晕目眩，胸闷欲吐。以小柴胡汤和解少阳，疏肝清热，健脾和胃，调畅气机，肝脾之气得运，则湿热可去，黄疸、腹痛、呕吐可愈。若加栀子、茵陈蒿，清透半表半里之邪，治黄之效更佳。

【原文】

22.男子黄，小便自利，当与虚劳小建中汤①方见虚劳中。

【词解】

①虚劳小建中汤：即指治疗虚劳的小建中汤。

【释义】

本条论述虚劳萎黄的证治。黄疸是由湿热内蕴引起，多伴有小便不利。今小便自利，说明脾胃气血虚弱，脾阳不足的萎黄症状。此病多由脾胃气血不足导致，用小建中汤。

【按语】

由于小便自利，推测并非湿热黄疸，本病应与脾胃虚弱有关。

惊悸吐衄下血胸满瘀血病脉证治第十六

【原文】

1.寸口脉动而弱，动即为惊，弱则为悸。

【释义】

本条从脉象论述惊悸的病机。由惊恐恼怒，动摇心神，致心神不宁，神无所归而为惊，故脉见动摇不宁。因久病体虚，劳累过度，耗伤气血，心神失养，无惊自悸，故见脉象软弱无力。若寸口脉动弱并见，这是心气血虚而又为惊恐触动，表现为心神失养，精神惶恐，心神动摇，悸动不安。

【按语】

从临床来说，惊与悸常连续出现，应看到二者区别，也应注意二者联系。

【原文】

2.师曰：夫脉浮，目睛晕黄^①，衄未止。晕黄去，目睛慧了^②，知衄今止。

【校勘】

"夫"，赵本及俞乔本并作"夫"，程氏、《金鉴》同。其余诸家本均作"尺"，为是。

【词解】

①目睛晕黄：指眼睛发黄，有黄晕；同时也说明病人视物有昏黄不清的感觉。

②慧了：明晰清楚之意。

【释义】

目为肝窍，肝主藏血，相火亦寄于肝，尺脉应沉而反见浮，是肾阴亏虚，相火内动之相。目睛昏黄，视物不清，是肝热上扰所致。肝火亢胜，迫血妄行，则出现衄血，若晕黄退去，目睛清明，视物清晰，说明肝火下降，血不妄行，出血也止住了。

【原文】

3.又曰：从春至夏衄者太阳，从秋至冬衄者阳明。

【校勘】

《脉经》两"衄"字之上，均有"发"字。《诸病源候论·鼻衄候》作"衄发，从春至夏，为太阳衄；从秋至冬，为阳明衄"。

【释义】

本条从四季气候变更指出衄血之所属。春夏之时的衄血多属表热之邪所致，秋冬之时的衄血多属里热之邪所致。春夏之时阳气多升，表邪居多，若表邪无法从汗解，则会郁而化热导致衄血；秋冬之时阳气多降，里邪居多，若不能从下泄之，则内热会上逆导致衄血。

【原文】

4.衄家①不可汗，汗出必额上陷，脉紧急，直视不能眴②，不得眠。

【校勘】

"汗出必额上陷，脉紧急"，《脉经》为"汗出必额上促急而紧"。

【词解】

①衄家：指经常流鼻血之人。
②不能眴：即眼睛不能转动。

【释义】

本条论述衄家误汗后的症状。衄家长期失血，本就阴血亏虚，故虽有表证，仍不可发汗。因汗血同源，若再发汗，既亡其阴，又伤其阳。阴阳两伤，则血脉空虚，气血虚少，血脉不荣，则失去柔和之象，故见额上促急而紧；目睛不和，故两目直视而不能转动；汗为血液，血虚则不能养心潜阳，以致阳气不敛，故烦躁而不得眠。

【原文】

5.病人面无色，无寒热。脉沉弦者，衄；浮弱，手按之绝者，下血；烦咳者，必吐血。

【校勘】

"面无色"，当从《脉经》《诸病源候论》《千金》《外台》等作"面无血色"，为是。

【释义】

本条论述衄血、下血和吐血的不同脉证。病人面色白，且没有恶寒发热的表现，多为失血的表现。沉脉多主肾病，弦脉主肝病，为肝肾阴虚，肝阳上亢，血随气向上涌表现为衄血。浮脉多为虚阳外越，弱脉多为气血不足，浮弱脉手按之绝者多表现为阳不摄阴血，阴血脱于下；若下血并见心烦咳逆，表现为虚阳上扰心肺，必然会出现吐血。

【原文】

6.夫吐血，咳逆上气，其脉数而有热，不得卧者，死。

【释义】

本条论述吐血的预后。吐血伤气，气依附于血而得以存在体内，并以血为载体而运行全身。因此，血液虚少的病人，也就会出现气虚病变。而大失血的病人，气亦随之发生大量地丧失，往往导致气的涣散不收，漂浮无根的气脱病变。此时脉象本应细弱，若脉数而有热，此为虚热内生，若出现咳嗽气喘，肺气上逆，不得卧，此为阴不敛阳，虚阳躁扰而外越之象，故难治。

【原文】

7.夫酒客咳者，必致吐血，此因极饮过度所致也。

【释义】

饮酒过度，湿热内蕴，积于胃而上蒸于肺，肺失清肃，所以咳嗽，进而热邪迫血妄行，导致吐血。

【原文】

8.寸口脉弦而大，弦则为减，大则为芤，减则为寒，芤则为虚，寒虚相击，此名曰革，妇人则半产漏下，男子则亡血。

【释义】

本条论述虚寒亡血的病机。亡血虚寒的脉象为革脉，弦而大，不像弦脉按之不移，重按则减；也不像大脉洪大有力，大而中空，像芤脉。重按则减由于阳气衰败，说明有寒，大而中空由于精血亏损，说明虚寒相搏的脉象为革脉。见于女子半产或者漏下，男子亡血。

【原文】

9.亡血^①不可发其表，汗出则寒栗而振。

【词解】

①亡血：指一切出血证，如吐血、衄血、崩漏、便血及外伤出血等。

【释义】

本条论述亡血误汗的病证。亡血家津液已伤，虽有表邪，但仍不可发汗，若发汗则更损伤阴血，且阳气随汗液外泄，可造成亡阳的症状。阳气失其温养筋脉的作用，故寒栗而振。

【按语】

亡血—误汗
┌ 伤阳—脉紧急，直视，不得眠
└ 伤阴—寒栗而振

【原文】

10.病人胸满，唇痿^①舌青，口燥，但欲漱水不欲咽，无寒热，脉微大来迟，腹不满，其人言我满，为有瘀血。

【词解】

①痿：应作"萎"，谓枯萎不华。

【释义】

本条为单纯的瘀血证及瘀血的诊断辨证。病人胸满是由于瘀血阻滞，气机不畅形成。瘀血内阻，导致血不能濡养唇形，形成"唇痿"，舌青为舌质紫暗或舌尖有青紫色瘀斑，为瘀血表现。瘀血内停，阻碍津液运行，并非由于素体津亏导致体内无津液，所以只是表现为但欲漱水不欲咽，无寒热说明不是外感。脉微大来迟这里表现为瘀血阻滞脉象，病人看起来腹部不满，但陈述自己腹部胀满，这是由于血瘀导致气滞。

【原文】

11. 病者如热状，烦满，口干燥而渴，其脉反无热，此为阴伏①，是瘀血也，当下之。

【词解】

①阴伏：血为阴，热伏于阴血，谓之阴伏。

【释义】

本条论述瘀血日久化热的脉证治法。病人自觉有热，心胸满闷而烦躁，口干而渴，但诊其脉象，却无数大等热象脉，说明此为瘀血郁而生热，血为气之母，血能载气，因而瘀血一旦形成，必然影响和加重气机郁滞，所谓"血瘀必兼气滞"。气机痞塞，故胸满，血瘀日久，郁而化热，故烦躁，血瘀津液不能正常上乘于口，故口干燥而渴，但是这里有热，热盛伤津，故无"不欲咽"。血液有形而属阴，此为热伏于阴血，故名阴伏，此时应用活血破瘀，下瘀泄热之法治疗。

【按语】

后世医家多选用桃核承气汤、抵当汤等治疗。

【原文】

12. 火邪者，桂枝去芍药加蜀漆牡蛎龙骨救逆汤主之。

桂枝救逆汤方

桂枝三两（去皮） 甘草二两（炙） 生姜三两 牡蛎五两（熬） 龙骨四两 大枣十二枚 蜀漆三两（洗去腥）

上为末，以水一斗二升，先煮蜀漆，减二升，内诸药，煮取三升，去滓，温服一升。

【释义】

火邪者，当属于火劫发汗，损伤心阳，其临床可见心悸、惊狂、卧起不安等证，方用桂枝汤去芍药以助心阳，加龙骨、牡蛎固摄镇惊，心阳虚则痰浊易阻，用蜀漆涤痰驱邪以止惊狂。

【原文】

13. 心下悸者，半夏麻黄丸主之。

半夏麻黄丸方

半夏 麻黄等分

上二味，末之，炼蜜和丸小豆大，饮服三丸，日三服。

【释义】

本条论述水饮凌心的心悸证治。心悸的证型有心虚胆怯，心脾两虚，阴虚火旺，心阳不振，水饮凌心，心血瘀阻，痰火扰心。本条属水饮凌心，水饮内停，上凌于心，心阳被遏，出现心下悸动。治疗用半夏麻黄丸，半夏蠲饮降逆，麻黄利水宣发阳气。

【按语】

本条在治疗时也可使用苓桂术甘汤，温阳化饮，使饮邪下行，心悸随之而去。

【原文】

14. 吐血不止者，柏叶汤主之。

柏叶汤方

柏叶　干姜各三两　艾三把

上三味，以水五升，取马通汁一升，合煮取一升，分温再服。

【释义】

吐血多由脾不统血、气不摄血、血不归经所致。本条所说吐血为虚吐血，中气虚寒，气不摄血，血不归经而致上溢吐血。"吐血不止"乃指吐血时多时少，时吐时停，持久不止，顽固不愈之意。治以柏叶汤，温经止血。柏叶汤专功温中止血，方用干姜、艾叶温阳摄血；取侧柏叶之清降之性，以遏其上逆之势，并可收敛止血；马通汁，即马粪用水化开，以布绞汁澄清入药，古人常用于止血，如无马通，可以童便代之，效佳。如将前三物炒炭使用，则止血之力更胜。四药共奏温中摄血之效。本方可广泛运用于虚寒性上窍出血。对阴虚火盛迫血妄行者，则非本方所宜。

【医案】

段某某，男，38岁，干部，1960年10月1日初诊。旧有胃溃疡病，并有胃出血史，前二十日大便检查潜血阳性，近因过度疲劳，加之公出逢大雨受冷，饮葡萄酒一杯后，突然发生吐血不止，精神萎靡，急送某医院检查为胃出血，经住院治疗两日，大口吐血仍不止，恐导致胃穿孔，决定立即施行手术，迟则将失去手术机会，而患者家属不同意，半夜后请蒲老处一方止血。蒲老曰：吐血已两昼夜，若未穿孔，尚可以服药止之，询其原因由受寒饮酒致血上溢，未可以凉药止血，宜用《金匮要略》侧柏叶汤，温通胃阳，消瘀止血。

侧柏叶三钱，炮干姜二钱，艾叶二钱。浓煎取汁，兑童便60毫升，频频服之。次晨往诊吐血渐止，脉沉细涩，舌质淡，无苔，原方再进，加西洋参四钱益气摄血，三七（研末吞）二钱止血消瘀，频频服之。次日复诊，血止，神安欲寐，知饥思食，并转矢气，脉两寸微，关尺沉弱，舌质淡、无苔，此乃气弱血虚之象，但在大失血之后，脉证相符为吉，治宜温运脾阳，并养荣血，佐以消瘀，主以理中汤。加归、芍补血，佐以三七消瘀。服后微有头晕耳鸣，脉细数，此为虚热上冲所致，于前方内加入地骨皮二钱，藕节三钱，浓煎取汁，仍兑童便 60 毫升续服。

再诊：诸症悉平，脉亦缓和，纳谷增加，但能矢气而无大便。继宜益气补血，养阴润燥兼消瘀之剂。白人参三钱，柏子仁二钱，肉苁蓉四钱，火麻仁四钱（打），甜当归二钱，藕节五钱，新会皮一钱，山楂肉一钱。浓煎取汁，清阿胶四钱（烊化）和童便 60 毫升内入，分四次温服。服后宿粪渐下，食眠俱佳，大便检查潜血阴性，嘱其停药，以饮食调养，逐渐恢复健康。（摘自《蒲辅周医案》）

【原文】

15. 下血，先便后血，此远血①也，黄土汤主之。

黄土汤方

甘草　干地黄　白术　附子（炮）　阿胶　黄芩各三两　灶中黄土半斤

上七味，以水八升，煮取三升，分温二服。

【词解】

①远血：粪便在先，血液在后，为远血。

【释义】

本条论述虚寒便血。远血多为直肠上方部位出血，先大便后出血。以方测证可知，本条为中焦脾气虚寒，不能统摄血液而渗血。灶心黄土有温中涩肠止血的作用，附子、白术温阳健脾以摄血，地黄、阿胶滋阴养血以止血，甘草甘缓和中，黄芩防止温燥动血太过伤阴。

【按语】

黄土汤对脾气虚寒的血证均有作用。

【医案】

苗某某，女，58岁。患者大便后流鲜血，或无大便亦流大量鲜血，每次流血量约一二茶碗之多，每日二三次，已二十余日。两少腹有隐痛，自觉头昏心慌，气短自汗，脸肿，饮食尚可，素有失眠及关节疼痛，月经已停止二年，脉沉数，舌微淡无苔。《内经》谓："结阴者，便血一升，再结二升，三结三升。以阴气内结，不得外行，血无所禀，渗入肠间。"今去血过多，治宜温养脾肾，方用《金匮要略》黄土汤加味：熟地一两，白术六钱，炙甘草六钱，黑附子三钱，黄芩二钱，阿胶五钱，侧柏叶（炒）三钱，黄土二两。用开水泡黄土，澄清取水煎药服二剂。复诊时，服上方已有好转，昨日大便三次，只有一次流血，今日又便后流血一次，仍有心慌气短，已无头晕及自汗出，饮食尚可，眠佳。舌无苔，脉仍沉数，原方再服三剂。三诊便血已很少，心慌气短亦减，舌薄苔微黄，脉如前。此证血虽渐止，但日久伤血，中气亦伤，仍宜益气滋阴补血以资善后。生黄芪五钱，当归三钱，干地黄四钱，东阿胶三钱，甘草二钱，生地榆二钱，侧柏叶（炒）二钱，枯黄芩一钱五分，炒槐花二钱，地骨皮二钱。五剂。三个月后随访，未再便血，心跳气短亦较前为佳。（摘自《蒲辅周医案》）

【原文】

16. 下血，先血后便，此近血①也，赤小豆当归散主之方见狐惑中。

【词解】

①近血：血液在先，粪便在后，为近血。

【释义】

近血，指大便出血的部位接近直肠或肛门，血色鲜红。本证多因湿热蕴结大肠，湿热损伤下部脉络，迫血下行所致。方中赤小豆甘平，渗湿利水，散血排脓；当归活血祛瘀，去腐生新；浆水，醋也，"炊粟米熟，投冷水中，浸五六日，味酸，生白花，色类浆，故名。"以之配上二药，可达清凉解毒，渗湿排脓，扶正逐邪之目的。

【原文】

17. 心气不足，吐血、衄血，泻心汤主之。

泻心汤方

大黄二两　黄连　黄芩各一两

上三味，以水三升，煮取一升，顿服之。

【释义】

心藏神，主血脉，心火亢盛，扰乱心神，迫血妄行，故见心烦不安，吐血，衄血。治以泻心汤，取大黄、黄连、黄芩苦寒清泄，清心火而止血。

呕吐哕下利病脉证治第十七

【原文】

1. 夫呕家有痈脓，不可治呕，脓尽自愈。

【校勘】

《外台》引仲景《伤寒论》作"夫呕家本有痈脓者不可疗也，其呕脓尽自愈"。

【释义】

本条论述因痈引起的吐脓，不可以用止呕的方法治疗。呕吐中带有脓，不可以见呕止呕，要分析其病因，可能是因为有痈，所以要先用排脓的药来治疗，脓都排尽了呕吐则止。

【按语】

在治疗时，排脓可以考虑用大黄牡丹皮汤等。

【原文】

2. 先呕却渴者，此为欲解。先渴却呕者，为水停心下，此属饮家。呕家本渴，今反不渴者，以心下有支饮故也，此属支饮。

【校勘】

"先呕却渴""先渴却呕"之"却"字，在《痰饮咳嗽病脉证并治》中作"后"字。《外台》杂疗呕吐哕门，引仲景《伤寒论》，"此属支饮"下，细注云："仲景杂方，此证当用小半夏加茯苓汤。"

【释义】

"先呕却渴者"和"先渴却呕者"中"却"字可做"后"解，即"先呕后渴者"与"先渴后呕"。先呕后渴者，胃中停饮随呕吐而去，胃阳恢复，则口中渴。先渴却呕者，由于水饮停于胃中，中焦气化不利，津液不能上承，故亦口渴。但渴而多饮，更助水邪，以致水饮上逆而作呕，故属于饮家。呕家因吐而伤津液，本应口渴，今反不渴者，此乃水饮内盛，饮邪停于心下，属于支饮的呕吐。

【按语】

辨呕吐欲解与未解 —— 欲解 —— 先呕后渴 —— 水饮已去，胃阳将复

未解 —— 先渴后呕 —— 水停心下

呕后不渴 —— 心下有支饮

【原文】

3. 问曰：病人脉数，数为热，当消谷引食，而反吐者，何也？师曰：以发其汗，令阳微，膈气虚，脉乃数，数为客热[①]，不能消谷，胃中虚冷故也。

脉弦者，虚也，胃气无余，朝食暮吐，变为胃反。寒在于上，医反下之，今脉反弦，故名曰虚。

【校勘】

"故也"之间，《伤寒论》《脉经》并载有"吐"字。"脉弦者"以下，在

《脉经》另作一条。"引食"，徐、尤、陈注本作"引饮"。

【词解】

①客热：即虚热或假热，是相对于真热而言。

【释义】

本条论述误汗、误下损伤胃阳，脉数脉弦也皆有虚候。学生问，病人出现数脉说明有里热，胃中有热一般会出现消谷善食，但现在反而出现了呕吐，是什么原因？老师说：因为误用了汗法，汗为阳之液，耗伤了患者阳气，致使患者胃阳受损，脾胃虚寒，不能腐熟水谷，膈气为宗气是水谷之气，膈气虚是由于水谷之气不足导致的，脉数是由于脾胃虚寒，虚阳浮越导致，为假热。医者在诊脉时发现患者为数脉，多会误认为实热，反用攻下剂，使胃阳受损更为严重，以致肝木克脾土，变为弦脉之象。胃中虚寒不能运化水谷令患者有朝食暮吐的表现，胃中阳虚，反而运用寒下之法，表现出来的弦脉是肝郁克脾土导致的。

【原文】

4.寸口脉微而数，微则无气，无气则营虚，营虚则血不足，血不足则胸中冷。

【释义】

本条承接上条论述胃反气血两虚的脉证。脉微多见于气血不足的虚证，《景岳全书·道集》云："暴数多外邪，久数必虚损。"此处数脉为阴虚无以为阳而引起的虚热脉象。脉微则为气血不足，因营气来源于脾胃运化的水谷精微，胃反不能消谷，故营气虚，《灵枢·邪客》云："营气者，泌其津液，注之于脉，化以为血。"故营气虚引起血不足，气血俱虚则胸中宗气不足不能温煦，故胸中冷。

【原文】

5.趺阳脉浮而涩，浮则为虚，涩则伤脾，脾伤则不磨，朝食暮吐，暮食朝吐，宿谷不化，名曰胃反。脉紧而涩，其病难治。

【校勘】

《千金》"脉紧"上，有"趺阳"二字。

【释义】

趺阳脉为胃脉，胃以降为和，故趺阳脉不应为浮，浮则胃气虚浮，脾喜润恶燥，涩为阴血虚，涩则伤脾，脾失健运，由于脾胃两虚，不能腐熟消化水谷，势必从上吐出，饮食不被腐熟而积于中焦，而成朝食暮吐、暮食朝吐的时间差距，形成宿谷不化为特征的胃反证，与"食已即吐"的胃热之证迥别。

所谓脉紧而涩，紧脉为寒盛，涩脉为气血津液亏耗。人身之中，气主煦之，血主濡之。若气血亏乏，又有阴寒，于是津液不生反成燥疾。古人所谓"寒燥"者，即此意也。如是则阴阳俱虚，失其煦濡之能，而临证中其人在上每多胃反呕吐，形体则外现羸瘦，在下则粪若羊屎，颇似今之胃癌、食道癌之类患者的晚期表现，故曰"其病难治"。

【原文】

6.病人欲吐者，不可下之。

【释义】

本条论述欲吐的治疗禁忌。欲吐说明病邪在上且有正气驱邪外出之势，此时如果用下法，就会逆其病势，加重病情。

【按语】

在疾病的治疗时，要考虑因势利导，根据病情的顺逆来选方用药，不可贸然行事。

【原文】

7.哕而腹满，视其前后①，知何部不利，利之即愈。

【词解】

①前后：指大便、小便。

【释义】

腹满是实证，实则气上逆而发生呃逆。但必须进一步询问大小便情况。如大便不通，糟粕内积，胃肠实热，故腹满；浊气上逆，则见呕逆，治法当通其大便，使胃气下降，哕逆则愈，可用调胃承气汤。若小便不利，水湿停聚于内，故腹满；湿浊上逆，故又见呃逆。治法当利其小便，使浊气下降，呃逆自解，可用猪苓汤。

一般来说，属于实证呃逆而腹部胀满的，可以通利小便或大便，这是属于原因疗法。如虚证濒死之哕，纵有腹满，也不是通利所可胜任的。《伤寒论》说"若不尿，腹满加哕者不治"，就是这种证候。

【原文】

8.呕而胸满者，茱萸汤主之。
茱萸汤方
吴茱萸一升　人参三两　生姜六两　大枣十二枚
上四味，以水五升，煮取三升，温服七合，日三服。

【释义】

本条论述寒凝胸膈而呕吐的证治。患者呕吐并伴有胸满，用吴茱萸汤治疗。肝胃虚寒导致寒饮内停，胃寒上逆致呕吐；寒邪上袭，胸阳不振而胸满。吴茱萸汤散寒降逆，温中补虚。吴茱萸、生姜温胃散寒，降逆止呕；人参、大枣补益中气。

【原文】

9.干呕，吐涎沫，头痛者，茱萸汤主之方见上。

【释义】

本条论述胃虚饮停、肝气上逆的干呕头痛证治。肝胃虚寒，寒饮内停，胃失和降，浊阴上逆，故见呕见口吐涎沫，厥阴之脉夹胃属肝，上行与督脉会于头顶部，胃中浊阴循肝经上扰于头，故见头痛。吴茱萸辛热，散寒温中，入脾、胃、肝、肾诸经，既能温脾胃，又能暖肝肾；人参甘温，益气扶正；生姜辛温，散寒温中，化饮止呕；大枣甘缓，扶中补虚，且调和诸药。四药和合，既能温中补虚，降逆止呕，又能疏肝暖肾，化饮逐寒。

【按语】

吴茱萸汤主治肝胃虚寒，浊阴上逆证，临床表现多有心下痞满，嘈杂吞酸，干呕，吐涎沫，头痛，脉弦，舌苔白腻等。

【原文】

10.呕而肠鸣，心下痞者，半夏泻心汤主之。

半夏泻心汤方

半夏半升（洗）　黄芩三两　干姜三两　人参三两　黄连一两　大枣十二枚　甘草三两（炙）

上七味，以水一斗，煮取六升，去滓，再煮取三升，温服一升，日三服。

【释义】

呕而肠鸣,肠虚而寒,呕而心下痞,胃实而热。并见之,乃下寒上热,肠虚胃实之病,故主之半夏泻心汤,用人参、甘草、大枣以补正虚,半夏以降客逆,干姜以胜中寒,黄芩、黄连以泻结热。

【原文】

11. 干呕而利者,黄芩加半夏生姜汤主之。

黄芩加半夏生姜汤方

黄芩三两　甘草二两（炙）　芍药二两　半夏半升　生姜三两　大枣十二枚

上六味,以水一斗,煮取三升,去滓,温服一升,日再夜一服①。

【词解】

①日再夜一服:再是二的意思,白天两次,晚上一次。

【释义】

本条论述干呕与下利合并的治法。干呕与下利都属于胃肠病,热邪内犯,扰于胃阻碍气机导致胃气上逆则干呕,热迫于肠则下利,用黄芩加半夏生姜汤来治疗,其中黄芩、甘草、芍药、大枣这四味药组成黄芩汤,清热止利用来治疗下利,再同时有干呕,得加上半夏、生姜,降逆止呕。

【原文】

12. 诸呕吐,谷不得下者,小半夏汤主之方见痰饮中。

【释义】

本条是论停饮呕吐的证治。呕吐多见于胃中有停饮,脾胃升降失调,寒饮上逆。寒饮上逆，胃失和降，故呕吐不止，谷不得下。治宜小半夏汤，和胃降逆，蠲饮止呕。方中半夏燥湿化饮，和胃降逆，为止呕要药；配合生姜，既可制约半夏的毒性，又能加强温胃散寒，化饮止呕的作用。若本证兼膈间水饮而心下痞与心悸，或清阳不升而有眩冒证，则用小半夏加茯苓汤，以加强渗湿治饮之功。

【原文】

13. 呕吐而病在膈上，后思水者，解，急与之。思水者，猪苓散主之。
猪苓散方
猪苓　茯苓　白术各等分
上三味，杵为散，饮服方寸匕，日三服。

【释义】

本条论述呕吐后饮水过多导致停饮的证治。呕吐病，病在膈上，呕吐后想喝水，急忙给予水，此时用猪苓散。由于胃中停饮上逆于胸膈而引起呕吐，呕吐后想喝水，是由于饮去津伤导致。急忙喝水，由于体内旧邪未除，新饮复增，用猪苓散健脾利水。方中猪苓、茯苓淡渗利水，白术健脾利湿，使水湿去而中阳复运。

【按语】

本条"呕吐而病在膈上，后思水者，解"，与第二条"先呕却渴，此为欲解"含义相同，皆阐明饮去阳复的机理。

【原文】

14. 呕而脉弱，小便复利，身有微热，见厥者，难治，四逆汤主之。
四逆汤方
附子一枚（生用）　干姜一两半　甘草二两（炙）
上三味，以水三升，煮取一升二合，去滓，分温再服。强人可大附子一枚，干姜三两。

【释义】

本条论述阴盛格阳的证治。阴盛格阳指体内阳气极虚，导致阴寒之气偏盛，格阳于外，阴阳寒热格拒，表现为内真寒外假热的证候。弱脉多见于气血不足的虚证。因阳气衰微，故脉弱，阴寒上逆，故呕。阴盛于内，肾阳虚衰，不能固涩，故小便自利。阴盛于内，格阳于外，故有微热。因阳气虚微，不能达于四末，故手足厥冷。因其有阴阳离决之势，故预后较差。本方为回阳救逆之剂，阳衰阴盛非纯阳之品不能逐阴霾之气以复阳，故以附子辛热以温壮肾阳祛寒邪而救逆；以干姜辛热温脾阳祛中寒，助附子以救逆回阳；炙甘草扶中益脾胃，并调和姜附之辛热燥烈之性。三者相配，先后二天并治，真阳复而阴寒消，药精效宏，速达回阳救逆之目的。

【按语】

生附子回阳救逆、补火助阳、散寒除湿之力较强，但毒性较大。

【原文】

15. 呕而发热者，小柴胡汤主之。

小柴胡汤方

柴胡半斤　黄芩三两　人参三两　甘草三两　半夏半斤　生姜三两
大枣十二枚

上七味，以水一斗二升，煮取六升，去滓，再煎取三升，温服一升，日三服。

【校勘】

"半夏半斤"，《伤寒论》《医统》本均为"半夏半升"，是。

【释义】

呕而腹满是有里证，主之大柴胡汤，攻里以止呕；今呕而发热，是有表证，主之小柴胡汤，和表以止呕。

【原文】

16.胃反呕吐者，大半夏汤主之。

大半夏汤方

半夏二升（洗完用） 人参三两 白蜜一升

上三味，以水一斗二升，和蜜扬之二百四十遍，煮取二升半，温服一升，余分再服。

【校勘】

原注"食入即吐"，《千金》作"食已即呕吐"。

【释义】

本条为三、四、五条虚寒胃反症状的治法。虚寒反胃的症状主要表现为朝食暮吐，暮食朝吐，宿谷不化，脉紧而涩。中焦虚寒伤及脾胃，胃失腐熟，脾失健运，脾胃俱虚而出现的胃反证，治以大半夏汤。胃气本该降，现反逆，用半夏降逆止呕，人参、蜂蜜补虚润燥，共成补脾和胃，降逆止呕的功效。

【医案】

邑宰张孟端夫人，忧怒之余，得食辄噎，胸中隐隐痛，余诊之曰：脉紧且滑，痰在上脘，用二陈加姜汁、竹沥。长公伯元曰：半夏燥乎？余曰湿痰满中，非此不治，遂用四剂，病尚不减，改大半夏汤，服四帖，胸痛乃止，又四帖，而噎亦减，服二十剂而安，若泥半夏为燥，而以它药代之，其能愈乎，惟痰不盛形不肥者，不宜予也。（摘自《医宗必读》）

【原文】

17. 食已即吐者，大黄甘草汤主之。

大黄甘草汤方

大黄四两　甘草一两

上二味，以水三升，煮取一升，分温再服。

【校勘】

《外台》引《必效方》作"疗胃反吐食"，原注本此。

【释义】

食已即吐即食入于胃，旋即尽吐而出。由于胃肠实热，腑气不通，大肠传导失司则大便秘结不通，胃肠火热之邪上逆，胃气不能下降，故食已即吐。治宜大黄甘草汤，泻热降逆止吐。方中大黄荡涤肠胃实热，甘草缓急和胃，使攻下而不伤正气，二药合用能导积热从大便而出，和胃而浊气下降，则呕吐自止。

【原文】

18. 胃反，吐而渴欲饮水者，茯苓泽泻汤主之。

茯苓泽泻汤

茯苓半斤　泽泻四两　甘草二两　桂枝二两　白术三两　生姜四两

上六味，以水一斗，煮取三升，内泽泻，再煮取二升半，温服八合，日三服。

【释义】

本条论述停饮呕吐的治疗。患者呕吐反胃，吐后想要饮水，用茯苓泽泻汤。胃中有饮邪停聚，使气机和降受阻，饮随气上，导致患者呕吐。用茯苓泽泻汤，方中茯苓、泽泻淡渗利水，桂枝通阳，生姜温中止呕和胃，佐白术、甘草健脾补中，合用使饮邪去呕渴止。

【按语】

茯苓泽泻汤主要在于胃有停饮，中阳不运而致的呕吐不止。

【医案】

成迹录云：安部候臣菊池大夫，从候在浪花，久患胃反，请治于先生曰：不佞曩在江户得此病，其初颇吐水，间交以食，吐已乃渴，诸医交疗，百端不差，一医教我断食，诸证果已。七日始饮，复吐如初，至今五年，未尝有宁居之日，愿先生救之。先生乃诊其腹，自胸下至脐旁硬满，大夫曰：吐则此满立去，二三日而复满，至五日必复吐。先生乃与茯苓泽泻汤，数日而痊愈。（摘自《金匮今释》）

【原文】

19.吐后，渴欲得水而贪饮者，文蛤汤主之。兼主微风，脉紧，头痛。
文蛤汤方
文蛤五两　麻黄三两　甘草三两　生姜三两　石膏五两　杏仁五十枚　大枣十二枚
上七味，以水六升，煮取二升，温服一升，汗出即愈。

【释义】

本条论述吐后贪饮的证治。吐后，渴欲得水本为正常，因吐而伤津，故饮水以救燥，但若饮水不止，此为邪热克肺，热则消水，故贪饮，可用文蛤汤治疗，若兼有外感风寒，症见头痛、脉紧等，也可用本方治疗。文蛤汤中文蛤咸寒，清肺化痰，软坚散结，利水消肿，制酸止痛；杏仁开肺利水；麻黄开宣肺气以平喘，开腠解表以散邪；石膏清泄肺热以生津，辛散解肌以透邪；炙甘草、生姜、大枣益气和中。

【按语】

本方即为麻杏石甘汤加文蛤，生姜，大枣而成，以治外有表邪，内有郁热之证。

【原文】

20. 干呕，吐逆，吐涎沫，半夏干姜散主之。
半夏干姜散方
半夏　干姜等分
上二味，杵为散，取方寸匕，浆水一升半，煎取七合，顿服之。

【校勘】

"吐涎沫"，《千金》作"涎沫出"。

【释义】

有声有物谓之呕，有声无物谓之哕，即干呕。今有声无物而吐涎沫，是为干呕。吐逆，吐涎沫。干呕吐酸苦，胃中热；干呕吐涎沫，胃中寒。主之半夏干姜散，温中止呕。

【原文】

21. 病人胸中似喘不喘，似呕不呕，似哕不哕，彻心中愦愦然无奈①者，生姜半夏汤主之。
生姜半夏汤方
半夏半升　生姜汁一升
上二味，以水三升，煮半夏，取二升，内生姜汁，煮取一升，小冷，分四服，日三夜一服。止，停后服。

【校勘】

《外台》引仲景《伤寒论》"哕"下无"彻"字，"无奈"作"彻无聊赖"，"生姜"下有"汁"字，"汤下"作"兼主天行"四字。

【词解】

①彻心中愦愦然无奈：彻心中就是全胸中，愦愦然无奈就是烦闷至极有无可奈何之感。

【释义】

本条论述寒饮搏结胸中、阻遏胸阳的证治。患者感觉胸中像喘又不像喘，像呕又不像呕，像哕又不像哕，所以烦闷至极有无可奈何之感。是由于寒饮搏结在胸中，闭阻胸阳，阻碍气机升降出入，而出现的一系列患者的自觉症状。用生姜半夏汤，与小半夏汤药味组成相同，但是小半夏汤重用半夏主要是为了降逆化饮，而本方重用生姜且用姜汁，目的是散饮去结。

【原文】

22. 干呕，哕，若手足厥者，橘皮汤主之。

橘皮汤方

橘皮四两　生姜半斤

上二味，以水七升，煮取三升，温服一升，下咽即愈。

【校勘】

《千金》"厥"下有"冷"字。《外台》引仲景《伤寒论》云："小橘皮汤，兼主天行"。

【释义】

胃寒闭阻胸膈，气逆不降，则干呕或哕。中阳被阻，不达四末，则四肢厥冷。故本条症状为胃寒气逆之证，治宜橘皮汤行滞以止呕。方中生姜温胃散寒，橘皮理气降逆。两药相合，使寒邪消散，气机畅通，则呕哕厥冷之证均解。此方与四逆散均有手足厥冷之证，但此方病情较轻。

【医案】

尝有一男子，暑月霍乱，吐泻虽已止，干呕未止，兼发哕，手足微厥，脉细至欲绝，更医数人，凡附子理中汤、四逆加人参汤、吴茱萸汤、参附、参姜之类，殆尽其术，一不容受，余最后至，诊之，少有所见，即作橘皮汤令煮，斟取澄清，冷热得中，细细啜之，余镇日留连于病家，再四诊视，指令服药之度，移时，药达，稍安静，遂得救治。（摘自《金匮今释》）

【原文】

23.哕逆者，橘皮竹茹汤主之。
橘皮竹茹汤方
橘皮二升　竹茹二升　大枣三十枚　人参一两　生姜半斤　甘草五两
上六味，以水一斗，煮取三升，温服一升，日三服。

【校勘】

"橘皮二升"，《医统》本作"橘皮二斤"。

【释义】

本条论述虚热呃逆的治法。呃逆患者，用橘皮竹茹汤治疗。以方测证，为胃中有虚热而导致呃逆。方中橘皮、生姜理气和胃降逆，竹茹清热除烦止呕，人参、甘草、大枣补虚。使胃气降而哕逆自愈。

【原文】

24.夫六腑气绝于外者，手足寒，上气，脚缩；五脏气绝于内者，利不禁，下甚者，手足不仁。

【校勘】

《脉经》《千金》"利"上有"下"字。

【释义】

本条论述呕吐，哕，下利的预后。五脏六腑气绝，即为脏腑之气虚衰，外不能行于表，内不能固守封藏濡润。六腑传化物而不藏，属阳主外，气行于表，六腑之气虚衰故阳气不足，不能温煦四末，故手足寒，纳气功能下降，故上气喘促。阳虚不能温煦，故脚缩。五脏藏精气而不泄，属阴主内，气行于里，脾气虚衰故，不能温运，故大便溏，肾气虚衰，不能固涩，故小便清长，若下利过度，损伤津液，津液不能濡润滋养，故手足麻木不仁。

【按语】

呕吐，哕，下利是由脾肾虚衰，升降失序所致，初起病位在脾胃，病久及肾。

【原文】

25.下利脉沉弦者，下重；脉大者，为未止，脉微弱数者，为欲自止，虽发热不死。

【释义】

沉主里，弦主急；下重，后重。下利脉沉弦者，故里急后重。滞下之证，发热脉大则邪盛为未已，脉微弱数者则邪衰，病当自止，虽发热不死。由此可知脉大身热者死。

【原文】

26.下利手足厥冷，无脉者，灸之不温。若脉不还，反微喘者，死。

少阴负趺阳者，为顺也。

【释义】

本条说明下利危候的顺逆情况。下利，见手足厥冷，以至于无脉，这是一种阴阳离脱，脾肾阳虚的危候，此时应当用艾灸温之急救（气海、关元、太冲等）。如果脉不还，说明阴阳俱虚导致气血不续；出现反微喘，说明阳气虚肾不纳气，元气上脱，是死证。少阴负趺阳者，为顺也，因为少阴肾为先天之本，趺阳脾胃为后天之本，少阴负趺阳，说明少阴肾的阳气虽衰，但是趺阳的胃气尚存，也就是后天的脾胃水谷之气尚在。人以胃气为本，得谷者昌，绝谷者亡，得胃气则生，失胃气则死，所以有了趺阳胃脉则预后顺。

【原文】

27.下利有微热而渴，脉弱者，今自愈。

【释义】

本条论述下利病愈的脉证。由于阴寒下利，邪去正衰，故微热而渴，为胃阳来复；又脉来柔弱不实，正气衰而邪气亦衰，方为下利自愈之象。

【原文】

28.下利脉数，有微热，汗出，今自愈；设脉紧，为未解。

【释义】

本条论述下利证阳复里和、邪从外解的脉证。下利脉数是里有热，身有微热不恶寒是里虽热，其热不甚，不药而汗出是里热外泄，热邪去而里气自和，故自愈。设令下利脉紧是表里俱寒，邪气初盛，是病势正在发展，故曰未解。

【按语】

自愈 ┤ 脉微弱数
微热而渴，脉弱
脉数，有微热汗出
脉反弦，发热身汗 ├ 阳气来复

【原文】

29. 下利脉数而渴者，今自愈；设不差，必圊①脓血，以有热故也。

【校勘】

赵刻本"必清"，今据陈、尤注本改为"必圊"。

【词解】

①圊：原意指厕所，此处作动词。

【释义】

本条论述下利发热的两种病情变化。虚寒下利后出现脉数，口渴，为阳气恢复的表现，此时疾病应当向愈，若下利太过而导致津液损伤而阴虚内热，伤阴动血，便会出现大便脓血。

【原文】

30. 下利脉反弦，发热身汗者，自愈。

【释义】

下利，脾病；弦，肝脉，脾病不当见弦脉，故曰脉反弦。下利里病，发热表证，若发热身汗，则为表与里和，虽脉弦亦可自愈。

【原文】

31. 下利气者，当利其小便。

【释义】

本条论述下利气的治法。下利气是指下利的同时有矢气，说明脾虚不健运，导致湿滞，使气阻于肠道，应当还伴有肠鸣、腹胀、小便不利，体内湿邪没有出路，当利其小便，小便利则湿去气行，下利自止，就是后世所说的"急开支河"的治法。

【原文】

32. 下利，寸脉反浮数，尺中自涩者，必圊脓血。

【释义】

寸脉属阳以候气，由于湿热熏蒸胃肠，热盛上升，故寸脉浮数。尺脉属阴以候血，热伤下焦阴血，阴血亏损而凝涩不畅，故尺脉涩。阴血不足，热盛营腐故下利脓血。故本证常见下利腹痛，里急后重之证。

【原文】

33. 下利清谷①，不可攻②其表，汗出必胀满。

【词解】

①下利清谷：即完谷不化的泄泻。
②攻：即治的意思。

【释义】

本条论述虚寒下利不可用汗法治疗。虚寒下利不可以用发汗解表的方法，汗为阳液，汗出阳气更虚阴寒愈盛，以致气机阻滞，腹部胀满。

【按语】

本条体现标本缓急的论治原则，同时还体现以顾护人体阳气为要的精神。

【原文】

34. 下利脉迟而沉，其人面少赤，身有微热，下利清谷者，必郁冒①，汗出而解，病人必微热。所以然者，其面戴阳，下虚故也。

【校勘】

"必微热"，《医统》本作"必微厥"。

【词解】

①郁冒：此处指头目眩晕。

【释义】

本条论述虚寒下利而虚阳外越的病机。沉脉主里证，迟脉多见于寒证，此为虚寒下利的一般脉象，此时发生阴盛格阳，虚阳上浮的现象，阳气因下焦虚寒而浮越于上，故面红，阴盛于内而格阳于外，故身微热，其人下有脾胃虚寒，不能腐熟运化，故下利清谷，阳浮于上，不能入阴，故头目眩晕，此时运用温阳散寒的药而使阴阳相合而汗出，正所谓"阳加于阴谓之汗"（《素问·阴阳别论》)，而此时阳气来复，故微热，总体是由于里有虚寒所致。

【原文】

35. 下利后脉绝，手足厥冷，晬时脉还，手足温者生，脉不还者死。

【校勘】

"脉不还",《千金》作"不还不温"。

【释义】

下利后出现脉绝,手足厥冷,是阴竭阳衰之危候。其转归与预后可根据阳气存亡来判定。在一定时间里脉起,手足转温,是阳气来复,生机未息之像,主生。若脉不起,手足不温,是真阳已绝,生机断绝,主死。

【原文】

36.下利腹胀满,身体疼痛者,先温其里,乃攻其表。温里宜四逆汤,攻表宜桂枝汤。

四逆汤方

附子一枚(生用) 干姜一两半 甘草二两(炙)

上三味,以水三升,煮取一升二合,去滓,分温再服。强人可大附子一枚,干姜三两。

桂枝汤方

桂枝三两(去皮) 芍药三两 甘草二两 生姜三两 大枣十二枚

上五味,㕮咀,以水七升,微火煮取三升,去滓,适寒温服一升,服已须臾,啜稀粥一升,以助药力,温覆令一时许,遍身漐漐微似有汗者,益佳,不可令如水淋漓。若一服汗出病差,停后服。

【校勘】

尤、陈注本"下利"下有"后"字。

【释义】

本条论述虚寒下利兼有表证的治法。腹胀满与下利并见,多属于虚,且为里有虚寒。《灵枢·经脉》说"胃中寒则胀满"，脾肾阳虚，温运失职，寒凝气滞则下利，完谷不化，腹胀满。身体疼痛，说明表证未解。里虚又兼有表证，为避免里虚而表邪内陷，所以要先温其里，后攻其表，即先用四逆汤温里扶阳，等里气恢复，清便自调，抗邪能力增强之后，再拟桂枝汤以攻表。

【原文】

37. 下利三部脉皆平①，按之心下坚者，急下之，宜大承气汤。

【词解】

①三部脉皆平：指寸、关、尺三部脉均出现正常人的脉象。

【释义】

本条论述下利属于实邪的脉证。由于肠胃食滞郁结，腑气不畅，积滞郁而不通，亦可出现下利。如以手按之，其人下心坚满不软的，则知宿食内结已成不拔之势，故当急下，以荡涤肠胃之实，宜大承气汤。泻其有形之邪，使腑气通顺，则下利之证可除。"三部脉皆平"是指病人体质健壮无异于常人，可使用攻下法治疗。

【原文】

38. 下利脉迟而滑者，实也，利未欲止，急下之，宜大承气汤。

【释义】

本条论述下利里实脉迟滑的证治。下利见脉迟滑，迟脉为气滞，滑脉为食积，食积气滞为实证，用大承气汤治疗，通腑去实。

【按语】

下利用下法，属于"通因通用"，用于以祛邪为目的的实证。

【原文】

39.下利脉反滑者，当有所去，下乃愈，宜大承气汤。

【释义】

本条论述实热下利的治法。下利属里证，脉应沉迟或沉弦等，此时出现滑脉，为有邪实阻滞，此时使用大承气汤攻下，邪实去则下利自愈。

【按语】

脉滑主水谷气盛，是表示内有宿食，正所谓"脉来滑者，为病食也"（《脉经·卷一》），故用攻下法治疗。

【原文】

40.下利已差，至其年月日时复发者，以病不尽故也，当下之，宜大承气汤。

【释义】

沈明宗曰：此旧积之邪复病也。下利瘥后，至其年月日时复发者，是前次下利之邪，隐僻肠间，今值脏腑司令之期，触动旧邪而复发；然隐僻之根未除，终不能愈，故当大承气迅除之耳。

【医案】

张某某，其夫人患痢疾，屡治不效。托其戚梁某转邀余视之，则年五十余，人甚枯瘦。诊其脉，浮数特甚，问发热否？曰：热甚。问：渴否？曰：渴甚。余曰：若然，则腹必胀痛也。曰：然。乃告张曰：外似虚，却是实证，非下之不可。张不然其说，曰：体素虚，况痢则愈虚，再下之恐不相宜，万一病不可补，微利之可乎？余告以利之无益，若再迟数日，恐内蕴攻胃，成噤口也。张不得已，嘱余开方。余以大承气汤进。归经数日，又请往视，余曰，此病当大效，何迟迟至是。问来人，则前方恐过峻，减去芒硝故也。乃告其来人曰：归语张某，不服芒硝，勿望余治也。来人归以实告，张勉强加芒硝服之，越半时腹中如坠，暴下如血块数次，病者气乏而卧，痢亦止矣。越日遣人又问，告曰：病已去，不必再下，但病实伤阴，以芍药汤和之，数剂则无误矣。归遂服芍药汤，半月而安。（摘自《醉花窗医案》）

【原文】

41. 下利谵语者，有燥屎也，小承气汤主之。

小承气汤方

大黄四两　厚朴二两（炙）　枳实大者三枚（炙）

上三味，以水四升，煮取一升二合，去滓，分温二服，得利则止。

【释义】

本条论述热结旁流的证治。下利谵语有燥屎，是由于胃肠实热，导致燥屎内结热结旁流，用小承气汤攻下。

【按语】

小承气汤与大承气汤，虽然都有厚朴、枳实、大黄，但是小承气汤没有芒硝。大黄解热之力较芒硝差，因为小承气汤证没有潮热。假若热得厉害，还要加芒硝，腹胀不严重就用调胃承气汤，厚朴、枳实去掉。如果又胀又有热，实得都厉害，可以用大承气汤，只胀而没有那么大的热，可以用小承气汤。

【医案】

有人病伤寒八九日，身热无汗，时时谵语，时因下利，大便不通三日矣，非烦非躁，非寒非痛，终夜不得卧，但心中无晓会处，或时发一声，如叹息之状，医者不晓是何症，予诊之日，此懊恼怫郁，二证俱作也，胃中有燥屎，宜（小）承气汤，下燥屎二十余枚，得利而解。（摘自《普济本事方》）

【原文】

42.下利便脓血者，桃花汤主之。

桃花汤方

赤石脂一斤（一半剉，一半筛末）　干姜一两　粳米一升

上三味，以水七升，煮米令熟，去滓，温服七合，内赤石脂末方寸匕，日三服，若一服愈，余勿服。

【释义】

本条是论虚寒下利便脓血的证治。由于久利不止，故脾胃虚寒，中阳损伤，气血不固，下利无度，滑脱不禁，血溢于下，故下利脓血。因其证属虚寒，故往往有腹疼喜按，精神萎靡，四肢酸软，舌淡苔白等证。治宜桃花汤，温寒固脱，以止下利。方中赤石脂涩肠固脱为君；干姜温中祛寒为臣；粳米养胃和中为佐使，助赤石脂、干姜以厚肠胃。诸药合用，共奏温中涩肠之效。

【原文】

43.热利下重者，白头翁汤主之。

白头翁汤方

白头翁二两　黄连　黄柏　秦皮各三两

上四味，以水七升，煮取二升，去滓，温服一升；不愈，更服。

【释义】

本条论述热利证治。白头翁汤的主要功效为清热燥湿，凉血止痢。白头翁有清热解毒，凉血止痢的作用，黄连、黄柏清热燥湿，秦皮有泻热涩肠的作用。诸药合用起到治热利的作用。

【原文】

44.下利后更烦，按之心下濡①者，为虚烦也，栀子豉汤主之。

栀子豉汤方

栀子十四枚　香豉四合（绵裹）

上二味，以水四升，先煮栀子，得二升半，内豉，煮取一升半，去滓，分二服，温进一服，得吐则止。

【词解】

①濡：通软。

【释义】

本条论述下利后虚烦的证治。下利因实热所致，本有心烦等证，下利后，热随利去，则心烦可除，下利后更烦为下利之后余热内扰所致。心下按之濡软不坚，乃无形之邪内扰，非有形实邪内结。方中以栀子清心除烦，配淡豆豉宣泄郁热，二者一苦寒清泻，一辛凉宣透，俾胃脘、胸膈之余热尽除，而虚烦自消。

【原文】

45.下利清谷，里寒外热，汗出而厥者，通脉四逆汤主之。

通脉四逆汤方

附子大者一枚（生用）　干姜三两（强人可四两）　甘草二两（炙）

上三味，以水三升，煮取一升二合，去滓，分温再服。

【释义】

下利清谷，是有里寒。外热汗出而厥，阳亡。里寒是真，为病之本，外热是假，为病之表，即所谓真寒假热之证。阴阳之气不相顺接，故有汗出而厥的危重之候。主之以通脉四逆汤，回阳胜寒，而利自止。

【原文】

46.下利肺痛，紫参汤主之。

紫参汤方

紫参半斤　甘草三两

上二味，以水五升，先煮紫参，取二升，内甘草，煮取一升半，分温三服。

【释义】

下利肺痛较难解释，而紫参也不可以治肺痛，大多医家认为可以理解为"腹痛"。紫参在《神农本草经》上是苦寒药，其治疗近似柴胡，它也治心腹坚、邪气积聚，同柴胡差不多，而且可通二便，利小便、通大便。可见这个下利也是一种自下，即痢疾的痢，用紫参配合甘草来治疗。

【原文】

47.气利①，诃梨勒散主之。

诃梨勒散方

诃梨勒十枚（煨）

上一味，为散，粥饮和，顿服。

【词解】

①气利：指下利滑脱，大便随矢气排出。

【释义】

本条论虚寒性肠滑气利的证治。由于中气下陷，肠虚不固，每见矢气时大便可随之而出，故病名为"气利"。治宜诃梨勒散，温涩固肠，以止气利。方中诃梨勒即诃子，性味苦涩酸平，入肺、大肠经。本方将诃子煨后研末，用米粥和服。诃子涩肠固脱以治其标，米粥补益中气以顾其本，但偏重收涩治标。

【按语】

　　本篇三十一条"下利气者"属于湿热郁滞，肠道气机失于宣畅所致。本证是因气虚不固所引起，一虚一实，病情大异。

疮痈肠痈浸淫病脉证并治第十八

【原文】

1.诸浮数脉，应当发热，而反洒淅恶寒，若有痛处，当发其①痈。

【校勘】

《注解伤寒论·辨脉法》无"反"字；"处"下有"饮食如常者"五字；"当发其痈"作"畜积有脓也"五字，似更明确。

【词解】

①其：此处作语助词，无意义。

【释义】

本条论述痈肿初起的脉证和病机。浮数脉患者本应该发热，反而出现了洒淅恶寒，如果有疼痛，应该会发痈肿。浮数脉一般为外感风热脉象，外感风热多表现为发热重微恶风，但现在反而出现了寒战貌，如果身上有固定痛点，多是发生痈肿。由于患者体内有瘀血，导致营卫郁，卫气郁里化热，又感受风寒之邪，故出现寒战貌，而寒邪入里化热，热毒瘀血互结，产生痈肿。

【按语】

浮数脉伴发热，且同时有局部红肿热痛，为本条辨证的所在。

【原文】

2.师曰：诸痈肿，欲知有脓无脓，以手掩肿上，热者为有脓，不热者为无脓。

【释义】

本条论述痈肿判断脓是否形成的方法。《灵枢·痈疽》所谓"热盛则肉腐，肉腐则为脓"。如见痈肿，欲知是否成脓，以手置于其上，若有热感，则为成脓，若无热感，则脓尚未成。"寒邪客于经脉之中则血涩，血涩则不通，不通则卫气归之，不得复反，故壅肿。"寒郁而化为热，热盛则腐肉，肉腐则为脓。

【原文】

3.肠痈之为病，其身甲错，腹皮急，按之濡，如肿状，腹无积聚，身无热，脉数，此为肠内有痈脓，薏苡附子败酱散主之。

薏苡附子败酱散方

薏苡仁十分　附子二分　败酱五分

上三味，杵为末，取方寸匕，以水二升，煎减半，顿服，小便当下。

【释义】

痈生于内，则气血为痈所夺，不能外营肌肤，故枯皱如甲错。腹皮急似肿胀，但按之软，询之腹无积聚，审之身无表热，诊之脉数，非有外证。此为肠内有痈脓也，主之薏苡附子败酱散，流通肠胃消痈肿。

【按语】

《论注》徐彬曰："薏苡寒能除热，兼下气胜湿，利肠胃，破毒肿，故以为君；败酱善排脓破血，利结热毒气，故以为臣；附子导热行结，故为反佐。"

【原文】

4.肠痈者，少腹肿痞，按之即痛如淋，小便自调，时时发热，自汗出，复恶寒。其脉迟紧者，脓未成，可下之，当有血。脉洪数者，脓已成，不可下也。大黄牡丹汤主之。

大黄牡丹汤方

大黄四两　牡丹一两　桃仁五十个　瓜子半升　芒硝三合

上五味，以水六升，煮取一升，去滓，内芒硝，再煎沸，顿服之，有脓当下；如无脓，当下血。

【释义】

本条论述肠痈脓未成的证治。少腹肿痞，是指小腹有肿块，痞就是痞块。按之即痛如淋，痞块的位置，手一按就疼，像淋病会向前阴引痛，但是淋病的小便是不利的，可是本证小便自调，与淋不同，这种疼痛是由于热毒内壅，有营血阻滞瘀结，不通则痛。痈肿初起，体内有郁热表现于外，则出现时时发热，但是热像不高，同时郁热迫津液外出所以伴有自汗出，又因卫阳被郁所以会复恶寒。此时如果其脉象迟紧，紧说明卫阳虚，迟说明痈肿初起，部分寒邪已经入里化为热毒，热毒和血瘀相互搏结，导致血涩不行，脉来不利，此时脓还没有形成，所以可以用下法治疗，因为有瘀血没有脓，所以下的是瘀血，热毒随之而下，肠痈可以治愈。如果脉洪数，说明热毒内盛化脓，不可用下法。不可下也不是完全不可下，看煎服法中，有脓当下，说明刚成脓时也可以用本方，但是完全成脓后就不可以用了。

方中大黄、芒硝荡涤实热，宣通郁滞；牡丹皮、桃仁凉血逐瘀；瓜子可以是冬瓜子也可以是瓜蒌子，冬瓜子具有清热化痰，利湿排脓的功效，用冬瓜子可以增强泻热排脓之效，而瓜蒌子清热祛痰，润肠通便可增强起清热解毒之功；五味药共成荡热解毒，消痈排脓，逐瘀攻下之功。

【原文】

5. 问曰：寸口脉浮微而涩，法当亡血，若汗出。设不汗者云何？答曰：若身有疮，被刀斧所伤，亡血故也。

【释义】

寸口脉轻取微而涩，应该是主亡血或汗出；因为血与汗都是阴液，亡血或汗多则阴虚，阴虚血少故脉涩，由阴虚而导致阳虚故脉微。这是一般的病理现象，若此时无汗出而出现寸口脉浮微而涩，则表示患者身有疮，被刀斧所伤而导致出血。《灵枢·营卫生会》云："夺血者无汗，夺汗者无血。"正说明了血汗同源，故可出现相同的脉象。

【原文】

6. 病金疮，王不留行散主之。

王不留行散方

王不留行十分（八月八日采）　蒴藋细叶十分（七月七日采）　桑东南根白皮十分（三月三日采）　甘草十八分　川椒三分（除目及闭口，去汗）　黄芩二分　干姜二分　厚朴二分　芍药二分

上九味，桑根皮以上三味烧灰存性，勿令灰过，各别杵筛，合治之为散，服方寸匕。小疮即粉之，大疮但服之，产后亦可服。如风寒，桑根勿取之。前三物皆阴干百日。

【释义】

本条论述金疮的治法。金疮指刀斧金刃所伤，肌肉经脉已断，气血不能靠经脉正常运行，故一时难以愈合，应治以行气活血、消肿止痛之王不留行散促其愈合。王不留行主治金疮止血逐痛，蒴藋细叶主通利气血，桑东南根白皮三味药烧灰，取其止血之性，黄芩、芍药清热和阴，花椒、干姜温阳散寒，厚朴利气行滞，甘草调和诸药解百毒，诸药合用，使瘀血除，营卫合。

【按语】

机械性创伤皆可用王不留行散止血镇痛，并防外邪的侵入。

【原文】

7.浸淫疮，从口流向四肢者，可治；从四肢流来入口者，不可治。

【释义】

浸淫疮为遍发全身的瘙痒渗出性皮肤病。因其浸淫全身故名浸淫疮。以初生甚小如疥，瘙痒无时，蔓延不止，挠抓后渗出黄水，浸淫成片为特征。浸淫疮，从口流向四肢是邪气由内出外，病可治；如果是从四肢流入口中，是邪气由外入内，病不可治。

【原文】

8.浸淫疮，黄连粉主之_{方未见}。

【释义】

浸淫疮多因湿热火毒所致，《素问·至真要大论》有"诸痛痒疮，皆属于心"之说，故用黄连粉外敷内服。黄连苦寒，能泄心火，具有清热燥湿解毒之功。

趺蹶手指臂肿转筋阴狐疝蛔虫病脉证治第十九

【原文】

1.师曰：病趺蹶，其人但能前，不能却^①，刺腨^②入二寸，此太阳经伤也。

【校勘】

徐、沈本、《金鉴》"趺"作"跌"。

【词解】

①不能却：不能后退。
②腨（shuàn）：小腿肚。

【释义】

本条论述趺蹶的证治。脚病而不能够走路，只能向前走，不能后退，是由于太阳经寒湿缩急不柔，牵引不便导致脚背强直，无法屈伸，脚背不能落地，可以循太阳经针刺小腿肚承山、合阳等穴位舒缓经脉。

【原文】

2.病人常以手指臂肿动，此人身体睏睏者，藜芦甘草汤主之。
藜芦甘草汤方_{未见}

【释义】

本病因风痰壅肺，气滞壅塞不能通泄，痰滞关节，湿胜则肿，则手指臂肿而动；风痰阻滞经络，风胜则动，故见身体眴眴而动。治以黎芦甘草汤因势利导，涌吐风痰。此方药物组成无，有方无药。但从黎芦甘草两味药来看，黎芦涌吐风痰，升举阳气；甘草能解黎芦之毒，缓急风动，和中养胃。两药相须，风痰除，经络通，诸证可愈。针对此病症多用导痰汤及指迷茯苓丸进行治疗。

【医案】

张子和云：一妇病风痫。自六七岁因惊风得之。后每三二年间一二作，至五七年五七作。逮三十岁至四十岁，则日作，甚至一日十余作。遂昏痴健忘，求死而已。值岁大饥，采百草而食。于水滨见草若葱状，采归煮熟食之，至五更忽觉心中不安，吐痰如胶，连日不止约一二斗，汗出如洗，甚昏困。三日后遂轻健。病去食进百脉皆和。以所食葱访之，乃憨葱苗也。即本草黎芦是也。（摘自《续名医类案》）

【原文】

3.转筋①之为病，其人臂脚直，脉上下行②，微弦。转筋入腹③者，鸡屎白散主之。

鸡屎白散方

鸡屎白

上一味，为散，取方寸匕，以水六合，和，温服。

【校勘】

"和，温服"，《肘后》《外台》均作"煮三沸，顿服之，勿令病者知之"。

【词解】

①转筋：即筋脉挛急。

②脉上下行：脉象劲急不柔和的意思。

③转筋入腹：即痛自两腿牵引少腹。

【释义】

本条论述转筋的证治。鸡屎白功效利水、泄热、祛风解毒，患者多为肾阴虚内热者感受风寒之邪，寒邪入里化热，热邪灼营血，导致脉道空虚，脉象微弦，直上下行，全无柔和之象。营血亏虚不能濡养筋脉导致臂脚直。

【按语】

转筋多见于病人体液消耗过多，筋脉失去阳气的温煦和阴液的滋养导致。

【原文】

4.阴狐疝气者，偏有小大，时时上下，蜘蛛散主之。

蜘蛛散方

蜘蛛十四枚（熬焦） 桂枝半两

上二味，为散，取八分一匕，饮和服，日再服。蜜丸亦可。

【释义】

本条论述阴狐疝气的证治。阴狐疝气是指阴囊以昼则肿坠，夜则入腹，按之有声，如狐之昼出夜归为主要表现的疾病。在平躺、腹压降低或用手按压时肿块变软或还纳腹腔，故偏有小大，时时上下。本方温散寒邪，通利血气，用于寒邪侵袭肝经所致阴狐疝气的证治。方中蜘蛛捷于破结通利，祛风下气，消散肝经之邪；桂枝辛温，以温散厥阴寒邪。

【医案】

乙亥重九日，有倪姓来诊。其证时发时止，今以遇寒而发，偏坠微痛，夜有寒热，睡醒汗出，两脉迟滑，方用大蜘蛛一枚，炙过，川桂枝四钱，一剂即愈。（摘自《金匮发微》）

【原文】

5. 问曰：病腹痛有虫，其脉何以别之？师曰：腹中痛，其脉当沉若弦，反洪大，故有蛔虫。

【释义】

一般来说，腹痛如因里寒的，其脉当沉或弦，今腹痛而脉反见洪大，又没有热象，这是蛔虫扰动的气逆之象，为诊断蛔虫病的依据之一。

【原文】

6. 蛔虫之为病，令人吐涎，心痛发作有时，毒药不止，甘草粉蜜汤主之。

甘草粉蜜汤方

甘草二两　粉一两　蜜四两

上三味，以水三升，先煮甘草，取二升，去滓，内粉、蜜，搅令和，煎如薄粥，温服一升，差即止。

【释义】

本条论述蛔虫腹痛的证治。腹中有蛔虫内扰导致胃中清水上逆而吐涎，虫动则痛作，虫静则痛止，所以心痛发作有时。服用具有杀虫功效的药物都是有毒的，没效果，应该服用甘草粉蜜汤以安蛔缓急止痛。甘草、蜂蜜均为甜药能缓痛，米粉亦甘甜缓痛。

【按语】

方中粉可以是铅粉，也可以是米粉，铅粉取其杀虫的功效，米粉取其甘甜缓痛之功。铅粉有毒，使用时应当注意用量。

【医案】

先母侍婢曾患此（按：指蛔虫所引起的吐涎，心痛），始病吐蛔，一二日后，暴厥若死。治以乌梅丸，入口即吐，予用甘草五钱，先煎去滓，以铅粉二钱，白蜜一两调饮之，半日许，下蛔虫如拇指大者九条，其病乃愈。（摘自《金匮发微》）

【原文】

7.蛔厥者，当吐蛔，今病者静而复时烦，此为脏寒，蛔上入膈，故烦，须臾复止，得食而呕，又烦者，蛔闻食臭出，其人当自吐蛔。

【释义】

本证是因肠寒胃热，蛔虫避寒就温，窜扰于胃，或钻入胆道，故曰：蛔上入膈，胃受蛔扰，故烦；若略得温而蛔则安，故病者安静而复时烦；如得食，蛔闻食臭，出而扰动，故得食而呕，或吐蛔虫。由于脏寒蛔动，腹痛时作，剧则阳不达四肢，手足厥冷，故为蛔厥。

【原文】

8.蛔厥①者，乌梅丸主之。

乌梅丸方

乌梅三百个　细辛六两　干姜十两　黄连一斤　当归四两　附子六两（炮）　川椒四两（去汗）　桂枝六两　人参六两　黄柏六两

上十味，异捣筛，合治之，以苦酒渍乌梅一宿，去核，蒸之五升米下，饭熟捣成泥，和药令相得，内臼中，与蜜杵两千下，丸如梧子大，先食饮服十丸，日三服，稍加至二十丸。禁生冷滑臭等食。

【校勘】

"令"，《辑义》作"今"，是。

【词解】

①蛔厥：是蛔动而厥，心痛吐涎，手足冷。

【释义】

本条论述蛔厥的方治。乌梅之酸伏蛔虫，黄连、黄柏以苦安之，蛔虫因寒而动，用桂枝、附子、干姜、花椒温阳驱寒，使脏温蛔安，加人参、当归补气血，使邪去正安。

【按语】

蛔厥"复时烦"，原因为"脏寒"不适于蛔虫生存，因而移于胃部，发生烦躁吐逆，治以乌梅丸。

妇人妊娠病脉证并治第二十

【原文】

1.师曰：妇人得平脉，阴脉①小弱，其人渴，不能食，无寒热，名妊娠，桂枝汤主之方见下利中。于法六十日当有此证，设有医治逆者，却一月加吐下者，则绝之。

【校勘】

《脉经》"师曰"下有"脉之"，"妊娠"作"为躯"，"当有此证"作"当有娠"。《心典》将"渴"作"呕"。

【词解】

①阴脉：尺脉。

【释义】

平脉：无病脉象，寸为阳，尺为阴，阴脉即尺脉。清代黄元御释为："盖子宫者，少阴肾之位也，故脉见于尺，胎之初结，气血凝塞不复流溢，故脉形小弱"。冲为血海，任主胞胎，女子孕胎依赖冲任调养，冲任起源胞宫，胞宫居于肾位，故尺脉最能反映妊娠脉。胎元初结，阴血凝聚胞宫，下焦肾气不展，故显现于脉则为尺脉弱于寸关，而后气血渐充，以滋胎元，肾气充足，尺脉按之不绝，即"尺之脉按之不绝，法妊娠也"。此时，全身气血凝聚于下焦，供养胎儿，故荣气不足，因津液在营气的作用下，共同渗注于脉中，化生为血液，以循环全身发挥滋润、濡养作用，营气不足，则津液不能正常输布，故口渴，血聚冲任养胎，冲脉气盛，夹胃气上逆，胃失和降，故不能食。此时无寒热邪气，故宜桂枝汤调营卫，和阴阳。妊娠60日后因胎气上逆，发生妊娠恶阻证，此证可自行缓解，此时恶阻为冲脉气盛，夹胃气上逆的胎气上逆，若以下降逆气的药物治疗，则势必损伤胎气，增加吐泻的症状，导致流产。

桂枝汤属辛温解表之剂，具解肌发表，调和营卫，协调阴阳之能。方中桂枝辛甘，解肌发汗，温经通脉，助阳化气；白芍苦酸，敛阴和营而养阴血，与桂相用，一散一收，一阳一阴，调和营卫，表邪可解，气血得和；生姜辛温，发表散寒，既助桂枝解表，又能温胃止呕；大枣甘温，补脾气助白芍以和营血；炙甘草调和诸药。五者相配，祛邪扶正并施，外可发表解肌，调和营卫；内可协调气血阴阳，健脾胃，益气血，助阳化气。

【按语】

妇女孕期内，并非尺脉都滑，即《脉经·平妊娠分别男女将产诸证》云："妊娠初时，寸微小，呼吸五至。三月而尺数也。脉滑疾，重以手按之散者，胎已三月也。脉重手按之不散，但疾不滑者，五月也。"

【医案】

沈姓妇恶阻，水浆下咽即吐，医药杂投不应，身体骨立，精神困倦，自料必死，医亦束手。一老妇云：急停药，八十日当愈。后果如其言。停药者，即《金匮》绝之之义也。至八十日当愈一语，岂《金匮》六十日当有此证之误耶？不然何其言之验耶？（摘自《续名医类案》）

【原文】

2. 妇人宿有癥病^①，经断未及三月，而得漏下不止，胎动在脐上者，为癥痼^②害。妊娠六月动者，前三月经水利时，胎也。下血者，后断三月衃^③也。所以血不止者，其癥不去故也，当下其癥，桂枝茯苓丸主之。

桂枝茯苓丸

桂枝　茯苓　牡丹（去心）　芍药　桃仁（去皮尖，熬）各等分上五味，末之，炼蜜和丸，如兔屎大，每日食前服一丸。不知，加至三丸。

【词解】

①宿有癥病：宿，平素的意思。癥，病名，腹腔内痞块，由瘀血停留，郁结成块所致，一般隐现腹内，坚硬不移，按之有形可征。"宿有癥病"，谓素有癥积之病。

②痼：经久难治之疾。

③衃（pēi）：凝结的瘀血，其色紫黑而晦暗。

【释义】

经断有孕，名曰妊娠。妊娠下血，则为漏下，妇人宿有癥痼之疾而育胎者，未及三月而得漏下，下血不止，胎动不安者，此为癥痼影响；已及六月而得漏下，下血胎动不安者，此亦为癥痼之害。然有血成块者，以前三月经虽断，血未盛，胎尚弱，未可下其癥痼也。后三月血成，胎已强，故主之桂枝茯苓丸，破癥行瘀，瘀去则漏下止，恶血除。

【原文】

3. 妇人怀娠六七月，脉弦发热，其胎愈胀，腹痛恶寒者，少腹如扇，所以然者，子脏开故也，当以附子汤温其脏方未见。

【校勘】

"愈胀"，《脉经》作"逾腹"；《脉经》"恶寒"下，更有一"寒"字；"扇"下有"之状"二字。

【释义】

本条论述妊娠阳虚，胞寒腹痛的证治。妊娠六七个月时，出现脉弦发热，腹痛恶寒，胎胀大等症状，是由于子宫虚不能司闭藏之令，风邪入侵，所以出现少腹有冷如风吹之感，风寒之邪乘虚而入，所以见胎愈胀，又因为阳虚不能温煦胞宫，阴寒内盛而出现腹痛且恶寒。脉弦是因为有寒邪，但是脉不浮说明没有表邪，发热则是由于寒邪内侵，虚阳外越的症状。可以用附子汤温阳散寒，暖宫安胎，方中炮附子辛甘大热，具有回阳救逆，补火助阳，散寒止痛的功效；人参补益元气，复脉固脱；茯苓、白术健脾化湿，且白术可增强附子去寒湿之邪的功效；芍药酸收止痛。附子有破坚堕胎的功效，所以不能轻易使用。

【医案】

张路玉治一妇人，素禀气虚多痰，怀妊三月，因腊月举丧受寒，遂恶寒呕逆清血（血字疑水字之误），腹痛下坠，脉得弦细如丝，按之欲绝。与生料干姜人参半夏丸，二服不应，更与附子理中加苓、半、肉桂，调理而康。大抵怀孕母气多火，得连则安；多寒，得桂附则安；多痰，得苓半则安，务在调其偏盛，适其寒温。未有母气逆而胎得安，亦未有母气安而胎反堕者，所以《金匮》有妊娠六七月；胎胀腹痛恶寒，少腹如扇，用附子汤温其脏者。然认证不果，不得妄行是法。（摘自《续名医类案》）

【原文】

4.师曰：妇人有漏下者，有半产①后因续下血都不绝者，有妊娠下血者，假令妊娠腹中痛，为胞阻②，胶艾汤主之。

芎归胶艾汤方一方加干姜一两，胡氏治妇人胞动，无干姜

芎䓖　阿胶　甘草各二两　艾叶　当归各三两　芍药四两　干地黄

上七味，以水五升，清酒三升，合煮取三升，去滓，内胶，令消尽，温服一升，日三服。不差，更作。

【校勘】

《脉经》"半产"作"中生"；"胞阻"作"胞漏"，细注云"一云阻"。《二注》干地黄为六两。

【词解】

①半产：妊娠四五个月堕胎者，为半产。

②胞阻：妊娠下血腹中痛，为胞阻。

【释义】

妇人下血之证，常见以下三种病情：一为经水淋漓不断的漏下；二为半产后的下血不止；三为妊娠胞阻下血（又称胞漏）。三者虽其原因有异，但其病机相同，总由冲任脉虚，摄纳无权，阴气不能内守所致。故均用胶艾汤以调补冲任，固经养血。胶艾汤主要以四物汤养血和血，阿胶养阴止血，艾叶温经暖宫，甘草调和诸药，清酒以行药力。诸药合用，既和血止血，又暖宫调经，亦治腹痛，安胎，实为妇科之要方。"假令"以下，乃承上文所言，意即若妊娠下血而又腹中痛者，乃冲任失调，阴血下漏，以致不能入胞养胎，故称为胞阻或胞漏。

【按语】

运用本方应注意两点：一为患者无癥病史，二为病人属于虚寒性证候。

【原文】

5.妇人怀妊，腹中疞痛①，当归芍药散主之。

当归芍药散方

当归三两　芍药一斤　芎劳半斤一作三两　茯苓四两　白术四两　泽泻半斤

上六味，杵为散，取方寸匕，酒和，日三服。

【词解】

①疞痛：疞，同疝。读"绞"或"鸠"时，指腹中急痛；读"朽"时，指绵绵作痛或作"病"解。

【释义】

本条论述妊娠肝脾不和腹痛的证治。妊娠腹痛的原因有很多，仅以"腹中疗痛"很难辨其原因，因此可以以方测证，方中芍药敛肝和血、止痛，当归补血和血，川芎活血行气止痛，当归、川芎合用起到调肝和血的作用，配伍茯苓、白术、泽泻健脾渗湿。由此可见此方适用于妊娠肝脾不和所致腹痛。

【按语】

妊娠湿停血滞的腹痛证治如表 5 所示。

表5　妊娠湿停血滞腹痛

病因	证候	治法	方剂
里气虚寒	腹痛恶寒，少腹如扇，其胎愈胀，脉弦发热	温脏回阳	附子汤
湿停血滞	腹中疗痛，或心下急满，小便不利，足跗浮肿	和血利湿	当归芍药散

【医案】

邵某某，眭某某二位女同志，均患少腹作痛。邵腹痛，白带多，头晕，诊断为慢性盆腔炎。予以当归芍药散作汤用。当归 9 克，白芍 18 克，川芎 6 克，白术 9 克，茯苓 9 克，泽泻 12 克。数剂后，腹痛与头晕基本消失，白带见少。眭长期腹痛，小腹重坠，白带多，头目眩晕。投当归芍药散作汤用，三诊，腹痛白带均减，改用少腹逐瘀汤治其白带症。(摘自《岳美中医案》)

【原文】

6. 妊娠呕吐不止，干姜人参半夏丸主之。

干姜人参半夏丸方

干姜　人参各一两　半夏二两

上三味，末之，以生姜汁糊为丸，如梧桐子大，饮服十丸，日三服。

【释义】

本条论述恶阻重症的证治。妊娠恶阻本为妇人妊娠正常反应，多由胎气上逆所致。但一般持续时间不长，且可自愈，本证呕吐不止，反应较重，以方测证，适用于脾胃虚寒而恶阻之证，具有温中补虚，降逆止呕之效。是方以干姜温中暖胃，散寒化饮；人参益气扶中，补脾安胎；半夏降逆止呕，消痞散结；以生姜汁为丸，则有小半夏汤意，更助和胃止呕，散寒逐饮之力，诸药和合，而达温中补虚，降逆止呕之效。

【按语】

此方药量很轻，比一般常用量都小，这是因为药量重，孕妇胃中难以受纳，只能少少与之，渐而缓图。

【原文】

7.妊娠，小便难，饮食如故，当归贝母苦参丸主之。

当归贝母苦参丸方男子加滑石半两

当归　贝母　苦参各四两

上三味，末之，炼蜜丸如小豆大，饮服三丸，加至十丸。

【释义】

妊娠妇女但见小便难而饮食如故，可知其病在下焦而不在中焦。由于怀孕以后，血虚有热，气郁化燥，膀胱津液不足，导致小便难，故用当归贝母苦参丸，当归活血润燥，贝母利气结郁，苦参利湿热，与贝母合用，可清膀胱郁热，可使血得濡养，郁热解除，膀胱通调，小便自利。

【医案】

樊某某，青年农妇也。……体素不健，疾病时罹，迭来就治，皆数药而安，信甚笃。1944年夏伤于湿热，饮食如常，而小便不利，有涩痛感。时余客零未归，求治于李医，认为湿热所致，先服五苓散去桂加滑石不应，易服八正散亦不应，迁延半月，精神饮食减退，肢倦无力，不能再事劳作。闻吾归，邀为之治，切脉细滑，面色惨淡，气促不续，口干微咳，少腹胀痛，大便黄燥，小便不利而疼。此下焦湿热郁滞与上焦肺气不宣，上下失调，故尿闭不通。如仅着重下焦湿热，徒利何益。因师古人上通下利之旨，用宣肺开窍诸品，佐渗利清热药为引导，当可收桴鼓之效。拟用当归贝母苦参丸（改汤）加桔梗、白蔻，鸡苏散等，是以桔、贝、蔻仁开提肺窍，苦参、鸡苏散入膀胱清热利水，当归滋血，以补不足。此与头痛医头者，大相径庭。果二剂而小便通利，不咳，尿黄而多，此湿热下降之朕兆。更以猪苓汤加海金砂、瞿麦滋阴利水，清除积热，数剂小便清，饮食进，略为清补即安。（摘自《治验回忆录》）

【原文】

8.妊娠有水气，身重，小便不利，洒淅恶寒，起即头眩，葵子茯苓散主之。

葵子茯苓散方

葵子一斤　茯苓三两

上二味，杵为散，饮服方寸匕，日三服，小便利则愈。

【释义】

本条论述妊娠水气内阻的证治。妊娠水气后世所称"子肿"，妊娠六七个月间，正气养胎，气血循行之力较弱，导致膀胱气化被阻，水湿停聚。身重是因为湿邪内停，膀胱气化受阻所以小便不利，水湿停聚导致卫气不行，卫阳不足，所以出现洒淅恶寒，"起即头眩"与《伤寒论》中苓桂术甘汤证"起则头眩"相同，由于起身时水气上冲，导致清阳被水寒之邪闭阻，而出现眩晕。可以用葵子茯苓散通窍利水。葵子性滑利，可以利窍；茯苓淡渗利水，也有叶天士"通阳不在温，而在利小便"之意。但是葵子甘寒滑利能滑胎，治疗时应注意用量。

【原文】

9. 妇人妊娠，宜常服当归散主之。

当归散方见《外台》

当归　黄芩　芍药　芎䓖各一斤　白术半斤

上五味，杵为散，酒饮服方寸匕，日再服。妊娠常服即易产，胎无疾苦。产后百病悉主之。

【释义】

古人虽有多种养胎之法，但一般都是借防治疾病的手段，以收安胎的效果。若孕妇素体健康，则无须服药养胎。惟对于禀体薄弱，屡为半产漏下之人，或难产，或已见胎动不安而漏红者，需要积极治疗，此即所谓养胎或安胎。妇人妊娠最需要重视肝脾二脏，肝主藏血，血以养胎，脾主运化，乃气血生化之源。本条即属肝血不足，脾失健运之证。肝血虚而生内热，脾不运而生湿，湿热内阻，影响胎儿则胎动不安。

故用当归散养血健脾，清化湿热。方中当归、芍药补肝养血，合川芎以舒血气之源，白术健脾除湿，黄芩坚阴清热，合用之，使血虚得补，湿热可除，而奏养胎、安胎之效。后世将白术、黄芩视为安胎圣药，其源概出于此。但需说明，这两味药仅对脾胃虚弱，湿热不化而胎动不安者有效，并非安胎通用之方。

原文"常服"二字须活看。主要指妊娠而肝脾虚弱者宜常服之，并非妊娠无病而常服之药。方后"妊娠常服即易产，胎无疾苦，产后百病悉主之"等说，应当是从肝虚脾弱着眼，并不是产后百病，都可以用当归散治疗的。

【医案】

一妇年三十余，或经住，或成形未具，其胎必堕，察其性急多怒，色黑气实，此相火太盛，不能生气化胎，反食气伤精故也，因令住经第二月，用黄芩、白术、当归、甘草，服至三月尽，止药，后生一子。（摘自《古今医案按》）

【原文】

10. 妊娠养胎，白术散主之。

白术散方见《外台》

白术　芎䓖　蜀椒三分去汗　牡蛎

上四味，杵为散，酒服一钱匕，日三服，夜一服。但苦痛，加芍药；心下毒痛，倍加芎䓖；心烦吐痛，不能食饮，加细辛一两，半夏大者二十枚。服之后，更以醋浆水服之。若呕，以醋浆水服之；复不解者，小麦汁服之。已后渴者，大麦粥服之。病虽愈，服之勿置。

【校勘】

《外台秘要》引《古今录验》疗妊娠养胎，白术散方"为"白术、芎䓖各四分，蜀椒三分汗，牡蛎二分……忌桃李雀肉等"，并附小注曰"裴伏张仲景方出第十一卷中"。可从。

【释义】

本条论述脾虚寒湿所致胎动不安。素体虚弱之人，妊娠后脾阳虚弱，温运无力，寒湿郁阻，可以引起许多症状。方中白术健脾温中化湿，川芎活血行气，花椒温中散寒，白术配伍川芎健脾养胎，花椒配伍牡蛎能镇逆固胎。疼痛重多用芍药，芍药起到缓中的作用；滞痛严重，多用川芎起到行气活血作用；痰饮导致呕吐心烦，用细辛、半夏消痰饮；服用浆水，浆水有益胃生津，降逆止呕的作用，能调和脾胃。如果呕吐，继续服用醋浆水，起止呕作用，服后不解，用小麦汁，可以起到调理脾胃的作用。呕吐后因为胃中津液亏虚感到口渴，食用大麦粥，补脾生津，即使疾病痊愈也不要把大麦粥放置在一旁，可以经常服用。

【按语】

血虚而有湿热者 —— 当归散

气虚而有寒湿者 —— 白术散

【原文】

11. 妇人伤胎，怀身腹满，不得小便，从腰以下重，如有水气状，怀身七月，太阴当养不养，此心气实，当刺泻劳宫及关元，小便微利则愈。

【校勘】

《玉函》《脉经》《千金翼》"伤胎"，均作"伤寒"，无"微利"之"微"字；《玉函》将"关元"作"小肠之募"；"不得小便"下，《脉经》《千金》有"加"字。

【释义】

妇人伤胎，指妇人胎气受损，实有所伤，腹部胀大，小便不利，如有水气停聚。妊娠七个月，当受手太阴肺经养胎，却由于心气实，心火旺而过克肺金，导致肺经不能正常养胎；肺生理功能失常，则气机升降出入出现问题，导致气机壅塞，故而腹胀；宣降失常故不得小便，劳宫穴为手厥阴心包经荥穴，刺劳宫泻心火。关元穴为小肠经募穴，刺关元顺胎气。气顺则水行，且心与小肠相表里，刺关元辅以泻火，心火降而肺气行，小便微利。

【按语】

分经养胎："妊娠一月名胚胎，足厥阴脉养之；二月名始膏，足少阳脉养之；三月名始胎，手心主脉养之，当此时血不流行，形象始化；四月始受水精以成血脉，手少阳脉养之；五月始受火精以成气，足太阴脉养之；六月始受金精以成筋，足阳明脉养之；七月始受木精以成骨，手太阴脉养之；八月始受土精以成肤革，手阳明脉养之；九月始受石精以成毛发，足少阴脉养之；十月五脏，六腑，关节，人神皆备。又有推巢元方养胎之说，谓四时之令必始于春，所以一月，二月间，是足厥阴，少阳木也；三月，四月间，手厥阴，少阳火也；五月六月间，足太阴，阳明土也；七月，八月间，手太阴，阳明金也；九月，十月间，足少阴，太阳水也。惟手少阴，太阳二经，无所专养者，以君主之官无为而已。此说更为不经。夫男女交接，精血聚而成胚，此孕形之始也，虽未分身躯脏腑，而其理无不具也。犹太极浑然，包罗万象，而阴阳之一气氤氲，浸渐化生而成，子母分形，自然而然如草木成熟，壳脱蒂落也。"（《医宗金鉴·妇科心法要诀》）

妇人产后病脉证治第二十一

1. 问曰：新产妇人有三病，一者病痉，二者病郁冒，三者大便难，何谓也？师曰：新产血虚，多汗出，喜中风，故令病痉；亡血复汗，寒多，故令郁冒；亡津液，胃燥，故大便难。

【校勘】

"新产"下，《脉经》作"之血虚"。

【释义】

新产之妇，畏其无汗，若无汗则荣卫不和。而有发热无汗，似乎伤寒表病者，但舌无白苔可辨。故喜其有汗，而又恐汗出过多，表阳不固，风邪易入，而为项强腰背反张之痉病。新产之妇，畏血不行，若不行则血瘀于里。而有发热腹痛，似乎伤寒里病者，但以舌无黄苔可辨。故喜其血下，而又恐血下过多，阴亡失守，虚阳上厥，而为昏冒不省，合目汗出之血晕。新产虽喜其出汗，喜其血行，又恐过伤阴液，致令胃干肠燥，而有潮热谵语，大便硬难，似乎阳明胃家实者。故仲景于产后首出三病，不只为防未然之病，而更为辨已然之疑。昏冒而曰郁冒者，谓阴阳虚郁，不相交通而致冒。

【原文】

2. 产妇郁冒①，其脉微弱，不能食，大便反坚，但头汗出。所以然者，血虚而厥②，厥而必冒。冒家欲解，必大汗出。以血虚下厥，孤阳上出③，故头汗出。所以产妇喜汗出者，亡阴血虚，阳气独盛，故当汗出，阴阳乃复。大便坚，呕不能食，小柴胡汤主之方见呕吐中。

【词解】

①郁冒：心胸郁闷、头目昏眩，甚则昏不识人。

②血虚而厥："厥"在此处不作证候讲，当作病机解，从下句"厥而必冒"可知。指由于血虚而致阴阳不能协调，阴虚于下，阳逆于上的病理机制，即《脏腑经络先后病脉证》所谓"有阳无阴故称厥阳"之厥。

③孤阳上出：阳气独盛之意。

【释义】

本条论述产后郁冒的病机及缓解后的调理法。产妇郁冒病，除有头眩、目瞀、郁闷不舒等症外，还出现脉微弱，呕不能食，大便反坚，但头汗出等症。由于产后失血过多，血虚不能充盈脉道所以脉微弱。寒束在表，少阳枢机不利，反逆于胃，则呕不能食，导致胃燥更甚。由于亡血复汗，使血耗津伤，所以大便干结。血虚则阴虚，阴虚则阳气偏盛，偏盛的阳气上逆而厥就会出现郁冒的症状。"厥"是指由于血虚而致阴阳不协调，阴虚于下，阳逆于上的病理机制。如果想使郁冒症状都解，就要让其全身汗出，使偏盛的阳气随汗而排出。由于营血亏虚，所以卫阳偏盛，导致营卫不和，卫阳上攻则但头汗出。产妇本应很虚，不宜多汗，但是现在反喜汗出，是由于血去阴虚，阳邪独盛，应当令其汗出，汗出之后阳气随之减弱，可以与阴气相和，阴阳乃复。用小柴胡汤扶正达邪，和利枢机，使阴阳相合，上焦得通，津液得下，胃气因和，身濈然汗出，则郁冒诸证得解。

【按语】

本条论郁冒，病因为血虚外感寒邪，阴虚阳盛而上厥，所以用小柴胡汤治疗，除上述症状外，还应该有舌苔薄白、往来寒热等。

【原文】

3.病解能食，七八日更发热者，此为胃实，大承气汤主之方见痉病中。

【校勘】

"胃实"，《脉经》作"胃热气实"。

【释义】

郁冒病，本呕而不能食，服小柴胡汤后，郁冒病解，胃气已和，则能饮食。但如七八日后，又复发热的，则为未尽的余邪与食滞相结，转为胃实之证。因此本证除上述证象外，并有腹满痛，大便秘结，脉沉实，苔黄厚等里实症状。故治当用大承气汤攻下，逐邪去实。方中大黄苦寒通降，泻热通便，荡涤肠胃积滞，且生用并后下，荡涤之力更锐，治"实"而为君药。然大黄虽长于荡涤实热，但无软坚之力，故配以芒硝，咸寒润降，软坚润燥，以攻燥结，治"燥"为臣药。二药相须为用，以增峻下热结之力。燥屎内结，腑气不通，故用厚朴宽肠下气，化滞除胀以治"满"；枳实行气消积以治"痞"，二药既可调畅气机而除痞满，以消无形之气滞，又可助硝、黄之荡涤之力，共为佐使药。四药相配，泻下与行气并用，则痞、满、燥、实俱去，起到急下存阴的作用。

【医案】

陆养愚治一妇孕九月，大小便不通已三日；忽胎上冲心，昏晕数次，诊之，脉洪大而实，谓当下之，与服大承气汤一剂，少加木香豆仁。村医见用大黄两许，摇头伸舌，其良人有难色。乃谓之曰：余坐汝家，待其得生始去，始安心煎服一二时许，二便俱行，去黑矢极多，胎亦无恙，乃留调气养荣汤二剂而不服，数日后小水不利，乃煎服之而愈，月余产一男。（《摘自《续名医类案》》）

【原文】

4.产后腹中疠痛，当归生姜羊肉汤主之；并治腹中寒疝，虚劳不足。

当归生姜羊肉汤方 _{见寒疝中}

【释义】

本条论述产后血虚寒凝腹痛的证治。疼痛为腹中绵绵作痛，由于产后血虚感寒，寒邪入里，腹痛绵绵可知为里虚寒证。当归生姜羊肉汤中，当归养血补虚，生姜温中散寒，羊肉为血肉有情之品，三者共用起到补虚温中止痛的作用。由此可见，本方对于血虚里寒的寒疝和虚劳腹冷也适用。

【按语】

产后腹痛 { 病因——血虚寒凝
证候——腹中绵绵拘急而痛，喜得温按
治法——当归生姜羊肉汤——散寒、补虚、益血

【医案】

周某某内人，冬日产后，少腹绞痛，诸医称为儿枕之患。去瘀之药，屡投愈重，乃至手不可触，痛甚则呕，二便紧急，欲解不畅，且更牵引腰胁俱痛，势颇迫切。急延二医相商，咸议当用峻攻，庶几通则不痛。余曰：形羸气馁，何胜攻击？乃临产胎下，寒入阴中，攻触作痛，故亦拒按，与中寒腹痛无异。然表里俱虚，脉象浮大，法当托里散邪，但气短不续，表药既不可用，而腹痛拒按，补剂亦难遽投。仿仲景寒疝例，与当归生姜羊肉汤，因兼呕吐，略加陈皮、葱白，一服微汗而愈。（摘自《谢映庐医案》）

【原文】

5.产后腹痛，烦满不得卧，枳实芍药散主之。

枳实芍药散方

枳实（烧令黑，勿太过） 芍药等分

上二味，杵为散，服方寸匕，日三服，并主痈脓，以麦粥下之。

【释义】

本条论述产后的气滞血瘀腹痛证治。产后气滞血瘀，气机痹阻不通，故腹满痛，心烦则或因血瘀生热上扰于心，或因腹满扰于上。本方属理气和血剂，具有行气活血，散结止痛之效。方中枳实破气散结，烧黑入血分，行血中之郁滞，为血中之气药；芍药"治腹痛坚积……能行血中之滞"（《本草备要·草部》），止疼痛，二者相合，而达行气活血，散结止痛之效。

【按语】

虽然产后气滞血瘀属实证，但产后本虚，故本方药量颇轻，去邪而不伤正。本方亦治痈脓，因与前面讲过排脓散相类，只缺桔梗、鸡子黄，而以麦粥代之。

【原文】

6.师曰：产妇腹痛，法当以枳实芍药散，假令不愈者，此为腹中有干血着脐下，宜下瘀血汤主之；亦主经水不利。

下瘀血汤方

大黄二两　桃仁二十枚　蟅虫二十枚（熬，去足）

上三味，末之，炼蜜和为四丸，以酒一升，煎一丸，取八合顿服之，新血下如豚肝。

【释义】

产妇腹痛，属气结血凝者，枳实芍药散以调之。假令服后不愈，此为热灼血干着于脐下而痛，非枳实、芍药之所能治也，宜下瘀血，主之下瘀血汤，攻热下瘀血也。并主经水不通，亦因热灼血干。服后下血的颜色很深，为猪肝色。

【原文】

7.产后七八日，无太阳证，少腹坚痛，此恶露不尽；不大便，烦躁发热，切脉微实，再倍发热，日晡时烦躁者，不食，食则谵语，至夜即愈，宜大承气汤主之。热在里，结在膀胱也方见痉病中。

【校勘】

《脉经》"恶露不尽"下，作"不大便四五日，趺阳脉微实再倍，其人发热，日晡时所烦躁者，不能食谵语，利之则愈，宜承气向，热在里，结在膀胱。"

【释义】

本条论述产后血瘀与腑实相兼的证治。产后七八天，没有太阳证，说明没有外感表证，少腹部非常坚硬，疼痛，这是由于恶露没有排尽，有瘀血内阻。不大便，烦躁发热，切脉微实说明有实热结于胃肠但并不是很严重。如果患者本身就烦躁发热，又在日晡之时加重，是由于日晡之时，阳明之气最盛，所以阳明实热表现最严重。不食说明实热内扰于胃，食则谵语是由于食气入胃，加重胃中邪热，导致实热上扰神明而出现。到了晚上，阳明气衰，症状缓解，可以用大承气汤来治疗。本病的主要病机是由于瘀血内阻导致实热结于下焦，大承气汤可以通腑泄热，治疗阳明实热证，也可以使腹中瘀血随热而下。

【原文】

8.产后风续之数十日不解，头微痛，恶寒，时时有热，心下闷，干呕，汗出，虽久，阳旦证续在耳，可与阳旦汤即桂枝汤，方见下利中。

【校勘】

"产后风"，《编注》作"产后中风"。

【释义】

产后营卫亏虚，风邪外袭，其病在表。若持续数十天不愈，仍见头微痛、恶寒、时发热、胸脘闷、干呕、汗出等症，说明病虽迁延日久，但太阳中风表证仍在。故仍当用桂枝汤解表祛邪，调和营卫。

【按语】

后世注家对阳旦汤有不同的说法：有认为阳旦汤即桂枝汤，有认为阳旦汤即桂枝汤加黄芩，亦有认为阳旦汤是桂枝汤加附子。根据本条所述头痛、恶寒、发热、干呕、自汗等症状表现来看，阳旦汤应是桂枝汤。该证虽然有心下闷，表明邪有入里之势，但与其他表证相比，仅居次要地位，故仍主以桂枝汤。

【原文】

9.产后中风，发热，面正赤，喘而头痛，竹叶汤主之。

竹叶汤方

竹叶一把　葛根三两　防风　桔梗　桂枝　人参　甘草各一两　附子一枚（炮）　大枣十五枚　生姜五两

上十味，以水一斗，煮取两升半，分温三服，温覆使汗出。颈项强，用大附子一枚，破之如豆大，煎药扬去沫。呕者，加半夏半升洗。

【校勘】

"喘而"，《千金》《千金翼》均作"喘气"。"头痛"，《圣济总录》作"头目昏痛"。

【释义】

本条论述产后阳虚又外感风邪的证治。患者产后本就阳虚，而又感受风邪，风邪在表，表现为发热，头痛，气喘的症状，患者阳虚，则体内阴邪较盛，迫使阳气上蒸头面使患者"面正赤"，可以用扶正祛邪、表里兼顾的竹叶汤治疗，方中淡竹叶质轻，凉而不寒；葛根、桂枝、防风、桔梗可解在外表邪；人参、附子以扶正固脱；甘草、干姜调和营卫。诸药合用使表邪去而固护阳气。

【按语】

证候与病机：发热头痛—感受风热。面赤而喘—虚阳上浮。

【原文】

10. 妇人乳中虚，烦乱呕逆，安中益气，竹皮大丸主之。

竹皮大丸方

生竹茹二分　石膏二分　桂枝一分　甘草七分　白薇一分

上五味，末之，枣肉和丸弹子大，以饮服一丸，日三夜二服。有热者倍白薇，烦喘者加柏实一分。

【释义】

本条论述妇人产后虚烦的证治。中虚妇人乳汁为阴血所化，产后，妇人本就阴血亏虚，乳汁益去则阴血益虚，虚而生内热，虚热扰心，故烦乱，阴血不足使胃失于温养、濡润，且虚热内扰，胃失和降，胃气上逆，故呕逆，此时使用竹皮大丸安中益气。方中竹茹、石膏清热除烦，降逆止呕；白薇凉血，清热除烦；桂枝、甘草辛甘化气，建中补虚；枣肉滋补阴血。若虚火犯肺而烦喘，则加柏子仁养血润肺。

【按语】

方中甘草用量独多，取其建中补血，益阴泻火，而桂枝用量很少，取其温中化气，通脉舒肝之功。

【原文】

11. 产后下利虚极，白头翁加甘草阿胶汤主之。

白头翁加甘草阿胶汤方

白头翁　甘草　阿胶各二两　秦皮　黄连　柏皮各三两

上六味，以水七升，煮取二升半，内胶令消尽，分温三服。

【校勘】

《脉经》作"热利下重，新产虚极"。《千金》"虚极"上有"兼"字。

【释义】

产后下血已虚，更兼下利伤阴，故云虚极。白头翁汤主治热利，故以方测证，应有发热腹满，里急下重，大便脓血等症。所以用白头翁清热治利，阿胶、甘草养血和中。

妇人杂病脉证并治第二十二

【原文】

1.妇人中风，七八日续来寒热，发作有时，经水适断，此为热入血室，其血必结，故使如疟状，发作有时，小柴胡汤主之方见呕吐中。

【释义】

本条论述经水适断，热入血室的证治。妇人在太阳中风这个阶段里，本来七八日的时候应该没有寒热的症状了，但此时还有往来寒热且发作有时，问其病史得知，患者外感寒邪之时恰逢经期，感寒之后月经中断，这是由于热入血室所导致的，妇人在行经之时，本就气血虚弱，外感寒邪入里化热，乘虚侵入血室与正气相搏，热与血结所致经血中断。邪热入侵血室，血室内属于肝，肝胆相表里，所以会出现寒热如疟状、发作有时的少阳证，这时可以用小柴胡汤来治疗。

【按语】

按照这个病的常规，在七八天的时候，本该内传了，但患者之前就来月经了，在这个时候可能发生少阳病的证候，原来来的月经也适于此时而中断，这便是热入血室造成的，所以血也因蕴热而结，证候还是少阳证，因此还是用小柴胡汤。

【医案】

黄某，30余岁。病名：热入血室。原因：适月事来，因感寒中断。证候：往来寒热，少腹及胁下疼痛如被杖，手不可近。脉弦数，舌苔白而暗。诊断：

即《伤寒论》热入血室，其血必结，故使如疟状也。疗法：与小柴胡汤加归、芍、桃仁、红花、荆芥炭，活血通瘀。川柴胡钱半，青子芩一钱（酒炒），姜半夏钱半，清炙草六分，当归须二钱，赤芍一钱，光桃仁三钱，片红花一钱，荆芥炭一钱，鲜生姜一钱，大红枣二枚。效果：连服两剂，大便下黑粪而瘥。（摘自《全国名医验案类编》）

【原文】

2.妇人伤寒发热，经水适来，昼日明了，暮则谵语，如见鬼状者，此为热入血室，治之无犯胃气及上二焦，必自愈。

【校勘】

《伤寒论》在"血室"下，无"治之"二字。

【释义】

本条论述经水适来热入血室的辨证。妇人在患伤寒发热时，经水适时而来，致外邪乘袭而入血室，病在血分。血属阴，夜暮亦属于阴，故白天神志清楚，到夜晚则神昏谵语，精神错乱，所说皆非所见之事，故如见鬼状。由于此病为经水适来时感邪而患病，故曰热入血室，故邪气无犯胃气及上二焦。治疗时避免使用吐法及下法，以防伤其上、中二焦。而"必自愈"并非不用药物等待其自愈，而是指病邪较为轻浅，可随经血外泄而愈。宋朝郭白云认为此证仍予小柴胡汤治疗。

【医案】

许学士治一妇病伤寒，发寒热，遇夜则见鬼状，经六七日，忽然昏塞，涎音如引锯，牙关紧急，瞑目不知人，病势危困。许视之曰：得病之初，曾值月经来否？其家云：经水方来，病作而经遂止，得一二日，发寒热，昼虽静，夜则有鬼祟，从昨日不省人事。许曰：此乃热入血室证。仲景云：妇人中风，发热恶寒，经水适来，昼则明了，暮则谵语，如见鬼状，发作有时，此名热入血室，医者不晓，以刚剂与之，遂致胸膈不利，涎潮上脘，喘急肩高，昏冒不知人，当先化其痰，后除其热，乃急以一呷散投之（按：一呷散，即天南星一味），两时顷，涎下得睡，省人事，次授以小柴胡汤加生地，三服而热除，不汗而自解矣。（摘自《名医类案》）

【原文】

3.妇人中风，发热恶寒，经水适来，得之七八日，热除脉迟，身凉和，胸胁满，如结胸状，谵语者，此为热入血室，当刺期门①，随其实而取之。

【词解】

①期门：肝经募穴，在前胸部，第6肋间隙，前正中线旁开4寸。

【释义】

本条论述妇人中风，经水适来，热入血室的证治。妇人外感风寒之邪，会出现发热恶寒的外感症状，恰逢经期到来，在七八日之后，身上外感的症状消失出现了脉迟身凉，胸胁胀满，谵语等症状，这是热入血室的原因。血室与肝经关系密切，肝脉络于胁肋，瘀热结于血室，导致肝脉经脉不利，故出现胸胁满如结胸状，谵语则为血热上扰神明导致。期门是肝经的募穴，具有健脾疏肝，理气活血，刺期门穴具有清热活血的作用。

【按语】

热入血室除阳明下血谵语外，以如疟状为最轻，谵语如见鬼状为较重，热除脉迟身凉和为最重。治法除刺期门外，均可用小柴胡汤酌加丹参、赤芍、炒栀子、生地黄等，效果较好。

【医案】

一妇人患热入血室证，医者不识，用补中益气药治之，数日遂成血结胸，或劝用前药，许公曰：小柴胡已迟，不可行也，无已，刺期门可矣；予不能针，请善针者治之。如言而愈。或问热入血室，何以成结胸也？许曰：邪气传入经络，与正气相搏，上下流行，遇经适来适断，邪气乘虚入于血室，血为邪所迫，上入肝经，肝受邪则谵语如见鬼，复入膻中，则血结于胸中矣。何以言之？妇人平居，水养木，血养肝，方未受孕，则下行之为月水；既孕，则中蓄之以养胎；及已产，则壅之以为乳，皆血也。今邪逐血，并归于肝经，聚于膻中，结于乳中，故手触之则痛，非药所及，故当刺期门也。（摘自《名医类案》）

【原文】

4. 阳明病，下血谵语者，此为热入血室，但头汗出，当刺期门，随其实而泻之，濈然汗出①者愈。

【词解】

①濈然汗出：濈，水外流之意。形容汗出连绵不断。

【释义】

妇人患阳明病，因冲脉与胃经"会于气街""合于宗筋"（《素问·痿论》），故阳明热易从冲脉入于胞宫，迫血妄行，故下血。阳明热盛，上扰心神，故谵语，里热熏蒸，故但头汗出。叶天士所云："头者诸阳之会，邪搏诸阳，津液上凑，则汗出于头也。"津血同源，妇人下血，故应无汗，此时刺期门，期门为肝之募穴，肝主血，刺期门，泻血室之热，热泻后，血即止，阴阳和而出现连绵不断的、一阵接一阵的微汗出。

【原文】

5. 妇人咽中如有炙脔，半夏厚朴汤主之。

半夏厚朴汤方《千金》作胸满，心下坚，咽中帖帖，如有炙肉，吐之不出，吞之不下

半夏一升　厚朴三两　茯苓四两　生姜五两　干苏叶二两

上五味，以水七升，煮取四升，分温四服，日三夜一服。

【校勘】

《脉经》将"脔"作"腐状"。

【释义】

咽中如有炙脔，谓咽中有痰涎，如同炙肉，咯之不出，咽之不下者，即今之梅核气病。此病得于七情郁气，凝涎而生。故用半夏、厚朴、生姜，辛以散结，苦以降逆，茯苓佐半夏，以利饮行涎，紫苏叶芳香，以宣通郁气，俾气舒涎去，病自愈矣。此证男子亦有，不独妇人。

【医案】

孙文垣治张溪亭乃眷，喉中梗梗有肉如炙脔，吞之不下，吐之不出，鼻塞头晕，耳常啾啾不安，汗出如雨，心惊胆怯，不敢出门，稍见风则遍身疼痛，小腹时痛，小水淋涩而疼，脉两尺皆短，两关滑大，右关尤搏指。孙曰：此梅核症也。以半夏四钱，厚朴一钱，苏叶一钱，茯苓一钱三分，姜三片。水煎食后服，每用此汤调理多效。（摘自《续名医类案》）

【原文】

6. 妇人脏躁，喜悲伤欲哭，象如神灵所作，数欠伸，甘麦大枣汤主之。

甘麦大枣汤方

甘草三两　小麦一升　大枣十枚

上三味，以水六升，煮取三升，温分三服。亦补脾气。

【释义】

本条论述脏躁的证治。妇人脏躁，脏指心脏，心静则神藏，情志不舒或思虑过度，导致肝郁化火，肝火克脾土，伤及脾脏，影响脾的运化，不能将精微物质运化于心，使得心失所养气血不足，《灵枢·本神》"心气虚则悲，实则笑不休"，所以出现悲伤欲哭，心脾气虚累计于肾，导致肾气不足而数欠伸。可以服用甘麦大枣汤补益心脾养心安神，小麦养心安神，甘草、大枣缓急补中。

【医案】

孙文垣表嫂孀居二十年矣，右瘫不能举动，不出户者三年，今则神情恍惚，口乱言，常悲泣，诘之答曰，自亦不知。为何故也？两寸脉短涩，以石菖蒲、远志、当归、茯苓、人参、黄芪、白术、附子、晚蚕沙、陈皮、甘草，服四帖稍愈。但悲泣如旧、夜更泣。因思仲景大枣小麦汤，正与此对，两帖而瘳。方用大枣十二枚，小麦一合，大甘草炙三寸，水煎饮。（摘自《续名医类案》）

邓某某，女，32岁。证状：头昏冒，喜欠伸、精神恍惚，时悲时喜，自哭自笑，默默不欲食，心烦失眠，怔忡惊悸，多梦纷纭，喜居暗室，颜面潮红，舌苔薄白，脉象弦滑。诊断：子脏血虚，受风化热，虚热相搏，扰乱神明。疗法：拟养心缓肝法，宗金匮甘麦大枣汤与百合地黄汤加减主之。粉甘草六钱，淮小麦四两，大红枣十枚，炒枣仁五钱，野百合二两，生牡蛎一两。水煎服，日服二剂。数剂见效，二十剂痊愈。（摘自《蒲园医案》）

【原文】

7. 妇人吐涎沫，医反下之，心下即痞，当先治其吐涎沫，小青龙汤主之；涎沫止，乃治痞，泻心汤主之。

小青龙汤方 _{见痰饮中}

泻心汤方 _{见惊悸中}

【释义】

本条论述了寒饮误下成痞的先后治法。妇人上焦停有寒饮，又感寒邪，内饮外寒，上迫于肺，故咳吐涎沫。治用小青龙汤以温散寒饮。若医误用苦寒之品攻下，损伤胃气，寒饮内结，心下气阻而作痞。上寒犹在，故吐涎沫不止。此证若先以泻心汤治痞，则寒邪内传，而寒饮更甚；若先以小青龙汤解散外寒，消除内饮，则痞气无外援其证易除。故当先治其吐涎沫，小青龙汤主之。涎沫止，转治其痞，而泻心汤为不易之法。

【原文】

8.妇人之病，因虚、积冷、结气，为诸经水断绝，至有历年，血寒积结，胞门①寒伤，经络凝坚。

在上呕吐涎唾，久成肺痈，形体损分②。在中盘结，绕脐寒疝；或两胁疼痛，与脏相连；或结热中，痛在关元，脉数无疮，肌若鱼鳞，时着男子，非止女身。在下未多，经候不匀，令阴掣痛，少腹恶寒；或引腰脊，下根气街③，气冲急痛，膝胫疼烦。奄忽眩冒④，状如厥癫⑤；或有忧惨，悲伤多嗔⑥，此皆带下⑦，非有鬼神。

久则羸瘦，脉虚多寒；三十六病⑧，千变万端；审脉阴阳，虚实紧弦；行其针药，治危得安；其虽同病，脉各异源；子当辨记，勿谓不然。

【词解】

①胞门：即子宫。

②损分：指形体消瘦，与未病前判若两人。

③气街：气冲穴的别名，因冲脉由此开始，故名。

④奄忽眩冒：奄忽，即倏忽；奄忽眩冒，即指忽然发生晕厥。

⑤厥癫：指昏厥、癫狂一类疾病。

⑥多嗔：时常发怒。

⑦带下：一般指赤白带下，这里指妇人经带诸病。

⑧三十六病：指十二癥、九痛、七害、五伤、三痼。

【释义】

本条论述妇人杂病的病因、病位及辨证治法。妇人得病多是由于虚、寒邪结聚、气机阻滞导致月经断绝。病情延续至几年，寒凝血脉，致使子宫受寒，经络凝滞，引起经水断绝。妇人月经病往往涉及上、中、下三焦。

　　第二段论述三焦病变的情况。寒邪结聚于上焦，主要影响肺部，寒饮伤肺则咳吐涎沫，寒邪入里化热，损伤肺络，则成肺痈，使妇人形体消瘦。在中焦则会影响肝、脾，寒凝肝脉则会出现两胁疼痛，绕脐痛，寒凝少腹出现腹部疼痛；若寒邪化热，热灼血瘀于脐下出现关元痛；因瘀血于内而新血不能荣于外则会出现肌肤枯燥，状如鳞状。这些症状无论男女，均会出现。虚寒冷气凝结于下焦则专属妇女病，妇人以冲脉、任脉为主，当邪聚冲任时，妇人会出现月经量少及月经周期无规律，及寒凝经脉的前阴少腹疼痛，或者腰脊疼痛，当寒邪凝聚于气街，气逆上冲会引起急痛，及双膝双腿双足的烦疼感。当妇人出现了忽然晕倒、癫狂、平素多忧伤、时常发怒等情志方面的严重表现，多是由于邪气阻滞肺、脾、肝、心经脉导致，这都是由于妇人诸病引起的，并非由于鬼神。妇人久病会出现身体消瘦，脉象多是虚寒脉，妇人病有三十六种，变化多端，在诊治时应该注意审查脉的阴、阳、虚、实，脉的紧弦，再对妇人进行针灸或药物治疗，使妇人从危急的病情中脱离，虽然妇人患病相同，但是她的脉象症状不同，大夫在治疗时要辨证论治，以免误治。

【按语】

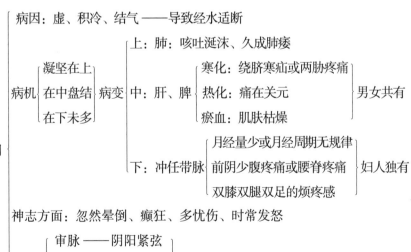

【原文】

9. 问曰：妇人年五十所，病下利数十日不止，暮即发热，少腹里急，腹满，手掌烦热，唇口干燥，何也？师曰：此病属带下。何以故？曾经半产，瘀血在少腹不去。何以知之？其证唇口干燥，故知之。当以温经汤主之。

温经汤方

吴茱萸三两　当归二两　芎䓖二两　芍药二两　人参二两　桂枝二两　阿胶二两　生姜二两　牡丹皮（去心）二两　甘草二两　半夏半升　麦门冬一升（去心）

上十二味，以水一斗，煮取三升，分温三服。亦主妇人少腹寒，久不受胎；兼取崩中去血，或月水来过多，及至期不来。

【释义】

本条论述妇人冲任虚寒兼瘀的崩漏证治。妇人五十岁左右，天癸竭，地道不通，当月水不下，此时下血数十日不止，而且出现近夜晚时发热，腹痛里急，腹满，手心烦热，口唇干燥，这是为何？此源于带下病。病人胞宫虚寒，且有胎未成形而下，寒凝血瘀，瘀血停留于少腹，瘀阻冲任、子宫，血不归经而妄行，故下血，阴血耗损，阴虚内热，故近夜间发热，手掌烦热，血瘀气滞，故腹满里急，《血证论·发渴》云"胞中有瘀血，则气为血阻，不得上升，水津因不能随气上布"，故唇口干燥。

方以吴茱萸、桂枝温经散寒，通脉活血；以当归、川芎、牡丹皮活血行瘀，调经和血；以阿胶、白芍、麦冬养血益阴，并清虚热；人参、甘草、生姜、大枣、半夏益气和胃，补益中州，以资气血生化之源。诸药相合，首重温经散寒，通脉祛瘀，次则养血益阴，益气扶中；使瘀去寒散，冲任得养，经血调和，祛瘀生新。

【原文】

10. 带下^①经水不利，少腹满痛，经一月再见者，土瓜根散主之。

土瓜根散方<small>阴㿗肿亦主之</small>

土瓜根　芍药　桂枝　䗪虫各三两

上四味，杵为散，酒服方寸匕，日三服。

【校勘】

《脉经》条首有"妇人"二字。《本草纲目》"王瓜"（即土瓜）下，于"经一月再见"句上补一"或"字。

【词解】

①带下：这里"带下"泛指一些妇科病证，非专指赤白带下。

【释义】

带下，胞中病也。胞中有宿瘀，从气分或寒化，则为白带；从血分或热化，则为赤带；从气血寒热错杂之化，则为杂色之带也。若兼经水不利，少腹满痛，乃有瘀血故。其经至期不见，主以土瓜根散，土瓜根能逐瘀血，䗪虫能开血闭，桂枝合芍药舒阳益阴，通和营气，则瘀去血和，经调带止。

【原文】

11. 寸口脉弦而大，弦则为减，大则为芤，减则为寒，芤则为虚，寒虚相搏，此名曰革，妇人则半产漏下，旋覆花汤主之。

旋覆花汤方<small>见五脏风寒积聚篇</small>

【校勘】

赵刻本载有旋覆花汤药物及服法，因已见于《五脏风寒积聚病脉证并治》，故删。

【释义】

本条论述虚寒半产漏下的亡血病机。亡血虚寒的脉象，革脉，弦而大，不像弦脉按之不移，本病脉象重按则减；也不像大脉洪大有力，大而中空，像芤脉。重按则减由于阳气衰败说明有寒，大而中空由于精血亏损，说明虚，虚寒相搏的脉象为革脉。旋覆花汤中的旋覆花可疏肝行气化瘀，新降用茜草代替，可以止血，葱白可以通阳温寒，三药和而为旋覆花汤，可治疗虚寒型半产漏下。

【原文】

12. 妇人陷经①，漏下黑不解，胶姜汤主之疑似妊娠中胶艾汤。

【词解】

①陷经：意即经气下陷，下血不止。

【释义】

本条论述虚寒漏下的证治。冲任虚寒，新血不生，旧血因寒而凝，败血涩滞而下，故漏下不止，血色黑暗。除虚寒漏下外，瘀血郁热、冲任有血亦可导致下血色黑。故临证应有面色苍白、体倦无力、头晕心悸、脉象微弱等虚寒之症才可使用胶艾汤。胶艾汤之功为温补冲任，养血止血。方中阿胶养血以止血去瘀；川芎、地黄、芍药、当归和血养肝，去瘀生新；生姜散寒达表，艾叶温经暖胞；甘草则益中补气，调和诸药。

【医案】

道光四年，闽都阆府宋公，其三媳妇产后三月余，夜半腹痛发热，经血暴下鲜红，次下黑块，继有血水，崩下不止，约有三四盆许，不省人事，牙关紧闭，挽余诊之，时将五鼓矣。其脉似有似无，身冷面青，气微肢厥。余曰：血脱当益阳气，用四逆汤加赤石脂一两，煎汤灌之，不差。又用阿胶、艾叶各四钱，干姜、附子各三钱，亦不差。沉思良久，方悟前方用干姜守而不走，不能导血归经也，乃用生姜一两，阿胶五钱，大枣四枚，服半时许，腹中微响，四肢头面有微汗，身渐温，须臾苏醒。自道身中疼痛，余令先与米汤一杯，又进前方，血崩立止，脉复厥回。大约胶姜汤，即生姜、阿胶二味也。盖阿胶养血平肝，去瘀生新，生姜散寒升气，亦陷者举之，郁者散之，伤者补之育之之义也。（摘自《金匮方歌括》）

【原文】

13. 妇人少腹满如敦①状，小便微难而不渴，生后②者，此为水与血俱结在血室也，大黄甘遂汤主之。

大黄甘遂汤方

大黄四两　甘遂二两　阿胶二两

上三味，以水三升，煮取一升，顿服之，其血当下。

【校勘】

《脉经》"如敦状"作"如敦敦状"；细注"《要略》云：满而热"；"生后"下，细注云"生后疑"。

【词解】

①敦：是古代盛食物的器具，上下稍锐，中部肥大。

②生后：即产后。

【释义】

本条论述妇人产后血室空虚水邪侵袭胞宫与血郁结于内的证治。敦状指上下稍锐，中部肥大，由于水邪结聚血室导致。水邪停聚下焦导致气机不舒，气不行水，小便微难，而饮邪停聚于内，妇人则有口不渴或渴欲饮水而不欲咽的症状。治用大黄甘遂汤破血逐水，大黄逐瘀通经，甘遂利水逐饮，阿胶养血扶正，防止攻逐太过而伤正。

【原文】

14. 妇人经水不利下，抵当汤主之 亦治男子膀胱满急有瘀血者。

抵当汤方

水蛭三十个（熬） 虻虫三十枚（熬，去翅足） 桃仁二十个（去皮尖） 大黄三两（酒浸）

上四味，为末，以水五升，煮取三升，去滓，温服一升。

【释义】

本条论述由瘀血内结导致的经水不利。本方适用于瘀血实证之闭经。方中水蛭、虻虫二虫类药，均性凉而味苦，具破血化瘀通经之能，桃仁、大黄既能行瘀破血，助水蛭、虻虫活血化瘀之力，又能通腑泻下，引血下行。四药相配，令下焦少腹瘀血从前后二阴出，而成逐瘀散结之效。

【按语】

据药推测，本条还当有少腹硬结满痛，大便色黑易解，小便自利，脉沉涩等表现。

【医案】

周姓少女，年约十八九，经事三月未行。面色痿黄，少腹微胀，证似干血痨初起，因嘱其吞服大黄䗪虫丸，每服三钱，日三次，尽月可愈。自是之后，遂不复来，意其差矣。后一中年妇人扶一女子来请医，顾视其女，面颊以下几瘦不成人，背驼腹胀，两手自按，呻吟不绝，余怪而问之，病已至此，何不早治？妇泣而告曰：此吾女也，三月以前，曾就诊于先生，先生令服丸药，今腹胀加，四肢日削，背骨突出，经仍不行，故再求诊。余闻而骇然悔前药之误，然病已奄奄，尤不能不尽心力，第察其情状，皮骨仅存，少腹胀硬，重按益甚，此瘀血内结，不攻其瘀，病焉能除？又虑其元气已伤，恐不胜攻，思先补之，然补能恋邪，尤为不可，于是决以抵当汤与之。虻虫一钱，水蛭一钱，大黄五钱，桃仁五粒。明日母女复偕来，知女下黑瘀甚多，胀减痛平，惟脉虚甚，不宜再下，乃以生地、黄芪、当归、潞党参、川芎、陈皮、白芍、茺蔚子，活血行气，导其瘀积，一剂之后，遂不复来。后六年，值于途，已生子，年四五岁矣（摘自《经方实验录》）

【原文】

15.妇人经水闭不利，脏坚癖不止，中有干血，下白物，矾石丸主之。

矾石丸方

矾石三分（烧）　杏仁（一分）

上二味，末之，炼蜜和丸，枣核大，内脏中，剧者再内之。

【释义】

脏，阴道内。不止，不去。经水闭而不通。瘕，宿血。阴中坚块不去，血干凝也。下白物，化血成带。用矾石丸坐药治之。此方治下白物，若从湿化者可，恐未能攻坚癖干血。

【原文】

16.妇人六十二种风[①]，及腹中血气刺痛，红蓝花酒主之。

红蓝花酒方

红蓝花一两

上一味，以酒一大升，煎减半，顿服一半，未止，再服。

【词解】

①六十二种风：对风邪侵袭人体的一种泛称。

【释义】

妇人经期或者产后，胞宫开启，最容易受风邪侵袭，风邪侵袭后，与腹中的血气相搏，导致气不行血而瘀滞于腹中成为瘀血，所以会产生刺痛。可以用红蓝花酒来活血散瘀，行气止痛。红蓝花就是红花，可以活血通经，散瘀止痛；酒性温，可行血，血行风自灭，所以不需要再用祛风的药物。

【原文】

17. 妇人腹中诸疾痛，当归芍药散主之。

当归芍药散方见前妊娠中

【释义】

本条论述腹痛的证治。如人腹中疼痛，多因气滞血凝、肝脾不和所致。如脾虚不化而生湿，湿盛则气阻，肝血不濡，气血凝滞，故可引发腰中疼痛，通过方剂可知，比病还应有小便不利，腹部胀满，四肢头面肿等水湿内停之症。治宜当归芍药散，补脾渗湿，养血平肝。重用芍药以泻肝木，利阴塞，以川芎、当归补血止痛，又佐茯苓渗湿以利小便也，白术益脾燥湿，茯苓、泽泻行其所积，从小便出，湿邪自去，则血行畅达，则腹痛等自愈。

【原文】

18. 妇人腹中痛，小建中汤主之。

小建中汤方见前虚劳中

【释义】

本条论述妇人脾胃阳虚里急腹痛的治疗。以方测证，可见本方用以治疗妇人脾胃阳虚里急腹痛。重用饴糖温补中焦、缓急止痛，桂枝温阳祛寒，白芍养肝阴、缓肝急以止痛，干姜温胃散寒，大枣补脾益气，炙甘草益气和中，调和诸药。诸药合用共用达到温脾阳缓急止痛的作用。

【按语】

因于风邪乘虚而入的，宜行气活血 ——红蓝花酒

因于血行不畅，兼有水气，宜通调气血，健脾化湿 —— 当归芍药散

因于中气虚寒，宜补中生血 —— 小建中汤

【原文】

19. 问曰：妇人病饮食如故，烦热不得卧，而反倚息者，何也？师曰：此名转胞①不得溺也，以胞系了戾②，故致此病，但利小便则愈，宜肾气丸主之。

肾气丸方 见前虚劳中

【词解】

①胞：指膀胱。

②胞系了戾：膀胱之系缭绕不顺。

【释义】

本条论述妇人转胞的证治。妇人病，无外感寒热，未及脾胃，故饮食如故，妇人肾阳虚衰，命门火虚，下焦阴寒过盛，逼阳上浮，使火不归元，浮阳上扰，故烦热，膀胱通过肾阳的气化作用，能将人体不需要的水液通过排尿排出体外，肾阳虚衰故小便不利，肾阳虚而肾不纳气，故倚息不得卧，此病由于肾阳虚衰，膀胱气化不利所致，治当温阳利小便，选用肾气丸。方中以干地黄滋阴补肾，益髓填精，为补养精血之上品；山茱萸补肝涩精，山药补脾益气，与干地黄合之补肾、肝、脾三脏之阴，大补精血，并配少量附子、桂枝以温阳暖肾，意在"少火生气"，微微生火，以鼓舞肾气；泽泻、牡丹皮、茯苓分入肾、肝、脾三经，利水、凉血、渗湿以泻三脏之浊邪，使地黄、山茱萸、山药补而不滞，八药相配，共成温补肾阳之功。

【医案】

儒者王文远室，患小便不通，小腹肿胀，几至于殆，用八味丸一服，小便滴沥，再以前药一料加车前子，一剂即利，肚腹顿宽而安。（摘自《续名医类案》）

【原文】

20.蛇床子散方，温阴中坐药。

蛇床子散方

蛇床子仁

上一味，末之，以白粉少许，和令相得，如枣大，棉裹内之，自然温。

【校勘】

《脉经》为"妇人阴寒，湿阴中坐药，蛇床子散主之"。

【释义】

阴寒，前阴寒，治以温中坐药。蛇床子，性温热能壮阳，故纳之以助阳驱阴。

【按语】

《编注》沈明宗曰："此治阴掣痛，少腹恶寒之方也。胞门阳虚受寒，现证不一，非惟少腹恶寒之一证也。但寒从阴户所受，不从表出，当温其受邪之处，则病得愈，故以蛇床子一味，大热温助其阳，纳入阴中，俾子宫得暖，邪去而病自愈矣。"

【原文】

21.少阴脉滑而数者，阴中即生疮，阴中蚀疮烂者，狼牙汤洗之。

狼牙汤方

狼牙三两

上一味，以水四升，煮取半升，以绵缠筋如茧，浸汤沥阴中，日四遍。

【释义】

本条论述阴中生疮的证治。少阴属肾，肾开窍于二阴，肾脉滑数说明下焦有湿热，湿热积聚于前阴日久则生疮，出现阴中痒痛糜烂，可以用狼牙汤外洗，取其除湿杀虫，止痒止痛之效。

【原文】

22. 胃气下泄，阴吹①而正喧②，此谷气之实③也，膏发煎导之。

膏发煎方见黄疸中

【词解】

①阴吹：指前阴出气，如后阴矢气一般。

②正喧：指前阴出气较为频繁，甚至声响连续不断。

③谷气之实：指大便不通。

【释义】

本条论述阴吹的证治。胃肠燥结，腑气不通，热滞于肠，腹胀而大便干燥，大便不下，压迫阴道变窄，浊气下陷而发出声音，故"阴吹而正喧"，治以膏发煎，润肠通便，补阳和阴。方中猪膏补阴滋燥而滑润大肠，乱发通利关格，以行阴液，升降得宜，则阴吹可止。

【按语】

后世医家对阴吹做出补充，如下。

$$
\text{阴吹成因}
\begin{cases}
\text{实}
\begin{cases}
\text{胃气下泄，谷气实—燥} \\
\text{水饮停积中焦—湿}
\end{cases} \\
\text{虚}
\begin{cases}
\text{中气下陷—气虚} \\
\text{津液缺乏—血虚}
\end{cases}
\end{cases}
$$

【医案】

二十八年，夏四月，有李君之夫人，年二十三岁，已有一子，有阴吹之疾，不肯求医；适李君患温病，延余往治，不旬日而安，李君因令其妻亦就余治，余即告以膏发煎方，令其如法服之，数服而痊。阴吹以膏发煎方润肠而即愈，则因谷气之实而发生，确然有可信之道矣。（摘自《金匮要略新义》）

【原文】

23. 小儿疳虫蚀齿方

雄黄　葶苈

上二味，末之，取腊日猪脂熔，以槐枝棉裹头四五枚，点药烙之。

【释义】

疳虫由于疳积于内日久，疳热生虫，则牙龈糜烂，牙齿蛀蚀产生口疾。方中雄黄有解毒杀虫的作用，葶苈子有活血化瘀的作用，猪脂清热解毒，槐枝散瘀止血，杀虫。将上述两味药研末成粉，药棉缠在槐枝头部，猪油融化与药末混合，用药棉蘸取后用火烧之，烙之牙龈处。

【按语】

治疗小儿疳热生虫，牙龈糜烂或牙齿蛀蚀的口齿疾病。

方剂索引

五画

参考文献

[1] 南京中医学院（南京中医药大学）. 金匮要略 [M]. 上海：上海科学技术出版社，2018.

[2] 刘渡舟，苏宝刚，庞鹤作. 金匮要略诠解 [M]. 北京：人民卫生出版社，2013.

[3] 中医研究院研究生班.《金匮要略》注评 [M] 北京：中国中医药出版社，2011.

[4] 梁运通. 金匮释按 [M]. 呼和浩特：内蒙古人民出版社，1984.

[5] 尤怡. 金匮要略心典 [M]. 雷风，晓雪，点校. 北京：中国中医药出版社，1992.

[6] 王道瑞，祝肇刚，薛钜夫. 金匮要略心传 [M]. 北京：人民卫生出版社，2008.

[7] 赵以德. 金匮方论衍义 [M]. 刘恩顺，王玉兴，王洪武，校注. 北京：中医古籍出版社，2012.

[8] 徐忠可. 金匮要略论注 [M]. 邓明仲，张家礼，点校. 北京：人民卫生出版社，1993.

[9] 鲍艳举，花宝金，侯炜. 胡希恕金匮要略讲座 [M]. 北京：学苑出版社，2008.

[10] 王雪华. 王雪华金匮要略讲课实录 [M]. 北京：中国中医药出版社，2009.